张任城
临床经验集

王晶　于晓宁　王黎　主编

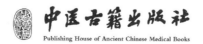

中医古籍出版社
Publishing House of Ancient Chinese Medical Books

图书在版编目（CIP）数据

张任城临床经验集／王晶，于晓宁，王黎主编 . ——
北京：中医古籍出版社，2023.4
ISBN 978 - 7 - 5152 - 2511 - 1

Ⅰ . ①张…　Ⅱ . ①王…②于…③王…　Ⅲ . ①中医临
床 - 经验 - 中国 - 现代　Ⅳ . ①R249.7

中国版本图书馆 CIP 数据核字（2022）第 105529 号

张任城临床经验集

主编　王　晶　于晓宁　王　黎

责任编辑　张　磊　于　佳
封面设计　宝蕾元
出版发行　中医古籍出版社
社　　址　北京市东城区东直门内南小街 16 号（100700）
电　　话　010 - 64089446(总编室）　010 - 64002949(发行部）
网　　址　www. zhongyiguji. com. cn
印　　刷　北京市泰锐印刷有限责任公司
开　　本　710mm×1000mm　1/16
印　　张　22
字　　数　292 千字
版　　次　2023 年 4 月第 1 版　2023 年 4 月第 1 次印刷
书　　号　ISBN　978 - 7 - 5152 - 2511 - 1
定　　价　88.00 元

《张任城临床经验集》编委会

主　编　王　晶　于晓宁　王　黎

副主编　宋　丽　郭丽媛　刘梦凡　汪燕燕

　　　　　张　骞　王寿海

参编者（排名不分先后）

　　　　　张　蔚　李凤琴　田　强　董朝侠

　　　　　党　翔　董慧杰　孙小惠　张　聪

　　　　　柳晓亮　施艳茹　丁晓强　杨小娟

　　　　　何小霞　高凤萍　杨　洋　雷　蕾

　　　　　杨小梅　丁　喆　宋　薇　张伟民

　　　　　赵丽娟

医家简介

　　张任城，男，汉族，1941年12月出生，本科学历，1966年参加工作，先后在陕西省中医研究院、上海中医药大学附属曙光医院、宁夏灵武市医院、银川市中医医院学习、进修、工作，曾任宁夏灵武市医院院长、银川市中医医院党委书记兼院长。

　　2002年11月，被确定为第三批全国老中医药专家学术经验继承指导老师。2007年9月，被国家人事部、卫生部、国家中医药管理局授予"全国老中医药专家学术经验继承指导老师"荣誉称号。2008年4月，被宁夏回族自治区人事厅、卫生厅授予"自治区名中医"荣誉称号。2009年10月，被宁夏回族自治区人民政府授予"自治区名中医"荣誉称号。2013年，获得银川市首届"凤城名医"荣誉称号。

　　1966年，毕业于宁夏中医学校中医本科班，师从上海中医药大学附属曙光医院脾胃病专家张羹梅、儿科专家朱再荪学习两年。2001年，参加第二期全国名老中医专家临床经验高级讲习班，私淑朱良春、张琪、焦树德、颜德馨等国医大师。

　　2005年6月，参加由中华中医药学会主办，广东省中医院及南通市良春中医研究所、南通市中医院承办的"首届中国著名中医药学家学术传承高层论坛"，认真学习了朱良春、张琪两位国医大师的双手诊脉法，以脉诊揭示病机，指导遣方用药，在实践中用心体会、不断总结，疗效显著。

　　从事中医临床工作55年，博采众方，师古而不泥古，擅长应用经方治疗疑难杂症，如外感发热、咽炎、咳嗽、水肿、失眠、脾胃病、便秘等内科杂病，积累了丰富的临床经验；对月经不调、带证等妇科病证有独特的见解；在中医儿科病的诊治中，以中药汤剂口服为主，诊治小儿腹泻、消化不良等病时，辅以拔罐、捏脊、针灸等手段，迅速缓解症状、治愈疾病，受到广大患者的称赞。

我的恩师张任城主任为第三批全国老中医药专家学术经验继承指导老师、宁夏名中医，从事中医教学及临床工作55年，擅长治疗内科、妇科及儿科疾病，尤其在诊治慢性病、疑难病方面积累了丰富的临床经验，临床善于抓主证、审病因、识病机，形成了独特的诊疗风格。张老辨证思路敏捷，善用经方，常将经方、时方熔于一炉，擅以合方治病，出奇制胜，遣方用药既遵循中医法度，又灵活变通。

张老治学严谨，数十年如一日，讲究实事求是，强调中医的生命在于临床疗效，而疗效来自准确的辨证及精确的用药。张老从医55年，坚持白天诊病，夜晚读书，查阅相关资料，集各家之所长，"勤求古训，博采众方"，上自《伤寒论》《金匮要略》等中医经典著作，下及历代名家医案，无不用心阅读。张老强调中医经典著作为中医理论的精华所在，可以有效地指导临床实践，必须反复研读、细心揣摩。名家医案是医家临床实践的真实记录，通过学习不同医家的医案，张老从中领悟医家辨证论治的思路、处方用药的经验，在临床工作中反复领悟加以验证，逐渐形成自己独到的诊疗风格和治疗特点，并将临床经验毫无保留地传授给后辈。

在学术方面，张老将中医的整体观、恒动观、和谐观运用于诊治疾病的各个方面，通过四诊全面收集临床资料，透过纷繁复杂的临床表现，善抓主证、审病因、识病机，辨证立法，合方治病，用药精专，切中要害，使机体恢复和协状态。

张老不仅中医理论知识渊博，而且十分重视对现代医学理论的学习，强调中西医各有所长，不可有门户之见，辨证论治是中医的优势和特色，必须传承和发扬，同时借鉴现代医学客观化的诊疗模式，注重辨证论治与辨病论治相结合，各取所长，为己所用。

2003 年，本人有幸成为张任城老师的学术经验继承人，跟师学习 3 年，秉承师学。回顾往事，感慨万千。师承之初，老师要求我们熟读孙思邈的《大医精诚》，对我们提出"精""诚"两方面的要求。首先，在诊治疾病方面要精益求精，从中医经典中探求理论渊源，及时总结临床经验，吸取失败的教训，使诊疗水平不断提高。诊治任何疾病，都要在中医理论的指导下进行，严格遵守辨证论治原则遣方用药，才能提高疗效。其次，在医德修养方面，追求大医的境界，即医术精湛，医德高尚，有奉献精神，尽力解决患者的痛苦，这样才是一个合格的医者。

师承期间，张老不辞辛苦，言传身教，使我受益匪浅。我认真总结病案，揣摩张老的诊治特点及辨证思路，广泛查找相关医籍及文献，在老师的指导下温习了中医四大经典，阅读了大量当代名医的医案、医话，收获颇多，学业上有了长足的进步，发表师承论文 8 篇，还有 1 篇论文收入《名师与高徒》一书。

2007 年结业后，在临床工作中，每逢棘手的病证，我随时翻阅老师的医案，揣摩老师的诊治思路，总能得到启发和帮助，领悟老师的学术特色，按照中医理论的思维模式诊治疾病，取得了很好的疗效。通过不断学习，2012 年我成为宁夏第一批优秀中医临床人才，2017 年成为第四批全国优秀中医临床人才，这些成绩得益于张老的无私传授和谆谆教诲。

结业 15 周年，我将张老的临床诊治经验整理出版，师学博大精深，本人水平有限，错误之处，敬请同道指正。

王　晶

2022 年 1 月

序

　　悬壶济世、精诚施治有术；乐善好施、怀仁积德无求。张任城主任医师从事中医药临床工作55年，曾任银川市中医医院院长，第三批全国老中医药专家学术经验继承指导老师，被评为宁夏回族自治区第一批名中医、凤城名医。在50多年的临床实践中，他潜心钻研中医经典著作和各家学说，广泛阅读历代医案，认真总结名家经验，结合个人临床实践，不断总结临床治疗经验，形成了独特的诊疗风格及学术思想，擅长治疗内科疑难杂病，临床疗效显著，深受患者信赖及同行赞誉。

　　杏林芬芳结硕果，大医精诚济苍生。2002年，张任城主任医师被确定为第三批全国老中医专家学术经验继承指导老师，他以高度的责任感和事业心，为人师表、严于律己、关爱学徒，在带教徒弟的工作中，勤求古训、博采众方、守正创新、治学严谨、师古不泥古、诲人不倦、口传心授，将几十年临床经验毫无保留地传授给弟子，为培养高级中医临床人才倾注了大量的心血。他白天忙于诊疗工作，夜晚研读医学著作，查阅相关资料，修改徒弟的病案、论文，不仅向后学者传授了宝贵的临床经验，而且树立了良好的医德医风，为同行所称颂。

　　名师出高徒。他带领的2位学术继承人王晶、和晓春，继承老师的高尚医德、临床经验，在师承期间认真学习，及时总结老师的学术思想及临床经验，发表相关论文十余篇。出师后，继续整理总结老师的临床资料，从学术思想、临床经验、方剂应用、用药心得、医案选析等方面进行总结，分门别类，集腋成裘，写成《张任城临床经验集》一书，并且将老师在学术方面的整体观、恒动观、和谐观运用于临床，诊治疾病；善于抓主证、审病因、识病机、辨立法，用药精炼，调整阴阳，使机体恢复和谐状态。

　　我作为《张任城临床经验集》一书最早的读者，欣慰之余，缀表数语，乐以为序！

宁夏回族自治区中医药学会会长

目 录

学术思想

临床经验

方剂应用

用药心得

医案选析

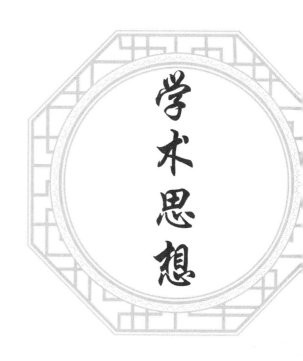

学术思想

抓主证　识病机

张任城主任在学术上精于辨证，认为辨证论治是中医临床的精华，是提高临床疗效的保障。辨证是前提，论治是具体的措施。张老强调临床必须遵循中医理、法、方、药的思维模式，依据不同的证候，审证求因，辨识病机的本质，如病性、病位涉及的脏腑，分清阴阳表里、寒热虚实，据证立法，遣方用药，临床才能取得好的疗效。

张老临床重视抓主证、识病机这一诊治技巧，尤其针对慢性疑难杂证，病证涉及多个系统，症状繁多，病机复杂，常使医生无从下手。张老从病史、症状、舌脉等方面入手，仔细询问患者最痛苦的症状，通过对主证的归纳分析，以主诉为线索，详细询问病史，查舌验脉，进一步收集四诊资料，辨别疾病的病因、病机、病性、病位，确定相应的治则治法，依据治法遣方用药，以求方证相应，常施方即见效。

一、抓主证的必要性

中医的疾病观认为，人体阴阳气血失衡，脏腑功能失调，就会产生疾病，脏腑气血内在的病理变化，在外部表现出相应的证候群，即"有诸内者，必形诸外，视其外应，则知其病所"。在疾病发生发展过程中，不同疾病、不同时期，患者外在的症状、体征、舌脉等表象均不同。依据表现在外的特征性证候群，运用中医司外揣内的思维方法，了解内在脏腑气血的病理变化，判断疾病的病因、病机、病性、病位，掌握其发生、发展、变化的规律，依据阴阳表里、寒热虚实的不同，确定相应的治则治法，遣方用药，确保方证相应，以求治愈疾病。此过程充分体现了中医辨证论治的思维过程，即司外揣内的"象思维"模式，通过一系列表现在外的证候，判断内里脏腑的病理变化。因此，临床证候是脏腑病理变化的外在表现，其反映疾病的本质，是最可靠的临床证据，是中医诊断的标准，是辨证施治的关键，不能忽视表现于外的临床证候。

在各种证候群中，患者感觉最痛苦、急需解决的证候即为主证，包括特异性的临床症状、体征、舌象、脉象等，反映了疾病的本质及当前的主要矛盾。附属于主证而存在的证候即为兼证，主证与兼证之间有内在的联系，兼证常依附于主证存在，若主证消失，兼证随之消失。

主证与病机之间关系密切，主证的变化反映了脏腑病理变化的实质及规律，辨证的实质就是辨别主证，分析病因病机，确立相应的治则治法，以便遣方用药。因此，抓主证的辨证方法，更符合中医思辨的过程，是提高临床疗效的保障。

二、抓主证，识病机

《素问·阴阳应象大论》谓"善诊者，察色按脉，先别阴阳；审清浊，而知部分；视喘息，听音声，而知所苦；观权衡规矩，而知病所主；按尺寸，观浮沉滑涩，而知病所生。以治无过，以诊则不失矣"，强调在诊治疾病时，通过望闻问切，广泛收集四诊资料，首先辨别疾病的阴阳属性。《难经·六十一难》言"望而知之者，望见其五色，以知其病；闻而知之者，闻其五音，以别其病；问而知之者，问其所欲五味，以知其病所起所在也；切脉而知之者，诊其寸口，视其虚实，以知其病，病在何脏腑也"，进一步强调了四诊在诊病过程中的重要性。辨证论治的第一步就是以主证为线索，广泛收集病证资料，四诊合参，辨证为先，结合辨病，归纳病因、病机，区分阴阳、表里、虚实、寒热八纲，确定相应的治则治法，方证相应，最后遣方用药，使理、法、方、药一脉相承。

主证是疾病不同时期的主要脉证，为疾病病理变化的外在表现，包括患者最痛苦的一个或数个相关联的症状、体征、舌脉等，反映了不同时期疾病的主要矛盾，是病机实质的体现。《素问·阴阳应象大论》言"治病必求于本"，正是抓主证、审病因、识病机的体现。

张仲景抓主证、识病机的思维模式，为后世辨证论治做出了典范，历代医家将这一理论不断发扬光大，至今仍有效指导临床实践。

《伤寒论》以主证或病机特点作为六经病的提纲，阐明六经的病机实质，临床依据证候表现，判断邪犯何经及病机特点，治疗时有的放矢。如第1条谓"太阳之为病，脉浮，头项强痛而恶寒"，临床出现头项强痛、恶寒、脉浮等主证时，即可判断其为太阳病。第2条"太阳病，发热，汗出，恶风，脉缓者，名为中风"，第3条"太阳病，或已发热，或未发热，必恶寒，体痛，呕逆，脉阴阳俱紧者，名为伤寒"，在太阳病的基础上，依据有汗、无汗，脉缓、脉紧，进一步区分太阳中风证与太阳伤寒证，伴汗出恶风、脉缓者为太阳中风证，无汗恶寒、脉紧者为太阳伤寒证，分别以桂枝汤调和营卫、麻黄汤散寒解表。因此，依据主证确定其为太阳病，进一步区分中风与伤寒，确立治则及方药，简明扼要、提纲挈领。又如第14条"太阳病，项背强几几，反汗出恶风者，桂枝加葛根汤主之"，太阳中风证的基础上，出现"项背强几几"，此为桂枝汤证的兼证，以桂枝加葛根汤调和营卫、生津舒筋。又如第180条"阳明之为病，胃家实是也"，揭示了阳明病的病位及病机特点，病位在胃肠，病性以胃热弥漫，或阳明腑实不通为主，病性为里实热证，治当清热泻火，或通腑泄热，以白虎汤辛寒透热或承气汤通腑泄热等。由此可见，抓主证的重要性不言而喻，是辨证论治的首要条件。

张老临床擅长抓主证、审病因、识病机，形成了其独特的诊疗风格，可使医生在错综复杂的临床表现中快速识别主证，确定疾病的诊断、病因、病机、病位等，纲举目张、层次分明。主证反映了病机的实质，是确定治则治法的前提，方药为治则治法的体现。可见，抓主证、审病因、识病机是辨证论治的重要环节。

三、抓主证的技巧

张老强调抓主证需要掌握诊治技巧，以点见面。张仲景提出了抓主证、识病机的思维理念，如《伤寒论》第 101 条"伤寒中风，有柴胡证，但见一证便是，不必悉俱"，指出小柴胡汤的辨证要领，也为抓主证提供了理论依据，出现往来寒热、胸胁苦满、默默不欲饮食、心烦喜呕、口苦咽干、目眩等症状，临床依据其中几个主证，确定病机为少阳郁热，枢机不利，就可以小柴胡汤治疗，不必等到所有证候齐备。这种"方证相应"的思维模式，是中医辨证论治的结果。又如《伤寒论》第 177 条"伤寒，脉结代，心动悸，炙甘草汤主之"，描述的主证虽少，但反映了素体阴阳亏虚，感受外邪后，正气抗邪于表，导致心阴心阳亏虚，心失所养，出现心悸、脉结代等症，以方测证，炙甘草汤证尚有神疲乏力、少气懒言、面色无华、胸闷气短等症，依据主证、主脉，判断出心悸的病机为阴阳气血亏虚，以炙甘草汤益阴养血、补气通阳。《伤寒论》第 317 条"病皆与方相应者，乃服之"，明确了方证相应才能施治的治疗原则，因此抓主证为辨证论治的重要环节，抓要领、识病机是中医辨证的最高水平和境界，方证相符，效如桴鼓。

随着现代医学的发展，无论患者、医生，常依据西医病名及理化检查来寻找病因、诊断疾病。许多慢性病、疑难病症状繁杂，涉及现代医学多个系统的疾病，如患者可能既有高血压、冠心病、高脂血症，又有糖尿病、脑梗死等病，多病缠身，化验指标有诸多异常。尤其是老年人，在叙述病情时，无论疾病的新久缓急，倾其所苦，症状繁杂无序，患者希望将所有的痛苦告知医生，常使医生被复杂的症状所迷惑，无从下手、无法辨证，杂药乱投必然无效，贻误病情，反生他患。

张老强调临证必须头脑清晰，问诊要围绕患者最痛苦的症状，有目的地进行询问，同时参以舌象、脉象、体征等，不可仅停留在问诊上，而忽略望、闻、切诊，以防厚此薄彼、以偏概全。临床结合四诊收集的资料，进行全面的分析，把握疾病的主要矛盾，辨别病势的轻重缓急、标本虚实至关重要，如果能在诸多症状中抓住主证，辨别主证的病因、病机，针对病机确定治则治法，辨证用药，则主证消失，许多兼证可迎刃而解。

张老临床依据主证询问病史，参以舌脉，辨别病因、病机，依据病机确定治则治法，选方用药。如治疗脾胃气虚、痰湿内蕴的内伤咳嗽，症见痰色白、质黏、咯吐不利，脘腹痞闷，纳差少食，无发热恶寒，舌质淡，苔白腻。此为脾胃气虚，运化无力，水谷不化精微，反生痰浊水湿，阻滞气机，"肺为清虚之脏"，痰浊上犯于肺，肺失宣肃，肺气上逆发为咳嗽。《素问·咳论》谓"此皆聚于胃，关于肺，使人多涕唾，而面浮肿气逆也"。病位虽在肺，表现为咳嗽，但"脾为生痰之源，肺为贮痰之器"，病机实乃脾虚湿盛，常以六君子汤合二陈汤健脾益气、培土生金、化痰理气，以杜生痰之源，不仅咳痰治愈，神疲乏力、气短懒言、大便溏泄等兼症亦不药而愈，这其中的缘由是解决了脾胃气虚、痰湿内蕴这一共同病机，可见抓主证、识病机，辨证用方才能取效。

又如表寒里饮所致咳喘，咯大量白色泡沫样痰，痰易咯出，形寒肢冷，颜面浮肿，小便不利，舌质淡嫩，苔薄白或水滑，脉滑为主证，证属外寒内饮，以小青龙汤外散风寒、温肺化饮、宣肺平喘；若心下痞满无疼痛，恶心呕吐，嗳气反酸，肠鸣下利，舌红，苔薄黄而腻，脉濡滑为主证，证属寒热错杂，脾湿胃热，中焦斡旋失司，气机阻滞，以半夏泻心汤辛开、苦降、甘调，湿去热清，气机升降有序，痞满自愈；若汗出较多，质地清稀，恶寒畏风，神疲乏力，少气懒言，反复感冒，舌质淡，苔薄白，脉沉无力为主证，为卫阳不足、营卫不和，张老以桂枝附子汤合玉屏风散加减温阳益气、调和营卫；若往来寒热，胸胁满闷，口干口苦，头晕目眩，脉弦滑为主证，多邪犯少阳，枢机不利，以小柴胡汤和解少阳、疏肝解郁。张老临床反复研读《伤寒杂病论》，领会六经辨证的实质，圆机活法，应用经方加减治疗多种疑难杂症，不胜枚举。

临床同一疾病的不同时期，主证、兼证可以相互转换。如肺心病合并肺部感染时，久用抗生素而无效者，急性期，咯白色泡沫样痰，形寒体弱，遇寒则发，动则喘促，喉间痰鸣，证属外寒内饮者，以标实为主，张老临床常以小青龙汤合三子养亲汤加减温化寒饮、降气祛痰，恢复肺的宣肃功能，属"急则治标"之举；缓解期，发热恶寒、咳嗽等主症减轻或消失，以喘促气短、动则加重，少气懒言，神疲乏力，汗出恶风为主，兼喉间痰鸣，治当补肾纳气、健脾补肺、扶正祛邪，预防复发，属"缓则治本"之举。因此，慢性病的不同时期，主证及兼证不同，病机亦发生改变，临床不能墨守成规，盲目守方不变。

时下，中医西化现象很普遍，许多中医不从分析证候、病机入手，单凭病名及理化检查结果来认识疾病，一遇冠心病、心绞痛、脑梗死，不辨虚实寒热，皆以活血化瘀法治之；一遇炎症，无论肺炎、胃炎、胆囊炎、阑尾炎，不分寒热虚实，即以大量清热解毒之药治之，若确属热毒炽盛者，尚有效验，若阳虚或阴寒内盛者，过度使用清热解毒药，必然雪上加霜。

张老认为中西医是两个不同的诊疗体系，有不同的理论作为指导，西医从微观角度认识疾病，注重微观的病理变化；中医则从整体出发，以辨证论治为基础，以观象明理的思维模式认识疾病，注重疾病的外在表现，司外揣内，审证求因，审因论治。中医与现代医学的疾病观无一一对应的关系，切不可以西医病名、病理及实验室检查，指导中医辨证用药，如果完全依靠或受制于理化检查，必然本末倒置而无效验。

张老认为现代医学的理化检查固然先进，如仅以此作为中医诊治的手段和方法，势必将我们的思维引入误区，违背了中医以四诊为依据、治病求本的辨证原则，所用方药必然无效。可见抓主证是抓主要症状、体征及舌脉，而不是抓理化检查、抓西医病名，张老认为理化检查可作为中医四诊的延伸及评价疾病的客观指标。

张老强调中医临床辨证思维，贵在抓主证、识病机，落实到脏腑、经络、气血层面，辨别疾病的阴阳表里、寒热虚实，以进行施治。主证是纲，纲举而目张，对主证要一抓到底，抓而不放，不论其病名如何，时刻从主证、病机着眼，突出辨证，遵循"法随证出、方随法出"的原则，同时，疾病是动态变化的，病证的不同时期，主证、兼证也随病情发生变化。主证反映病之常，兼证反映病之变，知常达变，才能应对复杂的病情变化。如果主证不明、辨证不精、草率用药，难免失治、误治而无效。

因此，临床要做到准确辨证，不为繁杂的临床症状所迷惑，必须运用抓主证这一辨证方法，方证相合，治疗才有效验。当然也不能片面夸大抓主证这一诊治方法，辨证要结合疾病不同时期的整个证候群，四诊合参，综合分析，确保万无一失。

病案举例

赵某，男，57岁，教师，2005年5月19日初诊。反复咳嗽伴喘息28年，加重1个月。28年前因大叶性肺炎住院治疗，静滴抗生素而愈，其后秋冬季节交替时，咳嗽反复发作，遇寒则咳剧，晨起痰多、色白质黏，长期服止咳化痰之品，多次住院治疗，确诊为慢性阻塞性肺疾病。1个月前因受凉出现咳嗽喘息加重，咳痰量增多，白色清痰，容易咳出，胸闷气短，神疲乏力，汗出怕冷，无发热，二便正常，口唇爪甲发绀，舌质淡嫩、苔薄白、脉浮滑。左下肺可闻及湿啰音，胸部X片示气管炎、肺气肿，静滴头孢美唑等药，症状无缓解。1953 年患胸膜炎，有高血压病史 15 年。因患者有宿疾，"脾为生痰之源，肺为贮痰之器"，脾气亏虚，痰浊内生，壅滞于肺，1 个月前感受寒邪，引动伏痰，阻塞气道，肺失宣肃，发为咳喘。依据主证，判断其病机为表寒里饮，遵循"急则治标"的原则，以小青龙汤合二陈汤、三子养亲汤加减，治以疏散表邪、温化水饮、降气止咳，兼以健脾燥湿以杜生痰之源。处方：炙麻黄 10 g，桂枝 10 g，白芍 15 g，半夏 10 g，五味子 6 g，细辛 6 g，干姜 6 g，陈皮 12 g，茯苓 15 g，紫苏子 10 g，莱菔子 10 g，白芥子 10 g，葶苈子 10 g，生黄芪 20 g，浙贝母 10 g，制百部 10 g，炙甘草 6 g。6 剂，日 1 剂，冷水煎服。

二诊（5 月 25 日）：咳嗽咳痰、喘息明显减轻，晨起痰多，为白色黏痰，无发热恶寒，气短纳差，乏力汗出，动则加重，二便正常，舌质淡暗、苔白腻。前方去三子养亲汤加防风 5 g、炒白术 20 g，合为玉屏风散，益气固表、扶助正气。

三诊（6 月 7 日）：服上方 10 剂，咳喘渐止，咳痰量明显减少，偶有少量黄痰，口干口渴，舌质瘀暗、苔白腻，脉滑。考虑痰饮化热以及小青龙汤过于温燥，去浙贝母、百部、葶苈子，加瓜蒌 15 g、桃仁 10 g、炒薏苡仁 20 g、冬瓜仁 20 g、芦根 20 g，清肺化痰以治其标热。

四诊（6 月 27 日）：服上方 10 剂，咳喘已止，少量白色清痰，汗多，纳差，胃脘痞满，舌质胖大淡暗、苔薄白腻，脉沉细滑。依据"缓则治本"的原则，以玉屏风散合温胆汤益气固表、健脾化痰。处方：生黄芪 30 g，防风 10 g，炒白术 20 g，陈皮 12 g，半夏 10 g，茯苓 15 g，苍术 15 g，紫苏 10 g，莱菔子 15 g，白芥子 7 g，胆南星 10 g，枳实 10 g，杏仁 10 g，淫羊藿 15 g，丹参 30 g，炙甘草 6 g。此方加减服 10 剂，诸症减轻。

按：咳喘发作急性期，外寒引动宿痰，肺气上逆，咳喘急性加重，痰液清稀量多，喉间痰鸣，无恶寒发热，舌质淡嫩、苔薄白，脉浮滑，主证反映其病机为外寒内饮，以邪实为主，以小青龙汤合二陈汤、三子养亲汤加减，疏散寒邪、温肺化饮、降逆平喘。症状缓解后，咳喘减轻，痰黏色白，气喘乏力，活动后加重，汗出怕风，气虚不固，痰浊停聚，以玉屏风散合温胆汤益气固表、健脾化痰，"脾为生痰之源，肺为贮痰之器"，培土生金，标本同治。

合方理论

祖国医学发展至今，创立了无数行之有效的方剂，包括经方、时方、验方等，当证候、病机与方剂的主治功效相吻合时，即方证相应，单方治疗即可取效。如四君子汤治疗脾气亏虚证，出现神疲乏力、少气懒言、面色少华等主证时，可以本方加减治疗，兼有痰浊阻滞气机、胸脘痞闷、纳食欠佳、舌质淡、苔白或白腻，以香砂六君子汤加减健脾益气、燥湿行气等。

若临床遇到证候繁杂，不能用单一病机解释的疑难杂症，单方功效不能与复杂的病机相吻合，常难取效，采用合方治疗势在必行。如湿热阻滞气机，中焦斡旋失司，脾不升清，胃不降浊，出现恶心呕吐、反酸打嗝、肠鸣下利、脘腹胀满、口苦口臭、心情烦闷、肝郁化火，证属脾湿胃热证，以半夏泻心汤辛开、苦降、甘调，祛除湿热邪气，恢复气机升降及脾胃运化功能，但半夏泻心汤不能解决肝郁化火证。张老针对寒热错杂、肝郁化火、气机阻滞的病机，常以半夏泻心汤、金铃子散、左金丸三方合用，以清热祛湿、疏肝清肝、调和肝脾，常取佳效。

张老在辨证论治的前提下，依据病证、病机的特点，确立相应的治则治法，常将经方、时方相合而用，以求方证相应，提高临床疗效。

一、病机为合方的前提

中医诊治疾病遵循辨证论治的思维模式，临床以主证为线索，通过四诊收集病证资料，审证求因，归纳病机，确定治则治法，依法遣方用药，理法方药浑然一体，力求病证、病机与方剂的主治功效相应，才能保证临床疗效。

中医方剂学经历了由单味药到多味药的发展过程，最终形成数以万计的方剂。无论经方、时方都有严格的适应证，当病史、证候、病因、病机单一，与方剂适应证相近时，根据方证相应的原则，"有是证用是方"，以单方加减便可取效。然而临床证候错综复杂，病机千变万化，尤其病史较长，涉及多个系统的疑难杂病，症状繁多，病机复杂，表里兼有，寒热错杂，虚实并见。临床不能用单一病机来概括病情，往往是多个病机的综合。此时，非一方一药能够取效，针对复杂而又不断变化的病机特点，合方应用势在必行。可见，证候、病机复杂多变，是合方治疗的前提和基础，合方法则不仅扩大单方的适应证，还为提高临床疗效提供了新思路。张老临床治疗疑难杂症，常根据病机采取合方治疗的手段，弥补了单方的不足。

合方是方剂应用的特殊形式，指两个或多个固有方剂相合为用，以切中病机为目的，使方证相应，提高疗效，还扩大了方剂的应用范围。早在仲景时代就开创了合方治病的先河，如《伤寒论》146条谓"伤寒六七日，发热，微恶寒，肢节烦痛，微呕，心下支结，外证未去者，柴胡桂枝汤主之"，柴胡桂枝汤即桂枝汤与小柴胡汤的合方，治疗太阳表证未解，邪入少阳，枢机不利，太少同病，见发热恶寒、肢节疼痛、恶心呕吐、心下胀满等症，病机涉及太阳、少阳两经病证，如果单用桂枝汤解肌祛风、调和营卫，或小柴胡汤和解少阳，均无法全面概括病机，常顾此失彼。因此，以桂枝汤解肌祛风、调和营卫，小柴胡汤和解少阳、调畅气机，将两方相合为用，兼顾太阳、少阳两经病证，使两经之邪得解，气机畅达，诸证可去。

又如厚朴七物汤为小承气汤与桂枝汤的合方，治疗腹满发热，证属阳明热盛，兼太阳中风证，《金匮要略·腹满寒疝宿食病脉证并治》第9条谓"病腹满，发热十日，脉浮而数，饮食如故，厚朴七物汤主之"，方中小承气汤泄热通腑以祛阳明之热，桂枝汤解肌祛风以祛太阳之邪，厚朴七物汤兼顾太阳、阳明两经病证等。

又如桂枝二麻黄一汤、桂枝麻黄各半汤、桂枝二越婢一汤等方，均是仲景针对病证、病机发生变化，单方加减难以取效者，采取合方应对的典范。

仲景合方理论堪称创举，为后世医家合方治病提供了思路及示范，对后世中医学发展产生了极大的影响，如刘完素《宣明论方》的三一承气汤，是将大承气汤、小承气汤、调胃承气汤三方合用，增加炙甘草而成，其功效等同于大承气汤，但药效和缓，药物作用时间延长，不仅可以治疗阳明腑实证，更适合杂病腹满、便秘的治疗。清代吴瑭《温病条辨》的陷胸承气汤，是小承气汤与小陷胸汤的合方，治疗痰热蕴肺、肠腑燥结证。肺与大肠相表里，肺气肃降，有利于大肠传导糟粕，大肠传导功能正常，糟粕正常排出，肺气宣肃有度，气机升降正常。若痰热蕴肺，肺失宣降，大肠传导失常，肠腑燥结，则出现咳嗽，痰多色黄，胸闷气短，脘腹胀满，大便秘结不通，舌质红、苔黄腻。陷胸承气汤可上清痰热、下通腑实，脏腑同治，痰热祛除，肺气宣肃正常，大肠传导功能恢复。可见，后世医家将合方理论不断发扬光大，丰富了方剂学理论。

气为血帅，血为气母，气血相互化生，气可运血，血可载气，气血旺盛，脏腑功能正常，若气血亏虚，脏腑百骸失养，则变证丛生。薛己《正体类要》记载的八珍汤，乃四君子汤、四物汤的合方，四君子汤治疗气虚证，如面色萎黄、气短懒言、四肢乏力、不思饮食等，四物汤治疗血虚证头晕耳鸣、心悸不寐等，若气血两虚，则需补气养血同用，将两方相合为八珍汤，补气养血，保障气血旺盛。后世的十全大补丸、血府逐瘀汤等时方，正是沿袭了合方治病的思路，成为方药活用的典范。

当代伤寒大家刘渡舟教授的柴平汤、柴苓汤等方，为合方治病的典范，临床治疗少阳枢机不利，三焦气机阻滞，水液代谢失常，兼有水湿、痰饮等病理产物停聚，疗效颇佳。经方大家黄煌教授的八味解郁汤，乃四逆散与半夏厚朴汤合方，治疗痰气交阻、肝郁气滞所致病证，如梅核气、郁证等，通过合方疏肝解郁、祛痰行气。

可见，合方治病的思路，是以证候、病机变化为依据，体现了中医理、法、方、药一脉相承的思维模式，是抓主证、识病机、辨证论治的必然结果，临床有较大的指导意义。

二、合方应用技巧

合方治病是方剂加减化裁的特殊形式，并非任意两方或数方的简单组合，必须在中医辨证论治理论的指导下，以病史、病证、病机为依据，以病机演变的趋势为前提，将前贤用之有效的方剂，依据证候及病机特点，重新组合，使之切中病机，以求方证相应，不仅简捷有效，还扩大了方药应用范围。

张老强调临床应用合方治病时，首先依据主证辨别病证的属性、病位，如表里阴阳、寒热虚实、在脏在腑等，确立相应的治则，寻求与之对应的方剂，相合而治，不可先入为主，以药试人。

其次，任何疾病都存在着动态的演变，不同时期证候表现不同，病机也不相同。因此，合方思路，也要随病机的演变进行化裁，随时调整治则及方药，以适应病情的变化，不可一味强调守法守方。

再次，中医的辨证方法有多种形式，如六经辨证、卫气营血辨证、三焦辨证、脏腑辨证等。无论采用何种辨证方法，最终目的是辨明病机，以求方证相应，提高疗效。不能片面地认为《伤寒杂病论》《温病条辨》等书记载的经方、时方，只适用于外感热病，否则势必淹没其应用价值，只要掌握了病机的实质，可以将经方广泛地应用于内、外、妇、儿等病证。临床合方治病的前提是抓主证，全面认识病机，依据病机特征，将功效对应的方剂进行组合，扩大其适应证，扬长避短，增效减毒，提高疗效。

张老临证思维活跃，深得合方治病之妙，善以合方治疗内科杂病，验之临床确有优势，如张老治疗湿热所致的痞满证，病机实质为湿热阻滞中焦，脾胃斡旋失司，脾不升清，胃不降浊，气机阻滞，症见胃脘痞满或疼痛、反酸嗳气、恶心欲呕、口干口苦、食纳欠佳、心烦易怒、小便黄赤、大便黏滞、舌边尖红、苔黄腻、脉濡数，常以半夏泻心汤辛开苦降、清热祛湿，则湿热祛除，气机畅通，痞满自去。若患者平素情志抑郁，兼有肝郁气滞，肝气犯胃，胃气上逆，出现恶心嗳气、反酸心烦、心情烦闷、急躁易怒、口干口苦等症，在清热祛湿的基础上，常合小柴胡汤或四逆散加减疏解肝郁、调畅气机；肝为刚脏，体阴用阳，肝血充盛，肝体得养，疏泄正常，若肝血不足，肝失所养，疏泄失司，腹痛隐隐，口干口渴，心情烦闷，合芍药甘草汤酸甘化阴、缓急止痛。由此看出，张老针对湿热蕴结中焦、脾湿胃热、气机阻滞证，以半夏泻心汤为主方，针对疏泄失司、肝郁化火、肝气犯胃、胃气不降等病机，则合用他方，以求病机相合、方证相应。合方理论是解决疑难杂症的突破口，势在必行。

张老常以柴胡桂枝汤为基本方，治疗风寒感冒，发热恶寒，汗出恶风，鼻流清涕，恶心欲呕，食纳欠佳，舌质淡，苔薄白，脉浮数等。若遇年老体虚，卫表不固，久治不愈，或反复感冒者，常以柴胡桂枝汤合玉屏风散益气固表、扶正祛邪，减少复发；若风寒化热，伴咽喉疼痛，咳吐黄痰，口干口渴，舌红，苔薄白，合桑菊饮或银翘散；若肺热蕴盛，咳喘痰多，色黄质黏，口苦口渴，合麻黄杏仁甘草石膏汤；气血两虚，神疲乏力，面色无华，合八珍汤；脾虚湿胜，痰多色白，胃脘痞满，舌质淡红，苔白腻，脉濡，合二陈汤、平胃散；若肾阴亏虚，腰膝酸软，耳鸣耳聋，合六味地黄丸；肾阴阳两虚者，合二仙汤、二至丸补益先天之本等。临床依主证、兼证、体质、病机的不同，合用他方治疗外感病，常取佳效。

又如胸痹病，多见本虚标实证，本虚为气血阴阳不足，标实为水饮、气滞、瘀血阻滞，依据"谨察间甚，以意调之，间者并行，甚者独行"的原则，张老常依据标本、寒热、虚实的不同，以瓜蒌薤白半夏汤、丹参饮、血府逐瘀汤、生脉饮等方合用治疗胸痹心痛，如冠心病、肺心病等，兼顾病机。瓜蒌薤白半夏汤、丹参饮、血府逐瘀汤豁痰宽胸、行气活血治其标，生脉饮益气养阴治其本，标本虚实兼顾。

肾精不足，兼有少阳郁热的耳鸣、耳聋证，常兼有头晕，口苦咽干，烦躁不安等证，乃肾精不足，水不涵木，情志不畅，肝郁化火，本虚标实。张老常以六味地黄汤合小柴胡汤加减补益肾精、疏解少阳，标本同治；若肾精不足，兼有痰浊上蒙，耳鸣耳聋，头重如裹，昏昏沉沉，倦怠乏力，胸脘痞闷，肢体沉重酸困，舌质淡红，苔白厚腻，常以六味地黄汤合温胆汤加减补益肾精、祛痰行气等。张老临床合方所治病证种类繁多，不胜枚举。

三、合方的优势

任何疾病发生发展都存在动态演变的过程，病证、病机发生变化，汤方亦随之而变，临床若因为慢性病而固守一方不变，必然没有效验。证变方变，准确把握不同时期病证、病机，是合方取效的前提条件，证候不同、病机不同，合方配伍必然不同，一切以病机为前提。

张老多年临床经验证实，合方应用具有增效减毒、相得益彰之妙，补偏救弊，减少或制约药物的毒副作用，任何单方无法媲美，柯韵伯谓"两汤相合，犹水陆之师，各有节制，两军相为表里，异道夹攻之义也"，合方可以全面照顾病证、病机，扩大了方剂应用范围，是提高临床疗效的保障。临床合方不可拘于时方、经方，张老应用合方治病的方式有多种，常采用经方与经方、经方与时方、时方与时方等形式相合，合方配伍远远超出了单方加减的功效。

合方应用是辨证论治的结果，体现了"方证相应"的辨证方法，是方药活用的典范，以合方形式组创新方的思路，更适合病机复杂多变的慢性病、疑难病，临床值得借鉴。

病案举例

刘某，男，55 岁，2003 年 10 月 12 日初诊。晨起反酸，平卧加剧，胃脘痞闷胀满，打嗝嗳气，口苦口臭，心情烦闷，纳食减少，小便黄，大便正常，眠中易醒，面色萎黄，舌质红、苔黄腻，脉滑数。胃镜示：反流性食管炎，慢性浅表性胃炎。服雷尼替丁、复方铝酸铋等药，症状无缓解。中医辨为痞满，证属少阳枢机不利、肝郁化火、横逆犯胃、脾胃升降失司，治以疏肝和胃、清热解郁，以小柴胡汤、金铃子散、左金丸加减。处方：柴胡 10 g，黄芩 10 g，半夏 10 g，党参 15 g，川楝子 10 g，延胡索 10 g，黄连 6 g，吴茱萸 6 g，鸡内金 30 g，郁金 10 g，炙甘草 6 g，7 剂。药后胃脘痞闷胀满明显缓解，进食甜品后仍有反酸，时有心烦急躁，前方加炒栀子 10 g、淡豆豉 10 g，清心除烦，加减治疗月余，诸证消失。

按： 患者以反酸嗳气、胃脘胀满、口苦口臭、心情烦闷为主证，饮食不节、情志不畅为其诱因。病位在胃，肝郁化火，横逆犯胃，胃气不降，气机不畅为病机的核心，以小柴胡汤疏肝解郁、调畅气机；金铃子散疏肝清热，左金丸寒温并用，清热降逆、调和肝胃，吴茱萸性温，引诸药入肝经，同时佐制黄连苦寒之性。本案依据主证、病机，将经方与时方相合，寒温并用，收到较好疗效。

善于调理

中医认为人生活在地球上，与自然界寒来暑往的物候变化一样，存在阴阳的动态变化，《灵枢·岁露论》谓"人与天地相参，与日月相应也"，人体脏腑、气血、阴阳的关系和谐，则健康无病，即"阴平阳秘，精神乃至"，五脏六腑通过气机的升降出入，完成气血津液的化生与输布，维持机体的新陈代谢。《素问·六微旨大论》谓"出入废，则神机化灭；升降息，则气立孤危。故非出入，则无以生长壮老已；非升降，则无以生长化收藏。是以升降出入，无器不有"，若这种动态平衡关系失和，出现阴阳气血的偏盛或偏衰，或气机升降出入失调，就会产生疾病。

当人体受到内外因素的干扰，出现"不和谐"的状态，机体有自我修复及调节机制，祛除病因，人体气化功能恢复，阴阳相济，气血充盛，五脏调和，则由"不和"变为"合和"，即可康复，如《伤寒论》第58条云"凡病，若发汗、若吐、若下、若亡血、亡津液，阴阳自和者必自愈"。然而人体自我调节机制毕竟有限，当遭遇外邪侵袭，或饮食起居失节、情志失调，人体正气亏虚，脏腑功能低下，无力抗邪时，常表现为虚实并见、寒热错杂、表里同病等情况，临床必须借助药物的偏性，补偏救弊，扶正祛邪。《素问·至真要大论》谓"寒者热之，热者寒之，微者逆之，甚者从之……适事为故"，通过不同的治法，调节人体阴阳气血、寒热虚实，恢复脏腑的气化功能，中医治病理念不是对症治疗，而是以调理为手段，使脏腑气血恢复和谐状态。明代张介宾《景岳全书·杂证谟》谓"所谓调者，调其不调之谓也。凡气有不正者，皆赖调和……气之在人，和则为正气，不和则为邪气"，因此，调和气血阴阳，平衡脏腑之间相生相克的关系至关重要。《素问·至真要大论》谓"谨察阴阳所在而调之，以平为期"，《素问·生气通天论》谓"因而和之，是谓圣度"，中医调和、调理法的确立，正是源于这一基本思想，在中医理论指导下，利用中药的偏性，使患病机体由"不和"恢复至和谐状态，维持正常的新陈代谢。

张老强调脏腑气血"调和"的重要性，临床应从整体的角度出发，调整失衡关系，针对病机确立治则治法，借助药物的偏性，调和机体的偏盛偏衰，使机体恢复和谐状态。张老治疗病机复杂的疑难杂症，常将调理诸法灵活运用于临床辨证，注重从整体的、功能的、动态的方面进行调理，包括调节阴阳、气血、营卫、脏腑等方面，以求达到新的平衡，从而治愈疾病。

一、调理阴阳

阴阳为中医辨证论治的纲领，生理状态下，阴阳互根互用，对立统一，生生不息，无阴则阳无以生，无阳则阴无以化，阴精是化生阳气的物质基础，阳气是化生阴精的动力，阴阳既对立又相互制约，一定条件下可以相互转化，阴阳的相对平衡是维持人体正常生理活动的关键。《素问·生气通天论》谓"凡阴阳之要，阳密乃固，两者不和，若春无秋，若冬无夏，因而和之，是谓圣度。故阳强不能密，阴气乃绝，阴平阳秘，精神乃治，阴阳离决，精气乃绝"，从"阴平阳秘"到"阴阳离决"，揭示了人体从健康到患病，乃至死亡的过程，其本质是人体的阴阳关系紊乱所致，当人体阴阳失去相互依存、互相制约的关系，阴阳失衡则为病态，阴阳的偏盛偏衰，具体表现在脏腑功能亢奋与衰退、阳气与阴精的偏盛偏衰等方面，《素问·阴阳应象大论》谓"阴胜则阳病，阳胜则阴病。阳胜则热，阴胜则寒。重寒则热，重热则寒"。

张老认为判断疾病发生发展，首先要从整体的角度认识阴阳。《素问·阴阳应象大论》谓"阴阳者，天地之道……治病必求于本"，在临床诊治疾病时，依据四诊收集的证候资料，抓主证，审病因，识病机，判断病证的阴阳属性。"善诊者，察色按脉，先别阴阳……而知病所生。以治无过，以诊则不失也"。诊治疾病首先要分清阴阳属性，依据阴阳的虚实盛衰，确立相应的治疗大法，借助药物的偏性，恢复机体的阴阳平衡，《素问·至真要大论》谓"谨察阴阳所在而调之，以平为期"。

其次，阴阳之中还可以再分阴阳，从表里、寒热、虚实等层面继续分辨阴阳，最后落实到具体的脏腑经络、三焦、卫气营血等方面，依据阴阳的偏盛偏衰，确立具体的治法，依具体情况"补其不足，损其有余"。可见，辨阴阳贯穿于疾病的始终，指导遣方用药。

张老强调阴阳失调是疾病发生发展的内在根源，临证要从不同层面分析，剥茧抽丝，层层递进，以指导辨证施治。协调阴阳关系是治疗一切疾病的纲领，不可仅将阴阳当作一个抽象的哲学概念，束之高阁。

张老调和阴阳法广泛用于内科杂病中，如汗证、月经不调、失眠、郁证、胸痹等。张老治疗顽固性失眠，从天人相应的角度认识疾病，以阴阳为纲分析睡眠的机制，自然界昼夜交替的实质，是阴阳更替，白昼日出东山，人体阳气出于阴行于阳，人体脏腑功能活跃，精力充沛；夜晚日落西山，人体阳气由阳入于阴，夜间行于阴分，安睡而眠，养精蓄锐。如《类证治裁·不寐》谓"阳气自动而之静，则寐；阴气自静而之动，则寤；不寐者，病在阳不交阴也"，年轻人气血充盛，脏腑功能旺盛，阴阳调和，白天精力充沛，夜间睡眠踏实；老年人或久病体虚者，脏腑功能衰退，营卫气血运行涩滞，阴阳失调，白天阳气不足，神失所养，昏昏欲睡，夜间阳气虚浮，阳不入阴，难以入眠，多梦早醒，醒后难以入睡，严重者彻夜难眠，痛苦不堪。《灵枢·营卫生会》谓"壮者之气血盛，其肌肉滑，气道通，营卫之行不失其常，故昼精而夜寐。老者之气血衰……故昼不精，夜不暝"，可见，禀赋的不同，脏腑阴阳气血的盛衰，均可影响人体睡眠。

若因阴血亏虚，或阳气亢旺，阳不入阴，均可导致夜间阴不敛阳，阳气浮越，出现入睡困难，眠中易醒，醒后难以入睡，白天神疲乏力，没有精神，日久则记忆力减退。《灵枢·大惑论》谓"卫气不得入于阴，常留于阳……不得入于阴则阴气虚，故目不瞑矣"，张老强调从整体论治，以阴阳为纲，脏腑气血为目，若偏于阴虚，采用养阴敛阳法，以"失眠八味"加减。处方：枸杞子 15 g，女贞子 15 g，制百合 15 g，炒枣仁 30 g，炒柏子仁 30 g，炙远志 8 g，菊花 15 g，僵蚕 12 g。养阴敛阳，心神得养，阳气潜藏，自能安睡，临床常加龙骨、牡蛎、珍珠母以潜镇安神。若心肾不交、水火不济，则加用交泰丸，以黄连泻心火之亢，肉桂温肾化气、蒸腾津液，终成水火既济之功。

顽固性失眠久治不愈，常由阳气偏衰所致，阳不入阴，虚阳浮越，单纯用养阴安神、潜阳安神效果不佳时，张老以温补镇摄法治疗，常取佳效。处方：制附子 6 g，肉桂 6 g，淫羊藿 15 g，磁石 30 g，龙骨 30 g，牡蛎 30 g，浮小麦 30 g，茯神 30 g，党参 20 g，五味子 7 g，麦冬 15 g。此方补气温阳、潜镇安神，合生脉散益气养阴，以收敛浮越之阳气。全方温而不燥，益气温阳，养阴敛阳，补偏救弊。

若阴阳俱虚、气血不足，治以温阳养阴、补气养血，以十四友丸加减。处方：黄芪 30 g，人参 6 g，肉桂 6 g，茯苓 20 g，熟地黄 15 g，当归 12 g，阿胶 10 g（烊化），茯神 20 g，酸枣仁 20 g，柏子仁 20 g，远志 10 g，紫石英 30 g（先煎），龙齿 30 g（先煎）。将补气养血、温阳益阴、潜镇安神合而为一，动静结合，无论养阴敛阳，温阳和阴，无非使阴阳归于相对平衡而已。

病案举例

王某，男，45 岁，干部。失眠近 1 年，经常彻夜难眠，严重时数日不能入睡，困倦头晕，神疲乏力，心悸心慌，夜间盗汗，怕风怕冷，白天精神恍惚，记忆力减退，注意力不集中，痛苦不已，二便正常，舌质淡红，舌边有齿痕，苔薄白，脉沉弱，曾间断使用谷维素、天王补心丹、朱砂安神丸等药，睡眠无改善。证属阴阳两虚，阴不敛阳，阳气浮越。治当调和阴阳、潜镇安神。处方：枸杞子15 g，制百合15 g，女贞子15 g，菊花15 g，炙黄芪20 g，淫羊藿15 g，肉桂6 g，远志8 g，炒枣仁30 g，炒柏子仁30 g，茯神15 g，灵磁石30 g（先煎），炙甘草6 g。服上方3剂，夜间即能入寐，连服20剂，夜能酣寐，正常工作。

按：患者工作压力大，长期加班，暗耗心血，久患不寐，损伤心气，阴阳两虚，阴不敛阳，阳不入阴，阳气浮越，治疗阴阳平补，养阴敛阳，兼清虚热；益气温阳，潜阳入阴，"补其不足，泻其有余，调其道而去其邪……阴阳已通，其卧立至"，临床观察，阴阳两虚型不寐较多见。

二、调和气血

气血由脏腑所化生，通过气机的升降出入输布于全身，濡养脏腑经络，四肢百骸，以维持气化功能。气为血帅，推动血行；血为气母，血以载气，气血相互依存，气行则血行。气血是人体生命活动的物质基础，气血生化有源，气机升降有序，气血调和，阴阳平衡，脏腑气化功能正常，气血运行正常，百病不生。《素问·调经论》谓"血气不和，百病乃变化而生"，若气血不足，脉道不充，推动无力，升降失调，气血循行不畅，气滞血瘀，必然造成脏腑失养，功能紊乱，疾病随之而生。

张老临床重视调和气血、顾护正气，尤其对病史较长的慢性病、疑难病，虑其证候繁多，病机复杂，涉及多个脏腑功能失调，临床通过调和气血，使脏腑百骸得养，气化功能恢复。张老临床强调男女用药有所侧重，男子属阳，以气为用，时刻不忘顾护阳气，注重补气，调畅气机，慎用滋腻之品；女子属阴，以血为用，女子一生经历了经、带、胎、产、乳等生理过程，精血亏虚，注重养血行血，慎用燥烈助阳之品。

张老认为气血充盛，脏腑功能活动才能正常，若精血不足，以补益精血为主，不忘补气以生血，在补血剂中加用补气药，如黄芪、党参、人参等，使气旺生血，气行血行，同时兼顾调畅气机，补而不滞，使其运行正常，加入理气之品，如川芎、柴胡、香附等，使气血通畅，标本同治。若脏腑之气不足，在补气的基础上，加入养血行血之品，如熟地黄、当归、何首乌、川芎等，精血充盛，可化生阳气，同时养血之品可以佐制补气药的温燥之性。因此，张老强调补气养血、气血同调，以求气血充盛，运行正常。

其次，在补气养血的基础上，注重调畅气机的升降出入，使气血运行通畅。张老治疗内科杂病，偏于气虚者以四君子汤加减，兼有脾虚湿盛，以香砂六君子汤加减补气健脾、化湿行气；偏于血虚者以四物汤加减，兼有血瘀，以桃红四物汤加减；气血两虚，常兼气滞，以八珍汤合四逆散加减补气养血、疏肝解郁；若阴血亏虚，气郁化火，合小柴胡汤、金铃子散等。

《丹溪心法·六郁》谓"气血冲和，百病不生，一有怫郁，诸病生焉"，临床补气养血最忌呆补，以免气机阻滞，导致瘀血阻络，加行气活血药以恢复气血运行正常最为关键，既补充物质基础，又恢复气化功能，利于慢性病的长期调养。

病案举例

李某，女，33岁，2005年9月12日初诊。头晕头痛1个月，加重15天。1个月前因伏案加班，出现头晕眼花，头痛隐隐，神疲乏力，食欲减退，眠中易醒。头颅CT、脑电图等检查均无异常，颈部X片示：颈椎病。服天麻丸，并行按摩治疗，症状无改善。发作无定时，劳累及睡眠不佳时，头晕目眩加重，神疲乏力，精神倦怠，夜寐不安，眠中易醒，纳食欠佳，小便黄，大便正常，月经量少或痛经，舌质红、苔薄白，脉弦细。证属气血两虚，清窍失养。以八珍汤合补中益气汤加减。处方：熟地黄15 g，当归12 g，白芍10 g，川芎6 g，生黄芪30 g，党参20 g，茯神20 g，炒白术15 g，柴胡6 g，升麻6 g，葛根 30 g，珍珠母 30 g（先煎），牡蛎 30 g（先煎），龙骨 30 g（先煎）。加减治疗月余，头痛诸证消失。

按：患者病史虽短，但证属气血两虚，清阳不升，清窍失养。《灵枢·口问》谓"故上气不足，脑为之不满，耳为之苦聋，头为之苦倾，目为之眩"，病机以气血两虚为主。"形不足者，温之以气；精不足者，补之以味"，以八珍汤、补中益气汤合方，补气养血，升举清阳，清窍得养，眩晕自止。

三、调理脾胃

脾胃同居中州，互为表里，为后天之本，气血生化之源，气机升降之枢纽。脾主运化，主升清；胃主受纳，主降浊，相辅相成，共同完成饮食水谷的消化、吸收及输布。人体一身气血皆由脾胃运化水谷气而来，脾胃功能正常，主要体现在正气充盛，气血化生有源，气机升降有序，叶天士《临证指南医案·脾胃》言"脾宜升则健，胃宜降则和"，若先天禀赋不足，饮食失节或久病体虚，病及脾胃，纳运失常，气血化生无源，脾气不升，胃气不降，精微不布，酿湿生痰，阻滞气机，升降失司，百病由生。

临床若出现脾气虚、脾阳虚、胃阴虚、肝胃不和等证候，予益气温阳、健脾助运、养阴疏肝等法治疗，脾胃腐熟运化功能则可恢复。若寒热并见、虚实错杂，或兼有湿热、痰浊、瘀血等有形病理产物阻滞气机，脾胃升降失常，斡旋失司，脾胃纳运发生障碍，则病机复杂，治疗较棘手。

若脾湿胃热并见，寒热错杂，阻滞中焦，治当权衡标本缓急，调理脾胃，寒热并用，攻补兼施，以半夏泻心汤、干姜泻心汤、甘草泻心汤等加减，辛开苦降、调和寒热、调和虚实、调和升降诸法共用，恢复脾胃升降、腐熟、运化等功能；若兼水湿、痰浊、瘀血等病理产物蓄积，当先清除有形病理产物，使气机升降有序。可见，调理脾胃不仅是调畅气机，还是依据病机的虚实寒热，病理产物的特性，补虚泻实，祛除邪气，恢复正气，脾胃运化正常，气机升降自然有序。

许多慢性病、疑难杂病，失治误治，五脏虚损，治疗上常顾此失彼，此时"有胃气则生，无胃气则死"。张老临证时重视后天脾胃，常从调理脾胃入手，在辨证基础上，时刻顾护后天脾胃功能，祛除病理产物，恢复运化及升降的功能。患者饮食正常，脾胃健运，水谷精微化生输布正常，气血生化有源，气机升降有序，气血调和，脏腑功能恢复，诸证可愈。《杂病源流犀烛·脾病源流》谓"盖脾统四脏，脾有病必波及之，四脏有病，亦必待养于脾。故脾气充，四脏皆赖煦育"，因此调理脾胃时，用药不可过于苦寒败胃，滋腻碍脾，或过于辛温香燥，伤及胃阴。

若脾胃气虚，运化失司，水谷不化精微，反生湿浊，湿邪困脾，气机阻滞，脾不升清，胃不降浊，出现胃脘胀满、嗳气吞酸、纳差少食、神疲乏力，虽因脾气亏虚所致，治当健脾补气为主，尚需兼顾湿阻气滞，以香砂六君子汤合平胃散加减，健脾益气，化湿行气。脾气亏虚，肝木克伐脾土，在健脾益气的基础上加四逆散，使肝气条达，疏泄有度，脾胃升降有序。因此，以脾胃为中心，兼顾相关脏腑，为调理脾胃的实质。

病案举例

单某，女，41岁，乘务员。慢性泄泻3年余，每于劳累、饮食不节或情志不畅时病情加重，虽经中西医治疗，病情无明显改善。大便溏薄，日5~8行，食蔬菜则泄下无度，完谷不化，伴食欲不振，肠鸣腹痛，腹部胀满，面色萎黄，神疲乏力，形体消瘦，舌质淡胖，舌苔白，脉沉细。张老认为证属脾肾阳虚，健运失司，湿阻气滞，清阳不升而致泄泻。治以健脾温肾、益气升清为主，佐祛湿行气，以参苓白术散合仙桔汤治之。处方：党参20 g，焦白术15 g，茯苓15 g，葛根20 g，炒山药30 g，黄芪20 g，补骨脂10 g，淫羊藿15 g，仙鹤草30 g，桔梗6 g，木香6 g，白芍10 g，白头翁10 g，槟榔10 g，炙甘草10 g。服药7剂，大便次数减少，日2~3行，继服7剂，腹胀消失，仍便溏，日 4~5 行。考虑患者病史较长，脾病及肾，脾肾两虚，肾阳不足，脾阳失于温煦，火不暖土，致久泄不愈，故于上方合四神丸及固涩之品，加肉豆蔻 10 g、五味子 7 g、补骨脂 10 g、赤石脂 20 g。又服药 10 余剂，大便呈糊状，继以上方化裁，服药 50 余剂，大便渐成形，日 1~2 行，食欲好转，精神较佳，继以参苓白术散善后。

按：此为脾气亏虚，清阳不升，精微下泄，《素问·阴阳应象大论》谓"清气在下，则生飧泄；浊气在上，则生膜胀"，久治不愈，脾病及肾，脾肾阳虚，火不暖土，大便完谷不化，以仙桔汤合参苓白术散加减，温补脾肾、祛湿行气，病症减轻，湿邪渐去，加涩肠止泻之品，收敛正气，标本兼顾，泄泻痊愈。

四、调和营卫

《灵枢·营卫生会》谓"五脏六腑皆以受气，其清者为营，浊者为卫，营在脉中，卫在脉外"，营卫之气来源于五脏六腑，化生于下焦，补充于中焦，宣发于上焦，卫气输布于表，可顾护肌腠，抵御六淫邪气的侵袭；营气运行于里，可以滋养五脏六腑。若营卫之气化生不足，腠理不固，外邪易乘虚侵袭机表，导致阴阳失衡，脏腑功能失调，营卫不和，卫外不顾，营不内守，津液外泄，出现体虚外感，久治不愈，发热恶寒，自汗盗汗，周身酸困，纳食减少，心悸胸闷，神疲乏力等病证。

张老在调理脏腑功能的基础上，调和营卫。《素问·阴阳应象大论》谓"阴在内，阳之守也，阳在外，阴之使也"，卫外得固，营阴内守，则"正气存内，邪不可干"。如卫气亏虚反复感冒，常以玉屏风散合桂枝汤加减，益气固表，调和营卫；更年期综合征，汗出潮热，心情烦闷，睡眠不佳等，以柴胡桂枝汤，疏解少阳，调和营卫；营卫不和所致不寐，以桂枝加龙骨牡蛎汤加减等。张老以调和营卫法治疗多种疾病，常收佳效。

病案举例

何某，女，60岁，2005年10月12日初诊。反复感冒伴多汗2年，恶寒发热1天，午后体温38℃，发热恶寒交作，汗出怕冷，肢体酸痛，周身不适，鼻塞流涕，干咳无痰，舌苔薄白，脉浮数略弦。自服板蓝根冲剂、清开灵胶囊无效，中医辨证属外感风寒、太少合病。治当疏散太阳、和解少阳、调和营卫，以柴胡桂枝汤、玉屏风散加减。处方：桂枝10 g，白芍10 g，柴胡10 g，黄芩10 g，清半夏10 g，生姜10 g，大枣4枚，炙甘草6 g，党参15 g，黄芪15 g，防风10 g，白术15 g，生龙牡各30 g。水煎温服。嘱其服药期间保暖，服药3剂，恶寒发热消失，体温正常，继服5剂则汗止。

张老临证注重调理，不仅是调理阴阳、气血、脾胃、营卫，还包括调理脏腑、调和冲任、调畅气机等内容，对于寒热错杂、虚实并见、病机错综复杂的疑难杂症，常用调理之法。

如生理状态下，五脏存在着生克制化关系，相生相克维持动态平衡，病理状态下，脏腑之间生克关系不和谐，则相乘、相侮，产生一系列病证。《素问·六微旨大论》谓"亢则害，承乃制，制则生化，外列盛衰，害则败乱，生化大病"，此时，以调和脏腑间的生克关系为主，如肝与脾的关系，脾胃化生气血濡养肝脏，使肝体得养，疏泄有度；同时，肝主疏泄，调畅气机，助脾胃运化水谷，升清降浊。若木郁克土，肝郁化火，疏泄太过，横逆犯胃，胃气不降，升降失调，则胸胁胀满、口苦口臭、呃逆反酸、烦躁易怒、舌质红、苔黄，治当调和肝胃、疏肝清热、和胃降逆，以金铃子散、柴胡疏肝散加减；若素体脾虚，肝气克伐太过，脾胃运化失司，脾不升清，则善太息、胁肋胀满、胃脘痞闷、纳食较少、大便稀溏、神疲乏力，治当调和肝脾、疏肝健脾，以四逆散合六君子汤加减等。《金匮要略·脏腑经络先后病脉证第一》谓"见肝之病，知肝传脾，当先实脾。四季脾旺不受邪，即勿补之，中工不晓相传，见肝之病，不解实脾，惟治肝也"，临床治疗疾病时，不仅要考虑本脏病证，还要兼顾五脏六腑的生克关系，使之恢复"和谐"状态，临床通过调和脏腑、经络、阴阳、气血等关系，目的是"以平为期"，恢复脏腑的生理功能，重新达到平衡，以治愈疾病。

虚损治肾

慢性虚损性疾病，常由于先天禀赋不足，或情志、饮食、房劳所伤，或失治误治，疾病迁延不愈，证候涉及多个系统，导致多个脏腑功能失调，治疗棘手，常顾此失彼。此时以脏腑虚衰为主，若单纯治疗某脏某腑，常难取效。《景岳全书·虚损》谓"盖其病之肇端，则或由思虑，或由郁怒，或以积劳，或以六淫、饮食，多起于心肺肝脾四脏，及其甚也，则四脏相移，必归脾肾……阳邪之至，害必归阴，五脏之伤，穷必及肾。此源流之必然，即治疗之要着"，揭示了慢性虚损疾病发展到一定阶段，"五脏之伤，穷必及肾"是病机的关键，若肾精不足，肾气亏虚，则加重他脏病证，张景岳从肾论治虚损性疾病的理论，为后世医家提供了治疗思路。

《素问·上古天真论》谓"肾者主水，受五脏六腑之精而藏之"，肾为先天之本，水火之脏，内藏元阴元阳，先天肾精来源于父母之精，藏之于命门，依赖脏腑化生的精气不断补充，可见，肾中精气包括了先、后天之精。肾之精气又滋养五脏六腑，濡养四肢百骸，《景岳全书·传忠录》谓"命门为元气之根，为水火之宅，五脏之阴气非此不能滋，五脏之阳气非此不能发"，肾精是人体生命活动的物质基础，肾气是脏腑气化功能的体现，阴阳相济，则能维持动态的平衡。

《素问·六节藏象论》谓"肾者，主蛰，封藏之本，精之处也"，人之精气封藏于肾，肾在五脏六腑中处于主导地位，若肾精不足，脏腑失于濡养；肾气亏虚，脏腑功能低下。慢性虚损性疾病，疾病迁延，缠绵不愈，久病必虚，穷必及肾，导致肾精不足，肾气亏虚，又加重他脏病证，阴损及阳，阳损及阴，出现阴阳两虚，正气亏虚，无力抗邪。此时从治肾入手，补益精气、扶正祛邪是治疗的关键。

张景岳提出虚损性疾病乃"阳非有余，阴本不足"，揭示慢性虚损性疾病，以阴阳俱虚为主，依据阴阳精气的虚损的不同，确立相应的治则治法，治疗当以滋补肾精、温补肾气为先。《素问·阴阳应象大论》谓"形不足者，温之以气；精不足者，补之以味"，《难经·十四难》谓"损其肾者，益其精"，《小儿药证直诀》谓"肾主虚，无实也"，揭示了病及于肾，常以精气亏虚为主，实邪阻滞较少。历代医家详细论述了虚损治肾诸法，如滋补肾精、温补肾气等，张老领悟前贤虚损治肾的理论，治疗慢性虚损性疾病从治肾入手，重视补益先天肾精、肾气，恢复气化功能，兼顾他脏病证，扶正以祛邪，常取佳效。

张老临证强调益阴温阳，阴中求阳，阳中求阴，力求阴阳精气调和，临床在辨证基础上，喜用熟地黄、女贞子、墨旱莲等滋补肾精，滋而不腻；用鹿角胶、菟丝子、仙茅、淫羊藿、肉苁蓉温补肾阳，温而不燥，则肾精、肾气充盛，五脏得养，脏腑功能恢复，疾病方能痊愈。

一、补肾理论的渊源

《素问·上古天真论》谓"女子七岁，肾气盛，齿更发长，二七而天癸至，任脉通，太冲脉盛，月事以时下……肾者主水，受五脏六腑之精而藏之，故五脏盛，乃能泻"，原文阐述了肾为先天之本，肾精、肾气来源于先天父母，依赖于后天精气的充养。人体生长壮老，随着肾气的盛衰而发生变化，肾中精气充盛，人体精力旺盛，气化功能正常，气机升降有序，身体强壮，百病不生；若肾精匮乏，肾气不足，阴阳失调，五脏六腑失于濡养，脏腑功能低下，则百病丛生，或久治不愈。

《素问·阴阳应象大论》谓"阴阳者，天地之道也，万物之纲纪……治病必求于本"，阴阳互根互用，相互制约，相互转化，维持动态平衡，人体则健康无病。精气是维系生命的基本条件，肾所藏之精气，包含先、后天的精气，分肾阴、肾阳两部分，水火相济，维持动态平衡。肾阴是人体生命活动的物质基础，肾阳是生命活动的动力，倘若肾中阴阳偏盛偏衰，就会发生疾病，如肾精不足，真阴亏耗，肾气失去了物质基础，脏腑失养；肾阳不足，肾气亏虚，气化功能失调。可见，肾之阴阳精气保持动态的平衡，五脏六腑生理活动才能维持正常。

肾虚临床表现以本脏病变为主，可兼有他脏病变，如肾阳亏虚表现为神情淡漠，面色少华，气短乏力，懒动嗜睡，畏寒怕冷，冬季尤甚，口淡不渴，头晕耳鸣，腰膝酸软，大便稀溏，甚则完谷不化，小便清长，男子遗精阳痿，女子带下清冷，舌质淡润而胖嫩，舌边有齿痕，苔白滑，脉沉迟无力。肾阴不足表现为颧红面热，五心烦热，午后为甚，潮热盗汗，眩晕健忘，耳鸣如蝉，口干少津，腰膝酸软，舌红少苔，脉细数无力等。

张老认为临床病证复杂，单纯的肾阴虚或肾阳虚较少见，慢性病、疑难病迁延日久，常阴损及阳，阳损及阴，往往表现为阴阳俱虚，或偏于阳虚，或偏于阴虚，治疗上强调滋补肾阴，补充物质基础，温补肾阳，恢复脏腑气化功能。

二、滋补肾阴，温补肾阳

《素问·生气通天论》谓"凡阴阳之要，阳密乃固，两者不和，若春无秋，若冬无夏，因而和之，是谓圣度。故阳强不能密，阴气乃绝，阴平阳秘，精神乃治，阴阳离决，精气乃绝"，强调阴阳和调的重要性，这种阴阳辨证的疾病观，至今仍有效指导临床实践。肾为水火之脏，生理状态下，阳气、阴精互根互用，病理上阴损及阳、阳损及阴，见阴阳两虚，治疗必须兼顾肾阴、肾阳，重视肾精、肾气。临床观察发现许多慢性虚损性疾病，迁延日久，表现为形体衰败，多个脏腑功能低下，"五脏之伤，穷必及肾"，张老强调必须从肾论治，强调滋补肾阴、温补肾阳，既补充物质基础，又要恢复气化功能，使阴阳维持动态平衡，不可偏颇。

《景岳全书》谓"善补阳者，必于阴中求阳，则阳得阴助，生化无穷；善补阴者，当于阳中求阴，则阴得阳升，源泉不竭"，临床温补阳气时，必须兼顾滋补肾精，反之亦然。同样"善治精者，能使精中生气；善治气者，能使气中生精"，精气阴阳相互化生。张老深得其义，认为只有阴阳平衡，精气相生，水火相济，人体脏腑活动才能维持正常，治疗才能收到满意的疗效，这一思路体现了中医整体观、恒动观的辨证原则。

张老治疗肾阳虚者，常在温补肾阳的基础上，加入补益阴精之品，阴中求阳，达到扶阳之妙，滋补肾精的药有女贞子、墨旱莲、熟地黄、山茱萸、山药等；偏于肾阴虚者，在滋补肾精基础上，辅以培补肾阳之品，阳中求阴，使阳生阴长，温补肾阳的药有菟丝子、仙茅、淫羊藿、巴戟天、鹿角霜、肉苁蓉等。临床无论肾阴亏虚，还是肾阳亏虚，均以补益肾精为先导，只有物质基础充盛，脏腑气化功能才能恢复，特别指出的是，张老认为鹿角霜、鹿角胶、阿胶、龟甲胶等血肉有情之品，多具有补肾填精的作用。《素问·生气通天论》谓"阳气者，若天与日，失其所，则折寿而不彰"，阳气不仅能温养脏腑，而且是脏腑功能活动的原动力，临床肾虚所致虚损性疾病，在滋补肾阴的基础上，不忘温补肾阳，以恢复气化功能为目的。

三、虚损治肾，兼顾他脏

《素问·上古天真论》谓"肾者主水，受五脏六腑之精而藏之，故五脏盛，乃能泻"，肾为先天之本，肾既藏先天之精，又藏五脏六腑之精，先天精气禀受于父母之精，后天之精来源于五脏六腑化生的水谷精微，以保证精气充盛，气化功能正常。肾精、肾气为人体生命活动的根本，五脏之精非此不能滋，五脏之气非此不能荣。因此，肾与其他脏腑之间存在着相互依存的关系，一荣俱荣，一损俱损，肾为五脏之本，占据主导地位。

生理状态下，五脏六腑之气相通，脏腑相生相克，维持动态平衡，病理状态下，脏腑相乘相侮，一脏患病，可相互传递，正如《素问·玉机真藏论》所谓，"五脏相通，移皆有次，五脏有病则各传其所胜"。慢性虚损性疾病，病情迁延日久，常涉及多个脏腑功能失调，脏腑病变，必然累积于肾，即"五脏之伤，穷必及肾"，同时，肾之精气亏损，五脏失养；肾的气化功能失调，则加重他脏病证，使疾病久治不愈，《景岳全书》谓"肾为五脏之本，故肾水亏则肝失所养而血燥，肾水亏则水不归源而脾痰起，肾水亏则心肾不交而神色败，肾水亏则盗伤肺气而喘嗽频，肾水亏则孤阳无主而虚火炽"，张老强调肾为先天之本，为五脏六腑的中心，因此，虚损性疾病从肾论治，依据五行生克制化关系，兼顾他脏功能，协调脏腑间的关系，常收满意疗效。

如心肾同属少阴，心主火，肾主水，心火下降以温肾水，则肾水不寒；肾水上济心火，则心火不亢，心肾相交，水火既济。《素问·阴阳应象大论》谓"阴盛则阳病，阳盛则阴病。阳盛则热，阴胜则寒"，若肾精不足，不能上济心火，则心火亢盛，上扰心神；心火上亢，不能下温肾水，则阳虚寒盛，出现心悸心烦、口干口苦、入睡困难，甚则彻夜不寐、小便频数、尿有余沥、腰膝酸软、舌尖红、少苔。张老常以知柏地黄汤合黄连阿胶汤加减，滋补肾精，辅以清泻心火，心肾同治，补虚泻实。

又如慢性心衰出现心悸心慌，胸闷气短，夜间难以平卧，恐惧不安，神疲乏力，颜面及四肢浮肿，晨起加重，小便不利，舌质淡嫩，苔薄白或水滑，脉沉，证属肾阳亏虚，气化不利，水气凌心，扰动心神，张老强调病位在心，肾阳亏虚，气化不利为病机的根本，常以真武汤合苓桂术甘汤加减，温补心肾、化饮利水，心肾阳旺，气化恢复，寒气水饮不能上犯心胸，心神得养，血脉畅行。

《类证治裁·喘证》谓"肺为气之主，肾为气之根"，肺主气，司呼吸，主宣发肃降；肾主封藏，主纳气，肺肾金水相生，呼浊吸清，依赖于肺主宣肃、肾主纳气的协调统一，共同完成吐故纳新的功能，肾精充盛，肾气摄纳正常，肺气宣降有度，呼吸如常。若肺气虚损，穷必及肾，肾气虚弱，不能纳气归元，元气浮越，肺气上逆发为咳喘。张老治疗肺肾两虚的咳喘，常以宣肺降气、补肾摄纳同治。如慢阻肺、肺心病感邪引起咳喘，应用抗生素及宣肺平喘药，咳痰、咳喘等症状很快减轻，但稍遇劳累、受寒，则咳喘加重，反复发作，难以平卧，神疲乏力，严重影响生活，张老针对痰饮内停、肾不纳气、肺失宣降的病机，在小青龙汤温肺化饮、宣肺平喘的基础上，加熟地黄、肉苁蓉、淫羊藿、肉桂、枸杞子等药补肾纳气，肺肾同治，不仅祛除寒饮之邪，尚能纳气归元，标本同治。偏于肾阴亏虚者，合左归丸或六味地黄丸加减；偏于肾阳亏虚者，合右归丸加减。张老治疗咳喘急性加重期，以温肺化饮、宣肺平喘治其标，以补肾纳气治其本，扶正祛邪；缓解期，咳嗽咯痰减轻，则强调补肺固表、补肾纳气，预防复发。

肝藏血，肾藏精，肝肾乙癸同源，精血互生。肝主筋，肾主骨，肝血、肾精滋养筋骨关节，则筋骨肌肉强劲有力、活动自如；若肝肾亏虚，筋骨失养，易感六淫邪气，痹阻筋脉，则出现腰膝酸软、关节疼痛等症状，以及风湿性关节炎、类风湿性关节炎、骨关节病、强直性脊柱炎等病，临床采取祛风、除湿、散寒、通络等法，可缓解症状，但停药后易复发或加重，久治不愈，缠绵难解，严重者出现关节僵硬变形，活动受限，严重影响生活质量。张老依据肝血肾精亏虚、肾督阳气不足的内因，将虚损治肾的理念贯穿于治疗痹证的始终。在疾病早期，加入滋补肾精、温补肾督之品，如滋补肝肾的熟地黄、桑寄生、山茱萸等，温补肾督的菟丝子、淫羊藿、蜂房、鹿角霜、杜仲、补骨脂等，改善症状；缓解期强调滋补肝肾，预防骨质变形。

又如肾精亏虚，水不涵木，肝阳上亢，风火相煽，引起头痛目眩、震颤麻木、耳鸣耳聋、中风等，张老强调欲潜其阳，必先滋其阴，滋补肝肾精血以治其本，平肝潜阳以治其标，补益肾精为治疗的关键，以六味地黄丸滋补肾精，辅以潜阳息风、清肝平肝之品，如桑叶、菊花、夏枯草、天麻、钩藤等，肝肾同治，标本兼顾。

脾为后天之本，气血化生之源；肾为先天之本，主藏精，五脏化生之精气皆藏于肾；后天精血不断补充先天之精，肾阳、肾气又可温煦脾阳。若脾气虚衰，运化失司，气机升降失调，清阳不升，精微下泄，久治不愈，病及于肾，火不煖土，则出现神疲乏力，脘腹胀满，纳差少食，小便清长，大便溏泄、完谷不化，舌质淡嫩、苔薄白，脉沉无力。《类经》谓"补脾不如补肾，谓救本之义，莫先乎此也"，张老在补益后天的基础上，强调温补肾阳，以附子理中丸合用四逆汤温补脾肾、煖火暖土，恢复腐熟、运化功能，使气血化生有源、气机升降有序，则清阳得升，迅速缓解症状，利于疾病的康复。

腰为肾之外府，腰府依赖于肾精的濡养、肾阳的温煦。肾精充盛，肾气旺盛，六淫邪气不易侵袭。若肾精不足，肾气亏虚，则腰府失养，出现腰部酸痛、劳累后加重，头晕耳鸣，神疲乏力，畏寒怕冷，小便不利、尿有余沥，大便正常或稀溏，舌质淡嫩，脉沉弱。张老多从肾论治，《金匮要略·血痹虚劳病脉证并治第六》谓"虚劳腰痛，少腹拘急，小便不利者，八味肾气丸主之"，张老常选肾气丸合二仙汤、二至丸加减以滋补肾精、温补肾阳。处方：熟地黄 24 g，山茱萸 12 g，山药 12 g，牡丹皮 9 g，泽泻 9 g，茯苓 9 g，仙茅 10 g，淫羊藿 15 g，女贞子 15 g，墨旱莲 15 g，独活 30 g，桑寄生 20 g，巴戟天 10 g，威灵仙 20 g。若寒湿痹阻腰背，腰背及骶部酸困疼痛、沉重怕冷，以肾气丸合肾着汤温补肾阳、健脾化湿；若小便不利，以肾气丸合五苓散温补肾阳、化气行水等。

可见肾是五脏六腑的中心，对于久治不愈，涉及多个脏腑的慢性虚损性疾病，尤其是疑难杂病，张老多从肾论治，治病求本，滋补肾阴，温补肾阳，兼治他脏，常取事半功倍之效。虚损治肾，是张老数十年临床经验的体现，所治病证不胜枚举，从肾论治有广泛的临床价值。

病案举例

张某，女，60岁，2004年12月10日初诊。双膝关节疼痛1年，曾行理疗、口服中西药治疗，效果不佳。近1个月来双膝关节疼痛加重，上下楼梯甚痛，夜间加重，活动受限，喜暖畏寒，形体肥胖，膝关节轻度肿胀，内外膝眼处有压痛，膝关节屈伸障碍，双膝关节X线片示：关节间隙变窄，髌骨边缘骨质增生。血沉、抗"O"正常。舌质暗淡、苔白腻，脉沉细。西医诊断：增生性关节炎。中医诊断：痹证，证属肾虚寒凝。治当补肾强筋，散寒止痛。处方：熟地黄15 g，当归10 g，淫羊藿15 g，桑寄生20 g，杜仲15 g，续断15 g，狗脊15 g，菟丝子30 g，独活20 g，伸筋草30 g，怀牛膝15 g，木瓜10 g，鸡血藤30 g，制川乌10 g（先煎），桂枝15 g，土鳖虫10 g，乌梢蛇10 g，炙甘草6 g。7剂，水煎服。1周后复诊，诸症减轻，守方加减服用30余剂，关节活动自如，随访1年未复发。

按：增生性关节炎属中医"痹证"范畴。年老肝肾亏虚，精血不足，筋骨失养，"不荣则痛"；又因慢性劳损，或寒湿之邪侵袭，痹阻筋骨，"不通则痛"。本虚标实，治当补益肾精、温经散寒、活血止痛、扶正祛邪。方中熟地黄、淫羊藿、桑寄生、杜仲、续断、狗脊、牛膝、菟丝子补肾益髓、强筋壮骨；制川乌、桂枝、乌梢蛇温经散寒、通络止痛；木瓜、伸筋草舒筋活络；鸡血藤、当归、土鳖虫养血活血、通络止痛。诸药合用，标本同治。

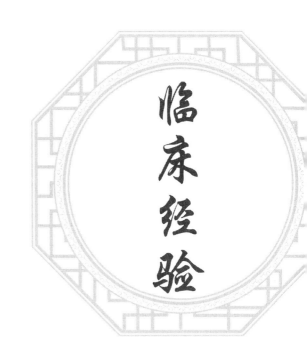

临床经验

不寐证治

随着社会的发展，工作压力增大，生活节奏加快，不寐发生率日渐增高，表现为入睡困难、眠中易醒、醒后难以入睡，严重者辗转反侧、彻夜难寐，白天精力不济、记忆力减退，严重影响生活及工作。

自然界寒来暑往、昼夜交替是阴阳运动的结果。《灵枢·岁露论》谓"人与天地相参，与日月相应也"，依据天人相应的理论，人生活在自然界中，人体生物节律与自然界物候变化规律密切相关，白昼阳光普照大地，人体阳气行于表，保障正常工作生活；日落西山，阴气渐盛，阳气潜藏，人体阳气亦潜入阴分，阴阳相交，进入睡眠状态，养精蓄锐。《温病条辨·下焦篇》谓"阳入于阴则寐，阳出于阴则寤"，《灵枢·邪客》谓"卫气昼行于阳，夜行于阴……行于阳不得入于阴，行于阳则阳气盛……阴阳已通，其卧立至"，人体顺应自然界阴阳的变化，白天人体阳气出于阴则寤，夜间阳气入于阴则寐，阴阳交替，维持动态的平衡，阳气才能正常出入于阴分，人体有寐寤之分，夜间睡眠正常，白天精力充沛，脏腑气化功能正常；若阴阳失去平衡，阳气亢盛，浮越于外，或阴血亏虚，阴不敛阳，使阳气不能出入阴分，则会出现睡眠节律障碍，导致不寐。

《素问·阴阳应象大论》谓"阴阳者，天地之道也，万物之纲纪，变化之父母，生杀之本始，神明之府也，治病必求于本"。张老临床诊治不寐证，探求其本源，以阴阳为纲，审查脏腑气血的虚实寒热，兼顾年龄、病史、体质等因素，寻求导致阴阳失调、阳不入阴，或心神失养及心神被扰的病机，依据"虚虚实实，补不足，损有余"的原则，祛除病因，协调脏腑阴阳的关系，使阳能入阴，阴阳相交，不寐则愈。

一、营卫不和

人的生物节律与自然界昼夜变化相应。白天自然界阳光明媚，卫气出于阴，而行于阳，营卫运行正常，脏腑气化功能正常，精力旺盛；夜间自然界阴气隆盛，人体卫气入于阴，而行于阴分，阴阳相交，夜间睡眠踏实，体力得到恢复。《灵枢·大惑论》谓"夫卫气者，昼日常行于阳，夜行于阴，故阳气尽则卧，阴气尽则寤"，揭示营卫运行正常，气血调和，阴阳维持动态平衡，人体作息规律，即"日出而作，日落而息"。

营卫不和是导致不寐的常见原因，卫阳浮越，阳不入阴，或营阴亏虚，阴不敛阳，则入睡困难，或眠中易醒，醒后难以入睡。《灵枢·大惑论》谓"卫气不得入于阴，常留于阳，留于阳则阳气满，阳气满则阳跷盛，不得入于阴则阴气虚，故目不瞑矣"。后世有类似的论述，如《诸病源候论》谓"阴气虚，卫气独行于阳，不入于阴，故不得眠"。无论卫气亢旺或营阴不足，皆可致营卫不和，导致失眠。

临床阴阳失调，营卫不和，以卫气亢盛或营血不足为主，均可导致阳不入阴，阴不敛阳，出现不寐，治疗当调和营卫、平衡阴阳。《金匮要略·血痹虚劳病脉证并治第六》谓"夫失精家……男子失精，女子梦交，桂枝加龙骨牡蛎汤主之"，原方治疗阴阳两虚的虚劳失精、梦交证，病机实质为阴阳失衡、营卫不和。张老领悟仲景制方之义，结合多年临床经验，认为卫阳浮越，营气不足，营卫失和，是阳不入阴的关键。此类患者平素睡眠差，阴阳不调，若逢外邪侵袭，导致营卫不和，则阳不入阴，出现入睡困难，或噩梦连连，汗出恶风，心悸多梦，神疲乏力，舌质淡、苔薄白，脉沉无力等。张老常选桂枝加龙骨牡蛎汤加减以调和营卫，使"阴平阳秘，精神乃至"，并加龙骨、牡蛎、珍珠母、磁石等药，潜阳入阴。

病案举例

周某，女，52岁，2004年12月8日初诊。入睡困难，潮热汗出6个月。6个月前因家庭琐事处理不当，发生争吵，出现入睡困难，眠中易醒，醒后难以入睡，夜间睡眠3小时，多梦心烦，面部烘热，昼夜汗出如洗，动则加重，怕风，神疲乏力，手足肿胀麻木，身体沉重，二便正常，舌质淡、苔薄白，脉细缓。确诊为更年期综合征，口服雌激素无效。中医诊断：不寐，证属营卫不和、气阴两虚。治以调和营卫、补气养阴，方以桂枝加龙骨牡蛎汤、玉屏风散、生脉饮加减。处方：桂枝10 g，白芍10 g，生龙骨30 g（先煎），生牡蛎30 g（先煎），生黄芪30 g，防风10 g，炒白术15 g，太子参15 g，麦冬15 g，五味子7 g，紫石英20 g（先煎），龙齿15 g（先煎），茯神15 g，当归12 g。上方加减30余剂，睡眠正常，汗出而止。

按：患者不寐伴有汗出恶风，张老认为卫气不足，营阴损伤，营卫不和，夜间卫气浮越，不能入于阴；营阴不足，阴不敛阳，阳不交阴而致不寐。卫外失司，腠理不固，则汗出怕风，"汗为心之液"，过度出汗，耗气伤阴，心悸不安，以桂枝加龙骨牡蛎汤调和营卫、重镇潜阳、安神定志；玉屏风散健脾益气、固表止汗；生脉饮补气养阴；方中龙骨、牡蛎、紫石英、龙齿为介壳类药，可重镇潜阳，助卫气入阴。全方调和营卫、益气固表、养阴敛营，使营卫和调，不寐、汗证随之而解。

二、气血两虚

心主血脉，藏神，肝藏血，摄魂，肝心为母子关系，心血旺盛，肝血得藏，神魂得养，白天精力充沛，夜间睡眠安稳。《灵枢·本神》谓"肝藏血，血摄魂，肝气虚则恐"，《素问·五藏生成》谓"人卧血归于肝"，人动血行于经，肝主疏泄，调节气血的运行，肝血充盛，心神得养，入夜则魂魄潜藏，人即安卧。

由于年龄或久病不愈等因素，导致心肝血虚，气血运行涩滞，心神失养，魂不守舍，出现夜间入睡困难，多梦早醒，醒后难以入睡，心悸不安，头晕头昏，纳差少食，少气懒言，神疲乏力，舌质淡白，脉沉无力。《灵枢·营卫生会》谓："壮者之气血盛，其肌肉滑，气道通，营卫之行，不失其常，故昼精而夜瞑。老者之气血衰，其肌肉枯，气道涩，五脏之气相搏，其营气少而卫气内伐，故昼不精，夜不瞑。"年轻人气血充盛，营卫运行不失其常，五脏调和，神魂得养，白天精力充沛，夜间睡眠安稳；老年及体虚之人气血亏虚，脉道涩滞不通，五脏不调，夜间入睡困难，白天神疲乏力，精力不集中，可见气血两虚是不寐的主要原因。《景岳全书·不寐》云："无邪而不寐者，必营血不足也，营主血，血虚则无以养心，心虚则神不守舍。"

"气为血之帅，血为气之母"，气血相互化生，气行则血行，张老治疗气血两虚所致的不寐，遵循"虚则补之"的原则，强调补气养血，养心安神，并加入潜镇安神之品，以《太平惠民和剂局方》十四友丸加减。方中黄芪30 g、党参20 g、茯苓15 g、茯神15 g可健脾补气，使气血化生有源；熟地黄15 g、当归12 g、远志10 g、阿胶10 g（烊化）、酸枣仁15 g、柏子仁15 g可养血安神；紫石英30 g（先煎）、龙齿20 g（先煎）、龙骨20 g（先煎）、牡蛎20 g（先煎）重镇安神。此类患者病史较长，形体消瘦，稍有情志波动，则难以入睡，睡眠中易惊醒，神疲懒言，情绪低落，紧张不安，张老常在辨证的基础上，加用柴胡、郁金、香附等疏肝解郁之品，有利于安定神志。

"补其不足，泻其有余，调其虚实，通其道，祛其邪……阴阳以通，其卧立至"（《灵枢·邪客》）为治疗不寐的原则，临床病证复杂，尚需依据具体情况进行加减化裁。若不寐久治不愈，"五脏之伤，穷必及肾"，肾精不足可见腰膝酸软、耳鸣头晕、舌质暗红、少苔，以十四友丸合六味地黄丸补益气血、滋补肾精；心肾不交，见心烦急躁、口干口渴、小便频数、舌尖红根部色淡、苔薄白，合交泰丸交通心肾；中气不足，清阳不升，清窍失养，见头晕目眩、头重脚轻、神疲乏力、纳差少食，合补中益气汤等，方证相应，取效颇佳。

病案举例

暮某，女，34岁，2005年6月2日初诊。顽固性失眠10年，长期服用安眠药，虽能入睡，但白天昏昏欲睡，精力不集中，严重影响工作，若不服艾司唑仑片，则夜间入睡困难，眠中稍有动静则醒，醒后难入睡，心悸心烦，倦怠乏力，时有头痛，午后低热，体温正常，大便稀溏，日2行，小便正常，舌质淡暗、胖大齿痕、苔薄白，脉沉细。流产4次，月经量少。证属气血两虚，心神失养，神不守舍，治以益气养血、潜镇安神，方以十四友丸加减。处方：熟地黄15 g，当归10 g，人参8 g（另煎），生黄芪20 g，茯神15 g，茯苓15 g，远志8 g，阿胶15 g（烊化），酸枣仁30 g，柏子仁30 g，紫石英30 g（先煎），生牡蛎30 g（先煎），生龙骨30 g（先煎），磁石30 g（先煎）。加减服30余剂，睡眠正常。

按：患者为青年女性，4次流产，损伤冲任，气血亏虚，心神失养，又因工作繁忙，长期加班，暗耗心血，气血不足，阳气浮越，夜间阳不入阴，导致顽固性失眠，治当补气养血、潜阳安神，处以十四友丸加减，气血充盛，神魂得养，得以安然入睡。

三、心肾不交

《类证治裁·不寐》谓："阳气自动而之静，则寐；阴气自静而之动，则寤；不寐者，病在阳不交阴也。"可见，阳气亢盛，阳不入阴，阴气亏虚，阴不敛阳，阴阳不交是不寐的主要病机之一。

若素体肾精不足，情志不畅，五志化火，或久食辛辣刺激之物，助热伤阴，肾精亏虚，心火亢盛，水火不济，心肾不交，阳不入于阴，阴不敛阳，则会出现心烦懊恼，口苦口干，耳鸣头晕，辗转反侧，反复颠倒，彻夜不眠，腰膝酸软，尿频，舌边尖红，少苔，脉细数等表现。《伤寒论》303 条"少阴病，得之二三日以上，心中烦，不得卧，黄连阿胶汤主之"，证属少阴热化证，乃肾精不足不能上济心火，心火亢旺，扰动心神，心火不能下温肾阳，心肾不交出现不寐证，方中黄连、黄芩苦寒清心泻火，阿胶、白芍甘寒滋肾养阴，鸡子黄交通心肾，使水火既济、心肾相交，睡眠安稳。

张老遵循"补其不足，泻其有余"的原则，在黄连阿胶汤的基础上合栀子豉汤、交泰丸，加强交通心肾之力，并加重镇安神之品。处方：黄芩 10 g，黄连 6 g，白芍 30 g，阿胶 10 g（烊化），栀子 10 g，淡豆豉 10 g，肉桂 5 g，生地黄 15 g，龙骨 30 g（先煎），牡蛎 30 g（先煎），珍珠母 30 g（先煎），紫石英 30 g（先煎）。黄连阿胶汤上清心火、下滋肾水，交通心肾。其中鸡子黄的用法特殊，将煎好的药汁放温后，加入一枚生鸡蛋黄，搅拌均匀后再服。如果药汁温度太高，将鸡蛋黄烫熟，则无交通心肾的作用。因鸡子黄味腥难服，非彻夜难眠、心烦躁扰者，可以不用。《韩氏医通》交泰丸交通心肾；栀子、淡豆豉清心除烦，郁火祛除，心神安宁，《伤寒论》第 76 条谓"发汗吐下后，虚烦不得眠；若剧者，必反复颠倒，心中懊恼，栀子豉汤主之"；龙骨、牡蛎、珍珠母、紫石英等重镇潜阳，安神定志。全方滋补肾阴，清泻心火，交通心肾，心肾同治，使阴阳相合，心肾相交，不寐可解。

若偏于心火亢盛者，心烦躁扰，口苦口干，黄连用量可加至 10 g，并加淡竹叶、龙胆草等苦寒清热之品，清泻心火；偏于肾阳不足，神疲乏力，周身怕冷，小便频数，加大肉桂的用量；偏于阴虚者，依据累及脏腑的不同，分别合用百合地黄汤、甘麦大枣汤、增液汤，或知柏地黄丸加减。百合地黄汤药性平和，甘寒养阴，清热安神，治疗心肺阴虚，虚热扰神，口干口渴，舌红少苔，脉细数者效佳；知柏地黄丸针对肾精不足，相火妄动，兼有腰膝酸软、耳鸣耳聋、头目眩晕者，补益肾精，兼清相火。

病案举例

张某，男，59 岁，司炉工。患者从事司炉工作 30 年，以体力劳动为主，每日劳动强度大，工作环境燥热难耐，汗出较多，心烦失眠，严重时彻夜不眠，辗转反侧，烦躁易怒，五心烦热，焦虑不安，神疲健忘，口干口苦，喜饮冷水，小便黄，大便正常，舌质红、少苔少津，脉沉细。服镇静安神类中西药无效。证属心肾不交，治当清心补肾，方以黄连阿胶汤合百合地黄汤、栀子豉汤加减。处方：黄连 10 g，黄芩 10 g，栀子 10 g，淡豆豉 10 g，阿胶 10 g（烊化），白芍 20 g，百合 30 g，生地黄 30 g，山茱萸 12 g，麦冬 15 g，五味子 7 g，生龙骨 30 g（先煎），生牡蛎 30 g（先煎），磁石 30 g（先煎），鸡子黄 2 枚。本方加减服 30 余剂，睡眠改善，因鸡子黄入药味腥难服，以知柏地黄汤善后。

按：患者长期从事司炉工作，体力消耗过大，环境燥热，汗出较多，耗气伤津，心情烦闷，肾精不足，心火炽盛，心肾不交，热扰心神，治当补益肾精，清泻心火，交通心肾，即"泻南补北"法，合栀子豉汤、百合地黄汤清心除烦，益气养阴，心肾同治。

四、肝脾不和

随着社会的发展，生活压力增大，工作或情感不如意，情志致病逐渐成为年轻患者不寐的主因。肝体阴用阳，肝血虚亏，血不养肝，若逢情志不畅，肝气郁结，疏泄失常，气郁化火，扰动心神，则入睡困难、眠中易醒、多梦易惊，肝郁气滞，克伐脾土，故常兼有脾虚症状，如神疲乏力、少气懒言、纳差少食、腹痛腹胀、排便后减轻，舌边尖红、苔薄白，脉弦细，长期失眠还会导致记忆力减退、精力不济、情绪低落、喜欢独处、长吁短叹、闷闷不乐等。《金匮要略·脏腑经络先后病脉证第一》谓"夫肝之病，补用酸，助用焦苦，益用甘味之药调之"，强调了脏腑之间生克制化的关系。肝郁克脾所致不寐，病机为肝血不足，肝体失养，肝失疏泄，克伐脾土，气郁化火，扰动心神，治当补肝体，助肝用，养血疏肝，健脾安神，肝脾同调。《金匮要略·血痹虚劳病脉证并治第六》谓"虚劳虚烦不得眠，酸枣仁汤主之"，以酸枣仁汤养肝体、助肝用、疏肝气、清肝火、健脾气，药味虽少，但为后世从肝脾论治不寐提供了理论依据。

张老临床治疗此型不寐，强调"肝体阴用阳，肝郁化火，木郁克土"的特点，以柔肝养血、疏肝清热、健脾安神为主，以酸枣仁汤合柴胡加龙骨牡蛎汤加减，养肝血、助肝用、疏肝气、清肝热、健脾气，配合潜镇安神之品，标本同治。处方：酸枣仁30 g，白芍20 g，川芎10 g，知母12 g，茯神15 g，柴胡12 g，黄芩12 g，党参20 g，生龙骨30 g（先煎），生牡蛎30 g（先煎），磁石30 g（先煎），珍珠母30 g（先煎），炙甘草6 g。"补用酸，助用焦苦，益用甘味之药调之"，酸枣仁、白芍合炙甘草酸甘化阴，补肝养血，使心神得养；黄芩、知母苦寒清泻肝热以护肝阴；柴胡、川芎疏肝行气，以助肝用；党参、茯神、甘草健脾益气，安神定志；龙骨、牡蛎、珍珠母、磁石潜阳入阴。柴胡加龙骨牡蛎汤中的铅丹有毒，张老常以磁石、珍珠母代之。

血虚重者，加熟地黄、当归、何首乌等养血柔肝；肝郁化火，气机阻滞，喜太息、胸闷气短者，加川楝子、延胡索、郁金等；心烦懊恼、坐立不安者，加栀子、淡豆豉、黄连、龙胆草等。

病案举例

马某，女，34岁。离异后彻夜不寐，辗转不宁，情志不畅，心烦易怒，善太息，口苦口干，头痛如裂，眼前有黑影，胸闷气短，倦怠乏力，痛经不已，月经量少，二便正常，舌质红、苔白微腻，脉弦细。证属肝血亏虚，肝郁化火，克伐脾土。治以疏肝清热、养血柔肝、健脾安神，方以小柴胡汤合酸枣仁汤加减。处方：柴胡10 g，黄芩10 g，党参15 g，川芎10 g，酸枣仁20 g，知母10 g，茯神15 g，郁金10 g，香附10 g，柏子仁20 g，生龙骨30 g

（先煎），生牡蛎 30 g（先煎），珍珠母 30 g（先煎），炙甘草 10 g。服药30 余剂，症状消失，睡眠正常。

按：患者因离异心情烦闷，肝气郁结，"五志化火"，扰动神明。肝为刚脏，体阴用阳，若肝血不足，肝失所养，疏泄失常，肝郁化火，克伐脾土，治当养肝血、助肝用、行肝气、清肝热、健脾气、安神志。酸甘焦苦并用，以小柴胡汤、酸枣仁汤加减调和肝脾、安神定志。

五、痰热扰神

《景岳全书·不寐》谓"痰火扰乱，心神不宁，思虑过伤，火炽痰郁，而致不眠者多矣"，临床许多肥胖患者，应酬过多，饮食不节，损伤脾胃，酿湿生痰，郁久化热，痰热扰神，心神不安；或情志不畅，思虑过度，气郁化火，热灼津液为痰，痰热胶结，扰动心神，神不守舍，夜间阳不入阴，导致不寐。此类患者多恐惧焦虑，遇事易惊，夜卧不安，噩梦不断，眠中易醒，心神不宁，心悸恐慌，胸脘痞闷，心烦急躁，头晕目眩，小便黄赤，大便干结，舌质红、苔黄腻，脉滑数。张老选黄连温胆汤加减以清化痰热、镇静安神，加龙骨、牡蛎、珍珠母、磁石等潜阳之品。处方：黄连 6 g，竹茹 10 g，枳实 10 g，陈皮 10 g，半夏 12 g，茯神 20 g，郁金 10 g，石菖蒲 10 g，龙骨 30 g（先煎），牡蛎 30 g（先煎），珍珠母 30 g（先煎）。若火热较盛，心烦急躁，口苦口干，小便黄赤，加黄芩、栀子、莲子心、龙胆草等清热泻火；若痰浊盛，头重如裹，胸脘痞闷，舌苔厚腻，加胆南星、远志等；若情志不畅，郁郁寡欢，心情烦闷，舌质红、苔薄黄，肝郁化火者，加柴胡、川楝子、延胡索等疏肝清热。

病案举例

李某，女，42 岁，教师。入睡困难 2 年，加重 1 个月。因工作不顺、家庭变故，心情抑郁，烦躁不安，入睡困难，眠中易醒，噩梦连连，胸闷心悸，心中惶惶不安，头晕如裹，曾经晕倒1次，形体消瘦，面色萎黄，疲惫不堪，口苦咽干，乏力汗出，纳差，小便黄，大便正常，舌质红、苔黄腻，脉滑数。外院诊断为焦虑症、慢性胆囊炎，长期服用艾司唑仑片等药。证属肝郁化火、痰热扰神。以清热化痰、疏肝解郁为治，方以黄连温胆汤合柴胡加龙骨牡蛎汤加减。处方：黄连6 g，陈皮10 g，半夏10 g，竹茹10 g，枳实10 g，茯神15 g，柴胡10 g，黄芩10 g，远志10 g，石菖蒲10 g，生龙骨30 g（先煎），生牡蛎30 g（先煎），白芍15 g，生黄芪20 g，炙甘草6 g。水煎服。服药40剂后，夜间可睡6小时，偶因情志不畅，有所反复，以丹栀逍遥丸善后。

六、胃气不和

人体生理状态下，阳气昼行于阳、夜入于阴，阳气从足阳明经、手阳明经交于阳跷脉，最后进入足少阴肾经，行于阴分而成寐。《灵枢·营卫生会》谓"卫气行于阴二十五度，行于阳二十五度，分为昼夜，故气至阳而起，至阴而止……夜半而大会，万民皆卧，命曰合阴"。

若日常应酬过多，饮食不节，寒热并食，损伤脾胃，胃气不和，出现夜间辗转反侧，不能入睡，甚则彻夜难眠，脘腹胀满，嗳气吞酸，矢气频频，口气臭秽，大便干燥或黏滞不畅，小便黄，舌质红、苔白厚腻或黄厚腻，脉弦滑。证属饮食积滞、阻滞气机，即"胃不和"，入夜阳气不能经阳明经入于阳跷脉，阳不入阴，浮越于外，导致"卧不安"。《素问·逆调论》谓"人有逆气不得卧……是阳明之逆也。阳明者，胃脉也……阳明逆，不得从其道，故不得卧也"。《下经》曰"胃不和则卧不安"，阐述了阳明气盛则胃气上逆致卧不安的病机，明代李中梓《医宗必读》曰"不寐之故，大约有五……一曰胃不和"，因此，胃不和为不寐病机之一。饮食过饱、过杂，或过食辛辣油腻，饮食积滞停滞于胃肠，郁而化热，阻滞气机，阳不入阴，以邪实为主。《张氏医通·不得卧》谓"脉滑数有力不得卧者，中有宿滞痰火，此为胃不和则卧不安也"。

张老常根据胃肠积热、阻滞气机的程度不同，以泄热通腑、消食导滞为主，辅以潜阳入阴之品。若阳明无形热邪蒸腾，则致口干口渴、汗出怕热、舌质红、苔薄黄或少苔、脉浮滑数，以白虎汤辛寒清气、透热外出，热邪祛除，阳可入于阴；若大便不通、腹胀腹痛、心烦躁扰、舌质红赤、苔黄燥、脉滑数，以调胃承气汤泄热通腑，并加消食导滞及潜镇之品，如槟榔、莱菔子、鸡内金、焦三仙、龙骨、牡蛎、珍珠母等药，胃肠积热祛除，气机畅达，则阴阳和调，阳可入阴，自能安卧。

病案举例

刘某，男，43 岁，2004 年 3 月 20 日初诊。入睡困难 2 个月。近 2 个月因工作繁忙，应酬饮酒较多，生活起居无规律，出现入睡困难，焦虑不安，眠中易醒，脘腹胀满，饭后加重，嗳气反酸，口臭口苦，心烦急躁，食欲欠佳，小便黄赤，大便干燥，2 日 1 行，舌质红、苔黄厚腻，脉弦滑，自服安神补脑液等药无效。证属胃肠积热、腑气不通、热扰心神，治以清热通腑、消积导滞，以调胃承气汤合栀子厚朴汤加减。处方：酒大黄 9 g（后下），芒硝 6 g（后下），炒栀子 10 g，淡豆豉 10 g，莱菔子 15 g，焦三仙各 15 g，鸡内金 20 g，厚朴 15 g，枳实 15 g，茯神 20 g，龙骨 30 g（先煎），牡蛎 30 g（先煎），珍珠母 30 g（先煎），磁石 30 g（先煎），炙甘草 6 g。以此方加减治疗半月，睡眠改善。

按：患者因长期应酬及饮酒，饮食繁杂，损伤脾胃，渐至脘腹胀满，大便干结不通，口苦口臭，舌质红赤、苔黄腻，脉弦滑，证属胃肠积热、扰动神明，以调胃承气汤合栀子厚朴汤泄热通腑、行气导滞。以祛邪为主，饮食积滞祛除，则气机畅达，睡眠安稳。

七、瘀血阻滞

不寐久治不愈，彻夜难眠，常因气血不足，血脉不充，循行不畅，瘀血阻滞，神不守舍，阳不入于阴。此类患者多伴有许多基础疾病，如冠心病、慢性阻塞性肺病、脑梗死等病，影响气血运行，日久气滞血瘀，阳不入阴，出现彻夜难眠，心烦抑郁，胸闷心痛，心悸气短，口唇爪甲紫黯，舌暗有瘀斑，脉沉弦。张老在治疗顽固性不寐时，依据"久病必瘀""久病入络"的原则，常以血府逐瘀汤合四君子汤养血活血、补气行血，加潜镇安神之品，使气血畅达，阳可入阴，不寐自愈。处方：熟地黄 15 g，白芍 15 g，当归 12 g，川芎 10 g，柴胡 10 g，枳实 10 g，川牛膝 15 g，桔梗 10 g，生黄芪 30 g，党参 15 g，茯神 15 g，酸枣仁 20 g，磁石 30 g（先煎），龙骨 30 g（先煎），牡蛎 30 g（先煎）。若瘀血阻滞较重，见胸痛胸闷、气短乏力，合丹参饮活血通脉；若心阳不振，痰浊阻滞，合瓜蒌薤白半夏汤；若心阴亏虚，神疲乏力，口干口渴，合生脉饮加减；若气郁化火，急躁易怒，口苦心烦，合金铃子散等。

病案举例

殷某，男，60 岁。反复胸闷心悸 20 年，加重伴彻夜不眠 10 天。近日因家中琐事烦扰不宁，眠中易醒，甚则彻夜不眠，胸闷气短加重，频发胸前区疼痛，气短心悸，恐惧不安，服速效救心丸、异山梨酯等药，胸痛可以减轻，服艾司唑仑片，可睡 3 小时，白天头昏欲睡，神疲乏力，食欲不振，舌质瘀暗、苔白腻，脉沉无力。既往患冠心病，陈旧性前壁心梗 20 年，高血压 15 年。西医诊断：冠心病、陈旧性心梗、高血压、失眠。中医诊断：胸痹、不寐，证属痰瘀阻滞、心神失养。治以祛痰通阳、活血化瘀、安神定志，以瓜蒌薤白半夏汤合血府逐瘀汤加减。处方：瓜蒌 20 g，薤白 10 g，半夏 10 g，桃仁 10 g，红花 10 g，当归 10 g，熟地黄 15 g，赤芍 15 g，柴胡 10 g，枳壳 10 g，酸枣仁 20 g，柏子仁 20 g，远志 10 g，茯神 15 g，龙骨 30 g（先煎），牡蛎 30 g（先煎）。7 剂，煎药时加入黄酒 30 mL 为引，冷水煎，每日 2 次温服。服药 7 剂后，胸闷心悸减轻，夜间可睡 5 小时，情绪稳定。其后原方加减继服 20 余剂，睡眠改善。

按: 患者有胸痹心痛病史,久治不愈,瘀血阻络,心神失养,神不守舍,加之痰浊素盛,痰瘀互结,痹阻胸阳,胸阳不振,出现胸闷胸痛、气短心悸、彻夜难眠、舌质瘀暗、苔白腻、脉沉无力等,以瓜蒌薤白半夏汤合血府逐瘀汤豁痰宽胸、活血化瘀,痰瘀等病理产物祛除,气血畅达,心神得养,神魂得藏,则胸痛心悸、入睡困难均减轻。

八、阴阳两虚

中医认为人体生命活动节律与自然界的物候变化息息相关,即"天人相应",日出而作,阳气出于阴分,人即觉醒为寤;日落而息,阳气潜入阴分,人即安卧为寐,昼夜交替,阴阳和谐,起居有常。清代林佩琴《类证治裁》谓"阳气自动而之静,则寐;阴气自静而之动,则寤;不寐者,病在阳而不交阴也",若阴阳偏盛偏衰,失于调和,则出现睡眠异常、彻夜不寐或多寐不醒,影响正常生活。

若阴血亏虚,或五志化火,或过食辛辣,伤阴助热,血不养神,阴虚不敛阳,阳气亢旺,扰动心神,心神浮越,则入睡困难、眠中易醒,或醒后难以入睡,张老常以"失眠八味"加减,养阴以敛阳、潜镇安神。处方:枸杞子 15 g,百合 15 g,何首乌 15 g,女贞子 15 g,酸枣仁 30 g,柏子仁 30 g,远志 8 g,菊花 15 g,龙骨 30 g(先煎),牡蛎 30 g(先煎),珍珠母 30 g(先煎)。方中枸杞子、百合、女贞子、何首乌补益阴血,以静制动;远志、酸枣仁、柏子仁养血安神;菊花清血分虚热。诸药合用,阴血充足,阳气不亢,阴阳交泰,临床加龙骨、牡蛎、珍珠母等潜镇安神之品,潜阳入于阴则寐。

《素问·生气通天论》谓"阳气者,精则养神,柔则养筋",强调阳气的重要性,若阴阳相和、心安神宁,自能入眠。若素体阳虚,或久服寒凉之品,败伤阳气,入夜阳气浮越,不能入于阴分,亦可出现入睡困难,甚则彻夜不眠、焦虑紧张、心烦躁扰，临床单以养阴敛阳、潜镇安神之品不能取效，需补气温阳治其本，如近代名医祝味菊谓"气虚而兴奋特甚者，宜与温潜之药，温以壮其怯，潜以平其逆，引火归元，导龙入海，此皆古之良法"。张老借鉴前贤经验，以温阳镇摄法益阳和阴、补偏救弊、引火归元，辅以潜镇安神之品，通过温补阳气，使虚阳得复，潜入阴分，治疗阳虚所致的顽固性失眠。处方：制附子6g，肉桂6g，党参20g，五味子7g，麦冬15g，淫羊藿15g，磁石30g，龙骨30g，牡蛎30g，浮小麦30g，茯神30g。补气温阳，潜镇安神，动静结合，益气而不升散，温阳而不燥烈，随证加减，屡获佳效。若伴心慌心悸、脉结代，可加苦参15~30g；若心脾两虚，健忘头晕，神疲乏力，舌淡，苔薄白，可加生黄芪30g、当归12g等补气养血。

人体寤寐随昼夜交替，与阴阳密切相关，卫气行阳则寤，行阴则寐，若阴血亏虚当补养阴血；若阳气偏衰，虚阳外浮，当温阳潜镇，不可妄用滋腻或温燥之品，需阴中求阳，阳中求阴，变通为之。

张老临证常告诫吾辈，诊病要多角度、多方面思考，不可一概而论，墨守成规，拘于一方一药，依据患者体质、生活环境、证型不同，知常达变，圆机活法，随证加减，方可保证疗效。

病案举例

贺某，男，72岁，退休。失眠近半年。入睡困难，紧张焦虑，眠中易醒，醒后难入睡，常彻夜难眠，记忆力减退，头晕目眩，神疲乏力，心悸心慌，动则汗出，怕冷畏风，夜尿频多、色清、尿有余沥，曾用谷维素、安神补脑液无效，每晚必服地西泮片2~3片，可睡3小时左右，舌淡暗红、苔薄白，脉细弦。多处求医问药，效果不佳。张老诊为不寐，证属心阴亏虚、虚火扰神。处方：枸杞子15g，何首乌15g，女贞子15g，酸枣仁30g，柏子仁30g，熟地黄15g，制附子6g，肉桂6g，淫羊藿15g，生黄芪30g，龙骨30g（先煎），牡蛎30g（先煎），磁石30g（先煎），珍珠母30g（先煎），茯神20g，黄连 3 g。服药 5 剂，睡眠改善，夜间能睡 5 个小时，小便次数减少，多梦易醒，上方加减继服 20 剂，夜寐如常。

张老认为引起不寐的原因很多，发病年龄逐渐年轻化，不可概以虚证论治，临床辨证首先要审证求因，辨别阴阳、虚实、寒热，是否兼夹痰热、积滞、瘀血等病理产物，依据"补不足，损有余"的法则补虚泻实，进行施治，以求气血旺盛、阴阳平衡，阴阳相交则安然入睡。

眩晕的论治经验

眩晕为内科临床常见病，见于高血压、低血压、脑梗死、动脉硬化、颈椎病、梅尼埃病等多个系统的疾病。张老临床依据病史、证候、体征，将眩晕分为虚证、实证，或虚实错杂等证，以利于指导临床辨证，其中虚证为物质基础缺乏，脏腑功能低下，清窍失养所致，如肝血亏虚、肾精不足、清阳不升等；实证多为病理产物阻滞清窍所致，如肝火上炎、肝阳上亢、痰热上扰、水饮上犯、瘀血阻滞等，临床常以虚实同见，寒热错杂证多见。张老在诊治眩晕时，强调以脏腑辨证为中心，尤其以肝、脾、肾三脏功能失调为主，辨别虚实寒热，标本缓急，治疗上寒热同调，标本兼顾，虚实并治，扶正祛邪。

一、肝火上炎

《素问·至真要大论》谓"诸风掉眩，皆属于肝"，眩晕及震颤类疾病与肝密切相关。肝为风木之脏，内寄相火，体阴而用阳，生理状态下，肝血充盛，肝体得养，主疏泄等功能正常，主藏血。肝喜条达，调畅气机的升降出入。若素体阳亢，或平素喜食辛辣，或情志不畅，五志化火，导致肝火妄动，"火性炎上"，火热引动肝风，风火相煽，上犯清窍，同时"壮火食气"，火热伤津耗气，出现头晕、头胀、头痛，发作时如坐舟船，或突然晕倒，伴口苦口干、心烦易怒，面红目赤，晨起眼眵较多、质黏色黄，小便黄赤、浑浊，大便干燥，女子白带色黄、量多臭秽，男子会阴潮湿、局部瘙痒，舌质红、苔黄或黄腻，脉弦滑数。治以清泻肝火为主，辅以平肝潜阳、柔肝养肝。张老常以龙胆泻肝丸加减，使肝火得清，肝体得养，疏泄正常。基础方：龙胆草10 g，黄芩10 g，栀子10 g，桑叶15 g，菊花15 g，天麻10 g，钩藤10 g（后下），生地黄20 g，当归15 g，白芍30 g，生龙骨30 g（先煎），生牡蛎30 g（先煎），怀牛膝30 g，生甘草6 g。

肝火上炎所致的眩晕，与禀赋、饮食、情志等密切相关，张老临床喜用龙胆草、黄芩、栀子、大黄等药，苦寒直折，清泄肝火，祛除致病因素，肝火不亢，眩晕可愈。《素问·五常政大论》谓："大毒治病，十去其六；常毒治病，十去其七；小毒治病，十去其八；无毒治病，十去其九……"苦寒之品易败伤脾胃，不宜久服，肝火祛除，即可减量，或改用甘寒类药物，如玄参、麦冬、沙参等养肝清热之品。

肝火上炎，风火相煽，上扰清窍，头晕目眩，常伴肢体震颤麻木，在清泻肝火的基础上加桑叶、菊花、天麻、钩藤（后下），平肝息风；加牛膝引肝火下行；加大剂生牡蛎、生龙骨、珍珠母等介壳类药，重镇潜阳、平抑肝风。

肝为刚脏，体阴用阳，肝血不足，相火妄动，上扰清窍，同时肝火亢盛，必伤津耗液，加重肝阴、肝血的不足，阴不制阳，势必肝火愈加亢旺，恶性循环，因此，在清肝泻火的基础上，加大剂生地黄、白芍、当归养血柔肝，可谓标本同治，肝血充盛，肝体得养，肝气不亢，疏泄正常。肝火上炎可致津气损伤，出现神疲乏力、口干口渴等症状，当以甘寒类药益气养阴，如太子参、沙参等，不可过早使用甘温补气之品，阳旺之体，热虽得清，"恐炉烟虽熄，灰中有火"，以免助长火热之势。

肝喜条达，恶抑郁，眩晕患者每因情志不畅，气郁化火，病情因此而诱发加重，伴剧烈偏头痛，胸胁满闷，喜太息，心烦易怒。"木郁达之"，张老常合金铃子散、丹栀逍遥散加减，喜用牡丹皮、栀子、柴胡、川楝子、延胡索等药清热疏肝，祛除肝郁化火的病因。

病案举例

买某，女，60岁，2005年1月25日初诊。反复头晕目眩10年，加重1周。既往有高血压10年，口服硝苯地平片（10 mg，bid），血压控制良好，稳定在130/80 mmHg。因家庭不睦，平素性情急躁，心烦易怒，头晕胀痛，发作时如坐舟船，耳鸣耳聋，口苦口臭，口渴喜饮，刷牙时牙龈出血、色鲜红，睡眠差，眠中易醒，小便黄，大便黏滞不畅，日1行，舌边尖红、苔黄腻，脉弦滑数。证属肝郁化火、上扰清窍。治以清肝泻火、养血柔肝、平肝潜阳。处方：龙胆草10 g，黄芩10 g，栀子10 g，桑叶10 g，菊花10 g，夏枯草15 g，天麻10 g，钩藤10 g（后下），生地黄20 g，白芍15 g，生龙骨30 g（先煎），生牡蛎30 g（先煎），珍珠母30 g（先煎），牛膝30 g，生甘草6 g。7剂，冷水煎服，每日1剂。加减服20余剂，头目眩晕等症状消失。

按：患者虽有高血压病史，长期服用降压药，血压控制平稳，但因其家庭不和，平素性情暴躁，肝郁化火，肝火上炎，清窍不利，火热伤阴，加之年逾六旬，肝血肾精亏虚，水不涵木，属于邪实为主，兼肝血亏虚，以苦寒之品清肝泻火为主，辅以酸甘化阴，养血柔肝，重镇潜阳，佐大剂牛膝以引火下行而取效。

二、肝阳上亢

肝为风木之脏，体阴用阳，肝阳易升易动，依赖肝血肾精的濡养，乙癸同源，相互化生，若肝血肾精充裕，则肝体得养，肝阳不亢不烈，则疏泄有度。当肝血或肾精亏虚，水不涵木，肝阳必然亢旺，龙雷之火上扰清窍，出现头晕头胀，面红目赤，双目干涩，手足心热，手足麻木或震颤，双足有踩棉感，步态不稳，舌质红、少苔少津，脉弦细数。证属肝肾亏虚，肝阳上亢，风火相煽，本虚标实。张老强调，此型眩晕多由于年事已高，或病久不愈，"五脏之伤，穷必及肾"，肝肾精血亏虚，水不涵木所致，治疗以滋补肝肾为主，辅以平肝潜阳。基本方：生地黄 30 g，白芍 25 g，桑寄生 15 g，炒杜仲 15 g，牛膝 30 g，天麻 10 g，钩藤 10 g（后下），夏枯草 15 g，桑叶 12 g，菊花 12 g，石决明 30 g，生赭石 30 g（先煎），生牡蛎 30 g（先煎），生龙骨 30 g（先煎）。方中生地黄、白芍、桑寄生、杜仲等，滋补肝肾治其本，欲潜其阳必先滋其阴，肝血肾精充盛，肝木得养不至亢旺；天麻、钩藤、夏枯草、桑叶、菊花清肝平肝，使肝阳潜藏；大剂牛膝补益肝肾，尚可引热下行；石决明、生赭石、生牡蛎、生龙骨之介类可重镇潜阳，使亢旺之阳复其本位。

身体及四肢震颤麻木，步履蹒跚，此为肝风内动，加全蝎 3 g（冲服）、蜈蚣 1 条、僵蚕 10 g 息风止痉；若肝阳化火，肝火上炎，口苦心烦，伴头痛头胀剧烈，小便黄赤，大便干燥，舌质红、苔黄，脉弦数，加栀子、龙胆草、黄芩、黄连等，苦寒清肝泻火；如口苦心烦，胸胁满闷，善太息，加小柴胡汤、金铃子散清肝泻火、疏肝解郁；兼恶心胸闷，口苦口黏，头重如裹，痰热上蒙者，加黄连温胆汤清热祛痰。

病案举例

樊某，男，50 岁，2005 年 2 月 28 初诊。头晕头胀 13 年，加重 7 天。13 年前头晕头痛，确诊为高血压，长期服用硝苯地平片，症状改善，血压控制平稳，其后每因劳累或情志不畅而加重，多次住院治疗。1 周前因搬家劳累，头晕头胀加重，静滴灯盏花素（注射用），症状无明显减轻，活动加重，时有脑鸣，头重脚轻，步态不稳，头重如裹，两颧潮红，腰膝酸软，双下肢水肿，大便正常，小便不利，舌质红、苔薄白、舌下脉络迂曲，脉弦细。既往高血压 13 年，脑梗死 2 年，长期服依那普利片（10 mg，bid），血压 140/115 mmHg。证属肝肾亏虚、肝阳上亢、痰瘀阻滞。治以滋补肝肾、重镇潜阳、祛痰活血。处方：生地黄 30 g，白芍 25 g，桑寄生 30 g，炒杜仲 15 g，生牡蛎 30 g（先煎），生赭石 30 g（先煎），天麻 10 g，钩藤 10 g（后下），夏枯草 15 g，车前子 30 g（包煎），陈皮 10 g，半夏 10 g，茯苓 15 g，益母草 60 g（另煎），牛膝 30 g，炙甘草 10 g。加减治疗月余，头晕头痛、下肢浮肿等诸证减轻。

按：患者乃肝肾精血亏虚，肝阳亢盛，兼痰瘀痹阻清窍，清窍失养导致头晕头痛。"久病必瘀"，张老在滋补肝肾、平肝潜阳的基础上，祛痰活血。《金匮要略·水气病脉证并治第十四》谓："……男子则小便不利，女子则经水不利；经为血，血不利则为水。"患者兼有下肢水肿、小便不利、舌下脉络迂曲、脉弦细等证，遵活血利水的原则，加益母草 60 g、牛膝 30 g 活血通脉，使血脉通利，水肿自消。现代药理研究，大剂益母草尚有降压作用，牛膝有补益肝肾、活血化瘀、引药下行之效。

三、痰热上扰

随着社会的发展，生活压力增大，体力活动减少，饮食结构改变，人们过食肥甘厚味，或喜食辛辣刺激之品，易损伤脾胃，使脾胃运化失司，水谷不化精微，反生水湿，湿聚成痰，痰湿困脾，蕴久化热，痰热既为病理产物，又是新的致病因素。朱丹溪云"无痰不作眩"，此型多见于形体肥胖的痰湿或痰热体质者，气机阻滞，清阳不升，浊阴不降，痰热蒙蔽清窍，出现头晕头胀，头重如裹，晨起加重，昏昏沉沉，胸脘痞闷，心烦恶心，神疲乏力，口干口苦，纳差少食，小便黄，大便黏腻不畅，女子白带量多，色黄臭秽，舌质红、苔黄厚腻，脉弦滑数。针对痰热致病的病机特点，张老强调清化痰热为主，寒温并用，以黄连温胆汤合泽泻汤加减。基础方：黄连 6 g，黄芩 10 g，陈皮 10 g，半夏 10 g，竹茹 10 g，枳实 10 g，茯苓 15 g，白术 15 g，泽泻 30 g，胆南星 10 g，石菖蒲 10 g，天麻 10 g，钩藤 10 g，远志 10 g。《金匮要略》谓"病痰饮者，当以温药和之"，痰湿为有形之阴邪，易伤阳气，温胆汤辛温燥湿，祛痰理气，有形痰湿祛除，热邪无所依附；黄连、黄芩、胆南星清热祛湿，佐制祛痰药温燥之性。痰浊阻滞多与脾失健运有关，以泽泻汤健脾祛湿，使痰湿之邪从小便而去；石菖蒲、远志祛痰开窍；痰浊、痰热易夹肝风上扰清窍，天麻、钩藤平肝息风。全方寒温并用，祛除痰热等病理产物，使清阳得升，脑窍得养。

痰火炽盛，若以火热上炎为主，症见眩晕，伴头痛剧烈、心烦懊恼、口苦口干，加龙胆草、栀子等药，加强清热祛湿之力；若以痰湿为主，症见头重如裹，伴胸脘痞闷、恶心欲吐、周身酸困沉重，加藿香、佩兰、砂仁（后下）、豆蔻、薏苡仁等，从三焦分消水湿、痰浊，湿去气机畅达。

病案举例

安某，女，84 岁，2006 年 2 月 20 日初诊。反复头晕目眩 20 余年，加重 5 天。既往高血压 20 年，脑梗死、糖尿病、动脉硬化 10 年，多次住院治疗，长期口服硝苯地平片、脑心通等药。5 天前头晕目眩加重，头部昏沉，眼前发黑，手指震颤，胸脘痞闷，口苦口渴，恶心欲吐，吐白色黏痰，纳差少食，神疲乏力，夜寐不安，小便黄，大便不畅，舌质红、苔黄腻，脉弦滑。头颅 CT 示：陈旧性脑梗死、脑萎缩。证属痰热上扰清窍，治以清化痰热，方以黄连温胆汤合泽泻汤加减。处方：陈皮 10 g，半夏 10 g，竹茹 10 g，枳实 10 g，茯苓 15 g，白术 15 g，泽泻 30 g，胆南星 10 g，石菖蒲 10 g，龙胆草 10 g，黄芩 10 g，黄连 5 g，桑叶 10 g，菊花 10 g。上方加减治疗 20 余天，症状缓解。

按：患者虽为高龄老人，但素体痰热内蕴，痰热阻滞气机，清阳不升，清窍失养；痰浊上蒙，清窍阻滞，病机以邪实为主。《医宗金鉴》谓"至虚有盛候，大实有羸状"，高龄患者以实邪阻滞为主，不可妄用补法。《金匮要略·痰饮咳嗽病脉证并治第十二》谓"心下有支饮，其人苦冒眩，泽泻汤主之"，以黄连温胆汤清热祛痰，合泽泻汤健脾利湿。痰热祛除，清窍得养，眩晕自止。

四、水饮上犯

《素问·经脉别论》谓"饮入于胃，游溢精气，上输于脾。脾气散精，上归于肺，通调水道，下输膀胱。水精四布，五经并行"，《素问·灵兰秘典论》

谓"膀胱者，州都之官，津液藏焉，气化则能出矣"，揭示了生理状态下，水液的输布与肺、脾、肾、三焦、膀胱等脏腑密切相关，脏腑气化功能正常，水液输布有序，不能停聚为饮。

素体脾肾阳虚，或久食生冷，损伤脾肾，气化失司，水谷运化失常，水饮内聚，阻滞气机，三焦不利，清阳不升，清窍失养，浊阴上犯，清窍阻滞，则见头晕头重，恶心欲呕，心悸怔忡，胃脘痞满，有振水声，时吐清涎，四肢倦怠，小便频数不利，大便稀溏，畏寒喜暖，腰膝酸软，舌质淡嫩，水滑苔，脉沉濡。

张老针对脾肾阳虚兼夹水饮的特点，遵循"病痰饮者，当以温药和之"的原则，温补脾肾、化气行水、畅利三焦，使体内水湿之邪从小便而去，不致上犯清窍，清阳得升，清窍得养，眩晕自止。《伤寒论》第82条谓"……心下悸，头眩，身瞤动，振振欲擗地者，真武汤主之"，以真武汤合苓桂术甘汤加减。基础方：附子10 g（先煎），生姜10 g，白芍10 g，泽泻15 g，茯苓20 g，桂枝10 g，白术15 g，天麻10 g，钩藤10 g（后下），生黄芪30 g，党参20 g，炙甘草6 g。痰饮之邪属阴，易伤阳气，从温补脾肾入手，真武汤温补肾阳、化气行水，恢复膀胱气化功能，使体内水湿之邪通过气化，从小便而去，以苓桂术甘汤健脾化饮、培土制水，并加黄芪、党参益气健脾，恢复脾气运化输布的功能。全方标本兼顾，扶正祛邪，以健脾补肾、恢复气化功能为主。

若脾肾阳虚，气化失司，水液停聚，水饮随气机升降多处为患。水饮阻滞中焦，兼有头晕恶心，口吐涎沫或清水，四肢冰冷，舌质淡，苔水滑，加吴茱萸汤温中降逆；若三焦阻滞兼有周身困重，胸脘痞闷，小便不利，舌质淡，苔白腻，合三仁汤开上、畅中、渗下，从上、中、下三焦分消水湿、水饮等病理产物，恢复肺主宣发肃降、脾主运化、肾主气化的功能，从源头上杜绝水湿、水饮。

病案举例

刘某，男，71 岁，2004 年 10 月 28 日初诊。头晕、心悸 3 个月。既往高血压 15 年。3 个月前因劳累，出现头晕、短暂性意识不清，3 秒后苏醒，恢复如常人，无偏瘫，头颅 CT 正常，服银杏叶片等药，眩晕不缓解。时有晕厥发生，发作无定时，持续半分钟左右，可以自行苏醒，轻则 6~10 天发作 1 次，重则 2~3 天发作 1 次，伴心悸，紧张恐惧，多汗，疲乏无力，耳鸣幻听，小便频数色淡，夜尿 3 次，大便正常，舌质淡暗、苔薄白，脉沉细，血压 140/90 mmHg。证属脾肾阳虚，气化不利，水饮上犯。治以温补脾肾、气化行水，以真武汤合苓桂术甘汤加减。处方：茯苓 20 g，桂枝 10 g，白术 15 g，附子 10 g（先煎），生姜 10 g，白芍 10 g，泽泻 15 g，天麻 10 g，钩藤 10 g（后下），生黄芪 30 g，炙甘草 6 g。加减服药 10 剂，服药期间晕厥未发生，入睡困难，紧张恐惧，惴惴不安，小便次数减少。二诊至五诊，在温补肾阳的基础上合用小柴胡汤疏肝解郁。六诊至十诊，服药期间，晕厥发作 2 次，发作时持续 2 秒，夜寐不安，眠中易醒，前方加磁石 20 g（先煎）、龙骨 30 g（先煎）、牡蛎 30 g（先煎），重镇安神、潜阳入阴。其后又服药 2 个月，晕厥、头晕未复发。

按：患者为老年男性，患高血压多年，血压控制平稳，本次发病以短暂性晕厥为主，依据病证、舌脉，判断其为脾肾阳虚，气化不利，水饮上犯清窍所致，《金匮要略·痰饮咳嗽病脉证并治第十二》谓"心下有痰饮，胸胁支满，目眩，苓桂术甘汤主之"，以真武汤合苓桂术甘汤温补脾肾、化气行水，水饮祛除，清窍得养，晕厥、眩晕减轻。本方温燥，不可久服，以免矫枉过正，损伤津液。

五、瘀血阻滞

临床头晕久治不愈，病及血络，或有外伤史，或血管支架术后，损伤血络，血液运行不畅，瘀血阻滞，瘀血不去，新血不生，血脉不充，更加重血瘀，致清窍不利，脑络不通，"不通则痛"，清窍失养，"不荣则痛"。此型头晕病史较长，久治无效，常伴阵发性头痛，部位固定不移，痛如针刺刀割，夜间加重，心悸胸闷，面色晦暗，乏力健忘，舌质瘀暗或有瘀斑，舌下脉络迂曲，脉细涩。张老强调养血活血，标本同治，以王清任通窍活血汤加味。基础方：赤芍 15 g，川芎 15 g，桃仁 10 g，红花 10 g，当归 12 g，熟地黄 15 g，郁金 10 g，石菖蒲 10 g，丹参 15 g，地龙 10 g，土鳖虫 10 g，水蛭 3 g（冲服），葱白 2 根，生姜 3 片，红枣 4 枚为引。《难经·二十二难》谓"血得温则行，得寒则凝"，王清任原方中赤芍、川芎、桃仁、红花活血化瘀，葱白、红枣、生姜、麝香辛香温通，助活血药通经，因麝香药价昂贵，张老常以郁金、石菖蒲等辛香开窍之品代替麝香。通窍活血汤以活血通络治其标证，张老强调单纯活血通脉不能解决根本病机，在此基础上加强养血益气，气血充盛，有利于血脉的运行，在通窍活血汤的基础上加当归、熟地黄、丹参等养血活血；川芎、当归为血中之气药，气血畅达，清窍得养；病程较久，瘀血不去，新血不生，植物类药活血力量不足，可加地龙、土鳖虫、水蛭、全蝎、蜈蚣等虫类药活血通络、祛瘀生新。

若神疲乏力、少气懒言，加黄芪、党参补气健脾，使气旺血行。同时依据头晕头痛的部位不同，加入引经药，使药效直达病所，如颞侧偏头为主，加柴胡、黄芩疏解少阳；巅顶为主，加吴茱萸、藁本温经止痛；若枕及项背部为主，加羌活、荆芥、葛根疏解太阳等。

病案举例

王某，男，26 岁，2005 年 4 月 24 日初诊。头晕头痛乏力 1 年半。2004 年 1 月从塔吊上摔至沙地，昏迷不醒，脾脏破裂，腹腔出血 1300 mL，颅脑 CT 检查结果正常，经手术治疗后出院。现反复头晕，时有天旋地转，步态不稳，间断性头痛，疼痛以右颞侧为主，头痛呈刺痛针扎样，手足麻木疼痛，易反复感冒，神疲乏力，记忆力减退，纳差，噩梦不断，形体消瘦，二便正常，轮椅推入诊室，舌质瘀暗、苔白腻、舌下脉络迂曲，脉弦细。结合病史症状，证属瘀血阻滞、气血两虚，以活血化瘀为主，加虫类通络，辅以益气养血，以通窍活血汤合补阳还五汤加减。处方：赤芍 15 g，川芎 15 g，桃仁 10 g，红花 10 g，莪术 15 g，郁金 10 g，石菖蒲 10 g，丹参 15 g，地龙 10 g，土鳖虫 10 g，水蛭 3 g（冲服），牛黄芪 50 g，党参 20 g，当归 12 g，熟地黄 15 g，葱白 2 根，生姜 3 片，红枣 4 枚，黄酒 20 mL 为引。加减服药 6 个月，头晕诸证消失，可以正常行走。

按：患者有外伤史，经手术治疗后，长期头晕头痛、行走困难，"久病必虚""久痛入络"，针对气虚血瘀的病机特点，以通窍活血汤合补阳还五汤加减，补气养血，使气旺血行，并加虫类药活血通络，标本同治。

六、肝虚血热

气血为脏腑功能活动的物质基础，肝藏血，心主血，脾统血，脾胃为气血化生之源。气血精微濡养脏腑百骸，若饮食不慎，损伤脾胃，脾虚不运，气血化生乏源，则清窍失养。阴血亏虚，清窍失养，肝失所养，疏泄失司，肝火上炎，清窍被扰，则见头昏头晕，视物旋转，时轻时重，劳累或睡眠不佳时加重，伴轻微头痛，眼目干涩，面色萎黄，四肢麻木，神疲乏力，夜寐不安，眠中易醒，女性月经量少或闭经，脱发，舌淡红、苔薄白，脉细或细数。女性经历了经、带、胎、产、乳，损伤阴血，加之工作劳累，情志不畅，或饮食不节，耗伤气血，血脉失充，清窍失养，同时血虚生热，肝热上炎。张老强调以养血柔肝为主、清泻肝火为辅，以四物汤合小柴胡汤加减。常用基础方：生地黄 20 g，当归 12 g，白芍 15 g，川芎 6 g，何首乌 15 g，麦冬 15 g，柴胡 10 g，黄芩 10 g，栀子 10 g，龙胆草 6 g，珍珠母 30 g（先煎），牡蛎 30 g（先煎），龙骨 30 g（先煎），黄芪 15 g，党参 15 g，炙甘草 6 g。四物汤中用生地黄代熟地黄，不仅养血补血，尚有清热凉血之效；加何首乌养血柔肝；肝藏血，体阴而用阳，肝血亏虚，虚火内生，疏泄失常，更易化火生风、阳热亢旺，使眩晕加重，张老在养血柔肝的基础上加麦冬、柴胡、黄芩、栀子、龙胆草，以养阴清热、疏肝解郁，佐制养血益气药的温燥之性；加龙骨、牡蛎、珍珠母重镇平肝潜阳，标本同治；气血相生，气为血帅，血为气母，在养血基础上加益气健脾之品，如黄芪、党参、炙甘草等，补气生血，气旺血行，同时黄芪、当归又为当归补血汤，通过益气以养血，但补气药甘温性燥，不宜量大。

病案举例

刘某，女，37 岁，2004 年 6 月 20 日初诊。头晕头痛 2 个月，加重 10 天。2 个月前因加班劳累，出现头晕眼花、头痛隐隐、神疲乏力，头颅 CT、脑电图等检查均无异常，颈部 X 片示颈椎曲度变直。服银杏叶片及按摩治疗，症状无改善。头晕目眩发作无定时，劳累及睡眠不佳时加重，神疲乏力，精神倦怠，急躁易怒，心情烦闷，夜寐不安，眠中易醒，动则加重，纳食欠佳，小便黄，大便正常，形体肥胖，月经量少，痛经，舌质红、苔薄白，脉弦细。证属肝血不足，虚火上犯，清窍被扰。以四物汤合金铃子散加减。处方：生地黄 15 g，当归 12 g，白芍 10 g，川芎 6 g，川楝子 10 g，延胡索 10 g，黄芩 10 g，栀子 10 g，桑叶 10 g，菊花 10 g，天麻 10 g，钩藤 10 g（后下），珍珠母 30 g（先煎），牡蛎 30 g（先煎），龙骨 30 g（先煎）。加减治疗月余，后因他病来诊，诉眩晕头痛诸证消失。

按：患者为青年女性，长期加班劳累，生活起居无规律，阴血耗伤，清窍失养，血不养肝，肝失疏泄，肝郁化火，清窍被扰，出现眩晕头痛。此为本虚标实，以四物汤合金铃子散养血清肝，精血充足，肝阳不亢，头晕则愈。

七、清阳不升

《素问·阴阳应象大论》谓"清阳为天，浊阴为地……清阳出上窍，浊阴出下窍"，人体五脏六腑化生的清阳之气，通过经络濡养清窍，则耳聪目明、精力充沛。若清阳之气不足，清窍失养，则头晕目眩、记忆力减退、精力不集中，正如《灵枢·口问》所谓，"上气不足，脑为之不满，耳为之苦鸣，头为之苦倾，目为之眩"。气血为脏腑生理活动的物质基础，若先天禀赋不足，或久病体弱，或饮食劳伤，损伤脾胃，气血化生无源，同时，中气不足，清阳不升，清窍失养，则出现头晕目眩，动则加重，不耐劳作，神疲乏力，气短懒言，汗出怕风，易反复感冒，心悸多梦，面色少华无泽，纳差食少，大便稀溏，舌质淡嫩、苔薄白，脉沉无力。治当健脾益气、升阳举陷。张老以补中益气汤加减。基础方：生黄芪 50 g，党参 30 g，炒白术 25 g，茯苓 15 g，当归 10 g，熟地黄 15 g，陈皮 10 g，葛根 30 g，防风 6 g，柴胡 6 g，升麻 6 g，钩藤 10 g（后下）。全方健脾补气，恢复脾胃运化、升清的功能，使气血化生有源，清窍得养，眩晕自止。方中黄芪、党参、白术、茯苓益气健脾，其中黄芪、党参需加大剂量方能有效，补气药甘温性燥，佐以当归、熟地黄养血行血；气为血帅，血为气母，气血相互化生，黄芪配当归补气生血；葛根、防风、柴胡、升麻剂量不宜过大，助补气药升阳举陷，遵东垣"阴火论"的学术思想，通过益气升阳，清阳之气得升，阴火自然下降；钩藤平抑肝风。

若脾气不足、运化不利，易酿生痰湿，兼见痰湿上蒙、胸脘痞闷、恶心欲吐、舌质淡、苔白腻、脉濡，则合半夏白术天麻汤燥湿化痰、平肝息风；若低血压性眩晕，多阳气亏虚，症见遇劳加重、恶寒怕冷、四肢不温、小便清长、极度乏力，遵"益火之源以消阴翳"之旨，加淫羊藿、仙茅、制附子、干姜、肉苁蓉等温补脾肾、振奋阳气，使清阳上升，清窍得养；若伴失眠多梦、入睡困难、眠中易醒，加酸枣仁 30 g、柏子仁 30 g 以养血安神。

病案举例

贾某，男，71 岁，2004 年 10 月 28 日初诊。发作性意识不清、头晕乏力 3 个月。3 个月前因劳累出现短暂性意识不清（约 3 秒），即刻恢复如常人，发作无定时，轻则 2~3 天 1 发，重则 1 天数次，发作后头晕，伴轻度头痛，神疲乏力，情绪紧张，烦躁恐惧，入睡困难，少气懒言，汗多怕风，心慌心悸，胃脘痞满，恶心欲呕，反复感冒。血压 140/90 mmHg，心电图正常，头颅 CT 示：腔隙性脑梗死。既往有高血压 20 年。察其形体高大肥胖，颜面微红，行动正常，舌质淡暗、苔薄白，脉沉无力。证属脾气亏虚、清阳不升，以补中益气汤加减。处方：生黄芪 50 g，党参 30 g，炒白术 15 g，当归 10 g，茯苓 15 g，陈皮 10 g，葛根 30 g，防风 6 g，升麻 6 g，柴胡 10 g，黄芩 10 g，酸枣仁 30 g，柏子仁 30 g。加减治疗 5 个月，随访无异常。

按：患者为老年男性，五脏皆衰，气血化生不足，脏腑功能低下，气化无力，精微不布，清窍失养，《灵枢·脉度》谓"五藏常内阅于上七窍……五脏不和则七窍不通"。病机以气虚为主，清阳不升，清窍失养，故头晕目眩、短暂性意识不清，以补中益气汤加减补益中气、升举清阳，则清窍得养，病证减轻。

八、肾精亏虚

《素问·六节藏象论》谓"肾者主蛰，封藏之本，精之处也"，肾藏精，主骨生髓，濡养脑窍，肾气充盛，髓海充盈，反应灵敏，精力充沛。《灵枢·海论》谓"髓海不足，则脑转耳鸣，胫酸眩冒"，若先天禀赋不足或久病劳伤，损伤肾精，肾气亏虚，脑髓不充，清窍失养，则见头昏头晕，眼前发黑，耳鸣耳聋，腰膝酸软或怕冷，神疲乏力，精神萎靡，舌质暗红、少苔少津，或舌质淡嫩、苔薄白，脉沉细。

肾虚引起眩晕，依据阴阳的偏盛偏衰，分为肾阳虚、肾阴虚、肾气虚或阴阳两虚证。肾精为先天之本，充养脑髓及脏腑，维持正常的生理功能。肝血、肾精乙癸同源，相互化生，若肝血肾精亏虚，肾阴亏虚，髓海亏虚，清窍失养，则见头晕目眩，时轻时重，腰膝酸软，耳鸣健忘，咽干口燥，五心烦热，盗汗遗精，舌质红少津，脉沉细；肾阳为一身阳气的根本，温煦脏腑百骸，化气行水，当肾阳亏虚时，不能温煦机体，清阳不升，清窍失养，则见眩晕耳鸣，形寒肢冷，精神萎靡，记忆力减退，手足肿胀，晨起加重，腰膝酸软，小便不利，大便稀溏或完谷不化，舌质淡胖、苔薄白，脉沉弱等。

临床单纯肾阴虚、肾阳虚较少见，病久不愈，阴损及阳、阳损及阴，阴阳两虚证多见，表现为眩晕耳鸣、腰膝酸软、神疲健忘、五心烦热、形寒肢冷、小便不利、大便稀溏等。

张老临床注重滋补肾精，补充物质基础，依据肾阴、肾阳的不同进行加减。以六味地黄丸加减。处方：熟地黄 24 g，山茱萸 12 g，山药 12 g，牡丹皮 9 g，泽泻 9 g，茯苓 9 g，鹿角胶 15 g，菟丝子 30 g，桑寄生 30 g，杜仲 12 g，天麻 10 g，钩藤 10 g（后下），桑叶 15 g，菊花 15 g，夏枯草 15 g。方中六味地黄丸补肾精、泻肾浊，加鹿角胶血肉有情之品，填补肾精，只有肾精充盛，虚火才不至亢旺；菟丝子、杜仲、桑寄生温补肾阳；肾精亏虚，肾气不足，水不涵木，虚风易动，天麻、钩藤、桑叶、菊花、夏枯草平肝息风。

《景岳全书》谓"善补阳者，必于阴中求阳，则阳得阴助，而生化无穷；善补阴着，必于阳中求阴，则阴得阳升，而泉源不竭"，通过药物的偏性，调节肾阴、肾阳的偏盛偏衰，以达到新的平衡。

偏于肾阴虚，合二至丸、百合地黄汤，并加枸杞子、何首乌、黄精等药物，百合、生地黄量宜用至 30 g，以甘寒养阴、兼清虚热。同时，精血相互化生，佐以四物汤，重用白芍、生地黄养血柔肝，瘀血阻滞加桃仁、红花等；阴虚有热，加知母、黄柏等，清热养阴；气阴两虚，加太子参、麦冬、五味子（即生脉饮），益气养阴；肝阳上亢，加代赭石、龙骨、牡蛎、珍珠母、石决明平肝潜阳；肝郁化火，头胀痛，心烦急躁，加小柴胡汤，桑叶、菊花、夏枯草疏肝清肝。

偏于肾阳虚，合二仙汤，加小剂量附子、肉桂等温补肾阳；元气亏虚，清阳不升，加补中益气汤以益气升阳；兼有太、少两感，加小剂量麻黄附子细辛汤以表里两解；情志不畅、胸胁满闷，加四逆散以疏肝解郁；瘀血阻滞，加桃红四物汤或丹参饮以养血活血；痰浊内蕴，加二陈汤或温胆汤以健脾化痰；痰热甚，合黄连温胆汤以化痰清热；身体及手足震颤，加僵蚕、全蝎、蜈蚣等息风止痉。

病案举例

侯某，女，40 岁，2006 年 5 月 26 日初诊。头晕乏力，伴周身肿胀 3 个月。3 个月前经血淋漓不止，诊断为功能失调型子宫出血。清宫治疗后经血已止，其后头晕心悸，动则加重，眼前发黑，四肢肿胀，神疲乏力，夜间盗汗，腰膝酸软，手足心热，心烦口干，面色苍白，口唇爪甲色淡，形体肥胖，睑结膜色淡，少气懒言，颜面浮肿，双下肢可凹性水肿，舌质红、苔薄白，脉沉微。既往有高血压、脑供血不足、脂肪肝、颈椎病，腰椎间盘突出症、乳腺增生等病。血常规示：血红蛋白 11 g/L。血压 140/92 mmHg，心率 58 次/分。证属肾精不足、髓海空虚、清窍失养，以六味地黄丸、二至丸合当归补血汤，滋补肾精、益气养血。处方：熟地黄 24 g，山茱萸 12 g，山药 12 g，茯苓 9 g，泽泻 9 g，牡丹皮 9 g，生黄芪 50 g，当归 12 g，白芍 15 g，何首乌15 g，女贞子 15 g，墨旱莲 15 g，鸡血藤 30 g，益母草 60 g（另煎），炙甘草 6 g。加减治疗 2 个月，诸证消失。

按：患者因经血淋漓不尽，行清宫术后，出现头晕目眩、周身肿胀、神疲乏力，证属肝血肾精亏虚，髓海不足。《难经·十四难》谓"损其肾，益其精"，依据"乙癸同源"，以六味地黄丸、二至丸、当归补血汤加减，补益肝血肾精以固其根；同时，加大量黄芪，补气生血，使气旺血行，扶助正气；"血不利则为水"，以大剂量益母草活血行水，标本同治。

临床眩晕的证型不限于此，特定季节亦有特殊类型的眩晕。如夏暑季节，暑热易伤津耗气，出现眩晕头痛、口干口渴、神疲乏力、汗出心悸、舌质红、少津少苔、脉沉细，证属暑热伤津耗气，张老以白虎汤、生脉饮、王氏清暑益气汤等方加减，清解暑热益气生津；针对暑湿内停，阻滞气机，外受寒凉，三焦不畅，出现头晕头重如裹、胸脘痞闷、纳差少食、小便不利、苔白厚腻，张老以东垣清暑益气汤合藿香正气散清暑益气、祛湿辟秽，湿热除去，则气机畅达。

情志抑郁，肝郁气滞，气郁化火，所致头晕头痛，每因情志不畅而加重。重者气郁化火，上犯清窍，出现剧烈头痛、多梦心烦、口苦口臭、牙龈出血、舌红苔白，张老常以小柴胡汤或丹栀逍遥散加减。

可见眩晕以虚实并见、寒热错杂证多见，本虚标实，涉及多个脏腑功能失调。临床需根据病机辨证施治，若仅依据现代医学的理化检查进行施治，如见脑梗死、动脉硬化就以活血化瘀，见高血压就以平肝潜阳，见低血压就以升阳举陷等，不仅局限了中医临床思维，还影响临床疗效，为他人所诟病。张老强调中西医结合不存在一一对应的关系，临床必须广泛收集四诊资料，四诊合参，在中医理论的指导下，进行辨证施治，对于任何疾病，都应遵循《伤寒论》第16条"观其脉证，知犯何逆，随证治之"的原则，方可取效。

分经论治外感头痛经验

头痛为临床常见病、多发病，临床分为内伤头痛及外感头痛。内伤头痛多与脏腑功能失调及病理产物阻滞有关，如阴阳气血不足，清窍失养，出现"不荣则痛"，多属虚证；若痰浊、痰热、湿热、瘀血等病理产物阻滞清窍，出现"不通则痛"，多属实证。内伤头痛病程长，时轻时重，反复发作，缠绵难愈，或虚或实，或虚实并见，本虚标实，辨证方法与眩晕病类似，通过补虚泻实，扶助正气，祛除病理产物，恢复脏腑功能，使气血运行正常，清窍得养，头痛自愈。

外感头痛病程短，痛感剧烈，呈胀痛、钝痛、刺痛等，多由外感六淫之邪所致，常伴卫表证实证。若素体脏腑亏虚，兼感六淫邪气，也会导致头痛反复发作，缠绵不愈，本虚标实，以标实为主。

张老在诊治外感头痛方面积累了丰富的临床经验，强调依据病因及侵犯部位不同，以六经辨证为基础，采用分经辨证的方法，祛邪为主，兼顾正气，善于应用引经报使药及虫类药，可以迅速改善临床症状。

一、病因分证

头为诸阳之会、元神之府。《素问·阴阳应象大论》谓"清阳出上窍，浊阴出下窍"，五脏六腑化生的清阳之气皆汇聚于头，濡养清窍，《素问·五藏生成》谓"诸髓者皆属于脑"，三阳、三阴经在头部均有不同的分布，六淫邪气侵袭人体，邪气阻滞经脉，经气不利，"清窍阻滞"则清阳之气不能上达，"清窍失养"可出现外感头痛证。《冷庐医话·头痛》谓："头痛属太阳者，自脑后上至巅顶，其病连顶；属阳明者，上连目珠，痛在额前；属少阳者，上至两角，痛在头角；以太阳经行身之后，阳明经行身之前，少阳经行身之侧，厥阴之脉，会于巅顶，故头痛在巅顶。"临床观察六淫邪气可以单独致病，也可相合为患。头为人体最高之处，《素问·太阴阳明论》谓"伤于风者，上先受之"，《素问·风论》谓"风者，为百病之长也"，外感头痛以感受风邪为主，可兼夹其他病邪，如风寒、风热、风湿等相合为病。

感邪性质不同，侵犯的经脉不同，临床表现各不相同。如风寒致病，冬春多发，头痛剧烈难忍，遇寒加重，得温则减，疼痛以枕、项为主，伴恶寒怕风、发热无汗或有汗、小便色淡、舌淡、苔薄白，脉浮紧或弦。风热致病，头部胀痛如裂，多发于春季，伴发热汗出、心烦口苦、面红目赤、口渴喜饮、咽喉疼痛，舌质红、苔薄白，脉浮数。风湿致病，头痛头重如裹，多发于夏秋，伴身热不扬、周身沉重、疲乏无力、胸脘痞闷、恶心欲呕、小便不利、大便黏滞不畅，舌质淡、苔白腻，脉濡。暑湿致病，多发于夏暑季节，外受暑热，又因贪食生冷或吹空调，头痛头胀，伴胸脘痞闷、身热心烦、气短懒言、汗出乏力、口干口渴、纳差少食，舌红、苔厚腻腐秽，脉沉濡等。

外感头痛的病因不同，其病机的演变各不相同。外感头痛病程短，乃六淫邪气侵犯所致，病机以邪实为主，如风热头痛，以胀痛为主，风热易伤津耗气，出现口干口渴、咽喉干燥、神疲乏力等津气两伤的病证，张老强调审证求因，审因论治，依据病机确立治则，辨证用方，以祛除邪气、疏通经络、恢复脏腑功能为目的。针对反复发作，久治不愈的外感头痛，尚需结合体质因素进行辨证，"邪之所凑，其气必虚"，祛除六淫病邪，兼顾体质、正气等因素，依据脏腑虚实寒热进行加减，扶正以祛邪，圆机活法，方可取效。

二、重视体质宿疾等因素

外感头痛的主要病因为六淫邪气侵袭，清窍受阻。以祛除六淫邪气为治疗手段，临床观察其反复发作、久治不愈，故尚与体质、宿疾、情志等密切相关。

首先，同样的环境气候，某些患者反复感受六淫邪气为病，多为正气亏虚，卫外不固，《素问·评热病论》谓"邪之所凑，其气必虚"。人体正气有固护肌表、抵御外邪的功能，先天禀赋不足、久病体虚、起居失常、饮食情志失调，均可损伤正气，使卫表不固，易招致外邪的侵袭，出现本虚标实的头痛证。

体质不同，侵犯的经脉不同，病势的趋向及演变不同。同时，中医有"同气相求"之说，如阳虚之人易感寒邪、阴虚之人易受热邪等。阳热体质者，感受风寒之邪，风寒可从阳化热，出现表寒里热、寒热错杂证，感受风热之邪，从热化火，则出现一派火热证；平素喜食生冷或阳虚内寒者，虽在春夏炎热季节，感受风热则从寒化，出现寒热错杂证。《素问·刺法论》谓"正气存内，邪不可干"，张老强调诊治外感头痛时，应充分考虑正气、体质因素对于疾病的影响，辨别寒热虚实，固护正气，标本兼顾，避免片面祛邪，病必不愈。

其次，外感头痛有明显的外感病史，若久治不愈、反复加重，必须查明是否有宿疾。如有头部外伤史、手术史等，则存在瘀血阻络的病机。外感六淫邪气为诱因，瘀血阻滞为其根本，若感受风寒之邪，寒主收引，血脉凝滞，加重血络不通的程度，寒瘀阻滞，头痛剧烈难忍，治疗时既要散寒止痛，又要活血化瘀，方能取效。

随着社会的发展，生活及工作压力不断增大，情感、情志等因素为其反复发作的重要诱因，若外感六淫合并情志不畅、情志抑郁，会使病情加重。可见，情志致病不容忽视，治疗时应祛除外邪、调畅情志并用。

临床单纯的风寒、风热、风湿头痛较少见，寒热并见、虚实相兼为多，体质、宿疾、情志等因素使病机更加复杂化，临床需要辨明正虚邪实关系，辨别寒热表里、标本缓急，辨清病位、病性、病势，确立相应的治则及方药，切忌不加辨证，盲目用药。

三、分经辨证

《素问·经脉》谓："经脉者，所以决死生，处百病，调虚实，不可不通。"生理状态下，经络不仅能沟通表里上下、脏腑、官窍的关系，还可运行气血，濡养人体脏腑、肌腠、四肢百骸。病理状态下，经脉又是六淫邪气侵犯及传播的通路，《灵枢·厥病》谓"厥头痛，面若肿起而烦心……头脉痛，心悲善泣，视头动脉反盛者，刺尽去血，后调足厥阴"，阐述了厥阴头痛症状及分经论治的原则，为后世医家治疗头痛提供了理论依据。

六淫侵袭机体，经络运行不畅，清窍壅滞，"不通则痛"，因其感邪不同，侵犯的经脉不同，头痛的具体部位、性质各不相同，依据经脉循行路线不同，临床分为太阳、少阳、阳明、太阴、少阴、厥阴头痛。如前额及眉棱骨疼痛，头胀痛如裂，面部烘热，口渴目赤，大便干燥，汗出不怕冷，小便黄，舌质红、苔薄黄，属于阳明经证；颞侧疼痛，耳鸣耳聋，口干口苦，胸胁胀满，舌质红、苔薄白，脉弦，属于少阳经证；枕、项、后背疼痛，伴恶寒发热，口不渴，舌质淡、苔薄白，属于太阳经证；巅顶疼痛，伴恶心呕吐涎沫，四肢厥逆，舌质淡、苔白滑，脉弦迟，属于厥阴经证；头痛而重，痰多身重，脘腹胀满，舌质淡、苔白腻，脉沉缓，属于太阴经证；头痛遇寒加重，周身怕冷，神疲乏力，少气懒言，舌质淡、苔白滑，脉沉弱，属于少阴证等。

《伤寒论》不仅应用六经辨证理论论述了六经头痛的症状、病因、病机及具体的治疗方药，还创制了诸多行之有效的方剂，如麻黄汤、桂枝汤、小柴胡汤、柴胡桂枝汤、麻黄附子细辛汤、吴茱萸汤等经方，开分经论治之先河，理法方药，浑然一体，至今仍有效指导临床实践。

后世医家正是在仲景六经辨证理论的指导下，将分经论治头痛不断发扬光大。张元素引经报使药的应用，完善了分经治疗头痛的药物学理论。朱丹溪在此基础上，根据头痛的各种兼证，对外感头痛进行六经定位，采取分经治疗，《丹溪心法·头痛》谓"头痛须用川芎，如不愈，各加引经药。太阳川芎，阳明白芷，少阳柴胡，太阴苍术，少阴细辛，厥阴吴茱萸"，论述了六经的引经药；"太阳头痛，恶风，脉浮紧，川芎、羌活、麻黄之类为主。少阳头痛，脉弦细，往来寒热，柴胡为主。阳明头痛，自汗，发热恶寒，脉浮弦长实，升麻、葛根、石膏、白芷为主。太阴头痛，必有痰，体重或腹满，脉沉缓，以苍术、半夏、南星为主。少阴头痛，足寒气逆，为寒厥，其脉沉细，麻黄、附子、细辛为主。厥阴头痛，或吐涎沫，厥冷，其脉浮缓，以吴茱萸汤主之"，详细论述了六经头痛的主证及药物配伍规律，使分经论治理论日趋丰富完善。朱丹溪以经络为基础，以脏腑为核心，以六经立论进行辨证施治，其后医家多遵此说，沿用至今。

张老临床依据外感头痛的病因、侵犯的经脉，在病因、病机辨证的基础上，结合分经辨证原则，擅长循经选方用药，有的放矢，常取佳效。

首先，从病因角度认识疾病，风寒、风热、风湿为外感头痛的主因，暑湿、暑热所致头痛只有在特殊季节发病。张老临床强调风邪致病，"风为百病之长""高巅之上，惟风可到"，风邪变动不居，游走不定，外感头痛以感受风邪为主，兼夹其他邪气，治疗以疏风止痛为基础，依据兼夹寒、热、湿的不同，依次进行加减，主次分明，纲举目张。

其次，结合六淫致病的特点进行加减。头痛病位在上焦，以感受风邪为主，临床用药宜轻扬宣透，使药效作用于上焦，疏散风邪，《温病条辨·杂说》谓"治上焦如羽，非轻不举"。张老常以川芎茶调散为基本方进行加减，原方羌活、防风、细辛、白芷、荆芥辛温散表，疏风止痛；川芎行血中之气，祛血中之风，引药上行头目，川芎有效用量为20~30 g，善治少阳、厥阴头痛，以颞侧、头顶为主；羌活、荆芥、防风善治太阳枕部头痛；细辛善治少阴、厥阴头痛；白芷善治阳明前额头痛；清茶、薄荷辛凉透热，清利头目，兼制风药物的温燥之性；甘草调和药性全方药味归属于不同的经脉，组方看似繁杂，实则泾渭分明。

临床依据兼夹病邪的性质，在川芎茶调散的基础上进行加减。如寒凝经脉，头痛剧烈，遇寒加重，疼痛部位固定，舌质淡、苔薄白，加制川乌、制附子、麻黄、桂枝等药温经散寒、通络止痛；风热上扰，胀痛如裂，以胀痛为主，口干口渴，舌质红、苔薄白，加桑叶、菊花、夏枯草、金银花、连翘等辛凉透表、散风止痛；湿浊上蒙，痹阻清窍，见头痛如裹，昏昏沉沉，胸闷纳呆，恶心欲呕，舌质淡、苔厚腻，加土茯苓、苍术、蔓荆子、独活等祛风胜湿；暑湿侵袭，头重如裹，见胸闷脘痞，恶寒发热，身热不扬，恶心欲呕，舌质红、苔白厚腻，加香薷、藿香、佩兰、土茯苓等芳香化湿。

再次，依据六经病证的特点，在川芎茶调散的基础上进行加减。如邪犯太阳经证，头痛以枕部为主，牵及项、背部，兼有恶寒发热、周身疼痛等症，当以发汗散寒、疏通经络为主，其中太阳中风有汗证合桂枝汤，太阳伤寒无汗证合葛根汤；头痛以颞侧、耳部为主，伴口苦、咽干、胸胁满闷、情志不畅，病属少阳经证，合小柴胡汤；前额及眉棱骨疼痛、颜面潮红、口干口渴、心烦躁扰、汗出不怕冷，证属阳明经证，合白虎汤；头痛以巅顶为主，伴恶心、吐涎沫、手足不温，证属厥阴经证，合吴茱萸汤；头痛隐隐、得温则减，周身怕冷，小便清长，证属少阴经证，合麻黄附子细辛汤；头痛如裹，周身酸困，大便溏泄或黏滞不畅，证属太阴头痛，合半夏泻心汤；太、少两感，合柴胡桂枝汤。

临床发现，六淫邪气侵袭肌表，单一经脉病证较少，常多经病证同现，如二阳、三阳合病，太少两感，表里同病等。如太少合病，仲景在《伤寒论》中针对病机，采用合方治病的思路，如柴胡桂枝汤治疗太阳、少阳合病，以桂枝汤解肌祛风、调和营卫，小柴胡汤和解少阳；又如太阳、少阴表里同病，以麻黄细辛附子汤加减，太阳、少阴表里同治等。此皆为病机复杂，采取合方治病的典范。

张老临床常效仿仲景之法，针对旧有宿疾、情志不畅等因素，病机复杂的头痛，在分经辨证的基础上，依据宿疾的寒热虚实、情志的抑郁或亢奋，权衡标本缓急，采取合方治疗。若兼有瘀血阻滞，头痛剧烈，痛有定处，以川芎茶调散合桃红四物汤加减，疏散风寒、养血活血，标本同治，同时"治风先治血，血行风自灭"，通过养血活血，既可祛除外风，又可预防风邪侵袭；若外感头痛伴肝阳上亢、头痛眩晕、腰膝酸软、耳鸣口干，合六味地黄丸，并加天麻、钩藤、白芍、龙骨、牡蛎滋补肾精、平肝潜阳；伴鼻渊额头及眉棱骨疼痛，合苍耳子散，其中流清涕者，加桂枝、炙麻黄、藁本、鹅不食草等疏散风寒邪气；鼻流黄涕、口干者，加蔓荆子、天花粉、石膏、黄芩等；若情志不畅，肝郁化火，合小柴胡汤、金铃子散疏肝解郁；若情志抑郁，肝脾不和，见郁郁寡欢、纳食欠佳、神疲乏力，合四逆散或逍遥散调和肝脾。

四、善用引经报使药及虫类药

张老在分经辨治的基础上，依据六淫邪气侵犯的经脉不同，善于运用引经报使药，使药效直达病所，有的放矢，提高临床疗效。如柴胡、川芎、黄芩、蔓荆子入少阳经，善治少阳颞侧偏头痛；羌活、荆芥、防风、麻黄、桂枝、藁本善入太阳经，治太阳经枕项部头痛；葛根、白芷、升麻、石膏入阳明经，善治阳明经额头疼痛；附子、细辛、独活入少阴经，善治少阴经头痛；吴茱萸善入厥阴经，善治厥阴经头痛等。

对久治不愈的外感头痛，张老善用虫类药，在辨证的基础上，加蜈蚣、全蝎、土鳖虫、蜂房、水蛭、僵蚕等药，搜风通络、活血止痛。因虫

类药价格昂贵，张老采取研末冲服，减少药量，中病即止，减轻患者经济
负担。

张老治疗外感头痛善用细辛散寒止痛。细辛性温，辛香燥烈，有小毒，
其入阴经，善于散寒祛风、通窍止痛，对寒凝经脉，或少阴虚寒，又感风寒
之邪，头痛剧烈者，常用量为 6~8 g，与药物同煎，未发现不良反应，并配伍
制川乌、制附子、皂角等药温经散寒、通络止痛；细辛辛温，对兼有风热或
湿热者，配伍清热化湿等药，亦取佳效。

张老在辨证基础上喜用芍药甘草汤酸甘化阴、缓急止痛，其中白芍用至
30 g 以上有效，脾肾阳虚不宜使用。

病案举例

李某，男，45 岁，2006 年 4 月 6 日初诊。头部颞侧胀痛 1 个月。1 个月
前因受凉出现发热恶寒、头部胀痛，经治疗后热退身凉，双侧太阳穴处胀痛
不减，连及前额、眉棱骨，恶风无汗，鼻塞不利，有少量黄鼻涕，咽喉干燥，
咳嗽吐白痰，口干口渴，小便黄，大便正常，舌质淡红、苔薄黄，脉弦数。
西医诊断：急性上呼吸道感染。中医诊断：外感头痛，证属三阳合病、清窍
不利。治宜疏风清热、散寒止痛，以川芎茶调散、小柴胡汤合银翘散加减。
处方：川芎 20 g，羌活 12 g，荆芥 10 g，防风 12 g，白芷 10 g，细辛 6 g，
薄荷 10 g（后下），柴胡 15 g，黄芩 10 g，金银花 10 g，连翘 12 g，蔓荆子
10 g，藁本 10 g，白芍 30 g，炙甘草 6 g。以上方继续加减治疗 1 个月，诸证
消失。

按：患者有明显外感病史，既往无特殊病史，结合主证辨为外感头痛。
缠绵月余，发病之初虽然以感受风寒为主，表现为恶寒发热、双颞侧胀痛，
为太阳、少阳合病，因失治误治，入里化热，病及阳明，出现前额及眉棱骨
处胀痛，鼻塞不利，咽喉干燥，咳嗽吐白痰，口干口渴，小便黄，舌质淡红、
苔薄黄，脉弦数，病证又及阳明热证。此时，三阳合病，表寒里热，以川芎

茶调散、小柴胡汤、银翘散合方，外散风寒，兼清里热，表里同治。其中荆芥、防风、柴胡、川芎、蔓荆子、藁本、白芷既可散邪，又可引药归经；金银花、连翘、薄荷、黄芩清解郁热；白芍、甘草酸甘化阴、缓急止痛，又可制约温性药物燥烈之性。全方药性轻灵，直达病所，取效较佳。

发热诊治经验

发热为临床常见病证，见于多种疾病之中，依据病因分外感发热、内伤发热两大类，病机又有寒热虚实之分。临床观察发现，许多发热患者，虽经抗感染、抗病毒、中药清热解毒等治疗，仍迁延难愈，伴有许多兼夹证，病机复杂，单一的治疗方法不易取效。张老临床治疗发热性疾病，首先区分表里阴阳，辨别病位在脏在腑，依据主证辨别病性的寒热虚实；其次，辨析兼夹证、体质、宿疾等，寒温并用，虚实同调，扶正祛邪。若外感发热兼夹内伤杂病，或内伤发热兼有外感邪气，当权衡主次轻重，辨别标本缓急，先表后里或表里同治。

一、外感发热的诊治经验

外感发热病程短，多呈高热，来势迅猛，初期为恶寒发热、头痛身痛、咽喉疼痛、有汗或无汗等症。究其病因病机，不外感受四时邪气，如风寒暑湿燥火等邪气，六淫邪气侵袭人体，正气抗邪于表，正邪相争故见发热，病以邪实为主。历代医家从不同角度，对发热的病因、病机、病位、治法、方药，做了详细的论述。如《伤寒论》以六经辨证为主，阐述了风寒邪气致病的病证特点，创制了麻黄汤、桂枝汤、小柴胡汤、白虎汤等经方，治疗六经发热，为后世医家治疗外感热病，奠定了理论及实践基础；叶天士创立了卫气营血辨证，《外感温热篇》详细地论述了温热邪气侵袭人体，疾病发生发展规律及治疗大法，为温热病的发展奠定了理论基础；吴鞠通以三焦辨证为主，揭示了外感温热病、湿热病的诊治大法，《温病条辨》创制了大量行之有效的时方，如银翘散、桑菊饮、三仁汤、加减复脉汤等。至此，外感热病的诊治体系日趋完善，有效指导后世医家进行临床实践，使外感热病的理论体系不断健全。

张老依据病史、证候、病因、病机、四时节气等因素，将六经辨证、卫气营血辨证、三焦辨证及脏腑辨证融会贯通，应用于临床。外感发热因四时节气的不同，有风寒、风热、湿温、暑温等不同。如冬春季节，风寒主令，六淫邪气以风寒为主，邪犯太阳，恶寒发热较甚，早期依据汗出的有无，分为太阳伤寒证、太阳中风证，卫闭营郁的无汗表实为太阳伤寒证，临床以麻黄汤或九味羌活汤加减发汗散寒、祛邪解表；卫强营弱的有汗表虚为太阳中风证，以桂枝汤加减解肌祛风、调和营卫。随着病情的发展，病及少阳，表里同病，症见寒热往来、口苦咽干、胸胁苦满，以小柴胡汤加减和解表里、疏解少阳。病及阳明，里热炽盛，症见但热不寒、高热汗出、口干口渴，以白虎汤辛寒清气、达热出表等。

张老临床观察发现，由于抗生素及清热解毒类中成药的大量使用，单纯的三阳病证较少见，常出现太阳、少阳同病，即二阳合病；或太阳、少阳、阳明三阳合病，出现外寒里热证，症见恶寒发热，周身疼痛，口苦口渴，咽喉疼痛，咳嗽少痰，小便黄赤等，以柴胡桂枝汤合白虎汤加减解表清里，表里同治；若年老体弱，或素体肾阳不足，风寒直中，太少两感，起病即见太阳、少阳合病，症见发热恶寒，神疲乏力，嗜睡不醒，以麻黄细辛附子汤温补少阳、疏解太阳。

春季温暖多风，风热犯表引起的发热较多见，风热上犯，伤及肺卫，正邪相争，表现为高热，不恶寒，汗少质黏，咽喉疼痛，舌质红、苔薄白，脉浮数等，病在上焦肺卫，张老以银翘散或桑菊饮加减清轻宣透。风热邪气为阳邪，易伤津液，可加甘寒养阴之品，如麦冬、天冬、沙参等，不可过用苦寒或辛温，以免损伤正气。

夏季暑热为患，"夏暑发自阳明"，暑天逢热邪，两阳相加，易耗气伤津，出现高热汗出、心烦躁扰、口干口渴、神疲乏力，张老常以王氏清暑益气汤加减清解暑热、益气养阴；夏秋之际，湿热主气，湿热弥漫三焦，气机阻滞，身热不扬，缠绵难解，汗出质黏，周身困重，发热难以祛除，午后加重，口黏纳差，舌质红、苔白厚腻如积粉，张老以三仁汤加减化湿清热、宣畅气机，使湿热从二便分消而去，湿去则热无所依，同时，湿热病可有不同的演变，临床不可忽视。

秋季燥气当令，感受温燥或凉燥，耗伤津液，发热兼有阴津不足，出现发热，咽喉干燥，口干舌燥，饮水不解渴，干咳无痰，舌质红、少津少苔，脉沉细，张老以清燥救肺汤加减清热养阴。

可见季节不同，六淫邪气主病不同，临床表现及病机不同，因此掌握四时外感发热的规律，便于审证求因，其病机特点为正盛邪实，治疗上依据病邪的性质、侵犯的部位，遵循"急则治标"的原则，以祛邪为主，依据邪气的性质、感邪部位的深浅、涉及脏腑的不同，确定相应的治则及方药，邪去病解，热退身凉。

然而，临床所见外感发热，多因久治不愈，求治于中医，病机复杂，迁延难愈。张老探究其因有三：其一，患者在发病之初，常口服或静滴多种抗生素、抗病毒药物，使发热的证候不典型，临床难以识别；其二，患者未及时就医，在药店自行购药，不能区分病邪属性，往往风寒表证却服用清热解毒之品，或风热表证却服用辛温散寒之品，治不得法，引邪深入，常致病机复杂，寒热错杂，虚实并见，表里同病；其三，患病后未及时休息，过度劳累，或饮食无节制，起居无常，引发宿疾，正气不足，无力抗邪，使病邪长驱直入，出现表里同病、虚实错杂等。

如外受风寒之邪，失治误治，或迁延日久，或饮食起居无常，或素有蕴热，出现表里同病、表寒里热证，表现为恶寒发热，头痛身痛，咽喉疼痛，口苦口渴，小便黄赤，舌红、苔薄白，脉浮数。张老以柴胡桂枝汤合银翘散加减，以柴胡桂枝汤疏散太阳、少阳之邪，以银翘散清透肺卫之热，邪去则热退。基础方：桂枝 15 g，白芍 15 g，青蒿 20 g，柴胡 20 g，黄芩 15 g，半夏 12 g，金银花 30 g，连翘 20 g，生石膏 30~80 g，荆芥穗 10 g，防风 10 g，薄荷 10 g（后下），牛蒡子 15 g，玄参 15 g，芦根 30 g，生甘草 10 g。若咽喉疼痛较甚，加大青叶 15 g、射干 10 g 等清热利咽；若热盛伤津，加生地黄 30 g、麦冬 15 g，合为增液汤，甘寒养阴；若舌苔垢腻，周身困重，湿邪阻滞，加草果 15 g、苍术 15 g 等燥湿行气。

少阳为表里之枢，寒邪郁于腠理不外达，里热炽盛不能透发，病机关键在于少阳枢机不利，气机不畅，邪气不能透达于外。张老临床善用柴胡、青蒿疏解少阳之枢，清透少阳之邪；病在上焦，风寒化热或风热侵袭，则以甘寒清轻的金银花、连翘辛凉透表，清热利咽，同时佐少量桂枝、荆芥穗、防风等药辛温透邪；大剂生石膏辛寒清热，透邪外出，截断病势，《医学衷中参西录》谓"用生石膏治外感实热，轻症亦必至两许，若实热炽盛，又恒重用至四五两"，生石膏辛凉无毒，清透热邪，非重剂不能退热，张老常用 50~100 g，无碍胃伤脾之弊。

免疫力低下、年老体弱或旧有宿疾者，出现反复感冒发热，迁延不愈，证候表现不典型，病机复杂，病邪深入，变证百出，伴脏腑功能失调，表里同病，寒热错杂，虚实并见，或兼夹痰湿、痰热等病理产物，治疗上依从病机、患者体质、兼夹证进行加减，表里同治，寒热并用，虚实同调，强调扶正祛邪，防止复发。

病案举例

李某，女，68 岁，退休。2003 年 4 月 17 日初诊。发热，周身酸困 1 月余。1 个月前因受凉，出现发热恶寒，午后及夜间加重，周身酸痛，头痛头晕，后背怕冷，时有汗出恶风，体温 37.8℃~38.9℃。胸部 X 光片示：支气管炎。自服头孢氨苄无效，静滴头孢唑林钠 5 天，症状不缓解，出现口苦口干，咽喉疼痛，咳嗽气短，有少量白黏痰，纳差少食，神疲乏力，小便黄，大便正常，舌质暗红、苔白腻，脉浮数。既往有慢性支气管炎 20 年，高血压 10 年，冠心病 5 年，甲状腺功能减低 5 年。磺胺类药物过敏。中医诊断：外感发热，证属三阳合病。治以疏散风寒、清透郁热，以柴胡桂枝汤合银翘散加减。处方：柴胡 25 g，黄芩 15 g，半夏 15 g，桂枝 15 g，白芍 15 g，荆芥 10 g，薄荷 10 g（后下），金银花 20 g，连翘 20 g，生石膏 50 g（先煎），青蒿 25 g，党参 20 g，生甘草 10 g。3 剂，冷水煎服，每日 1 剂。

二诊（2003 年 4 月 21 日）：发热恶寒减轻，体温 37℃~37.4 ℃，仍有咳嗽，咯白色黏痰，气短胸闷，神疲乏力，舌质暗红、苔白腻，脉沉细。加枇杷叶 10 g 以补气降气，继服 7 剂。药后体温正常，咳嗽咯痰，胸闷气短，后以二陈汤、瓜蒌薤白半夏汤加减治疗月余，诸证皆去。

按：患者外感风寒，迁延月余，风寒未解，郁而化热，病在上焦，肺失宣肃，张老以六经辨证，病属太阳、少阳、阳明合病，兼夹痰湿。《伤寒论》第 146 条谓"伤寒六七日，发热，微恶寒，肢节烦疼，微呕，心下支结，外证未去者，柴胡桂枝汤主之"，柴胡桂枝汤调和营卫、和解少阳，使病邪从外而解；病久化热，加银翘散清轻宣散，使郁热从上焦而解，加生石膏兼清宣肺热；因痰湿内蕴，阻滞气机，合二陈汤化痰理气。虽为外感发热，但外受风寒后，郁而化热，兼有痰湿内蕴，故治疗上针对主证，照顾兼夹证，表里同治，寒热并用，效如桴鼓。

二、内伤发热的诊治经验

内伤发热病程较长，缠绵难愈，以低热为主，常因外感热病迁延日久，或饮食、劳倦、情志等因素所致，气血亏虚，脏腑功能失调或低下，以正虚为主。《素问·阴阳应象大论》谓"阴胜则阳病，阳胜则阴病，阳盛则热，阴胜则寒"，阴阳失去动态平衡，或阴虚阳亢，或中气亏虚，阴火上乘，或五志化火均可致内伤发热。

《诸病源候论·虚劳热候》谓"虚劳而热者，是阴气不足，阳气有余，故内外生于热，非邪气从外来乘也"，揭示了阴精亏虚，阴不敛阳，阳热偏盛，而生内热的病机，症见长期低热，阵阵潮热，夜间加重，五心烦热，口干口渴，舌质红、少津少苔，脉沉细等，可见于更年期综合征、甲状腺功能亢进症、肿瘤术后等疾病。张老在诊治阴虚发热时，强调补益脏腑精气，恢复气化功能，治当养阴清热为主，以恢复阴阳动态平衡为目的。《素问·至真要大论》谓"诸寒之而热者取之阴"，强调阴虚内热不可一味地清热，需要在养阴的基础上标本同治，王冰注解为"壮水之主，以制阳光"，强调养阴抑阳，阴精充盛，阴阳维持动态平衡，阳热不亢。若肝肾阴虚，精血不足，虚阳亢旺所致发热，常以知柏地黄汤、泻白散合青蒿鳖甲汤加减。基础方：生地黄24 g，山茱萸12 g，山药12 g，茯苓9 g，泽泻9 g，牡丹皮9 g，知母12 g，黄柏12 g，青蒿25 g，鳖甲20 g（先煎），桑叶12 g，地骨皮15 g，桑白皮15 g，白薇15 g。以滋补肝血肾精为主，清透虚热为辅，养阴清热，扶正祛邪，通过补充物质基础，使脏腑功能正常，阴阳恢复动态平衡。

《脾胃论》谓"若饮食失节，寒温不适，则脾胃乃伤，损耗元气……脾胃气虚，则下流于肾，阴火得以乘其土位"，阐述了脾胃气虚是导致气虚发热的根本，脾胃气虚，升降失调，清阳下陷，阴火上乘，而致发热。此多为低热，劳累后加重，缠绵不解，神疲乏力，少气懒言，面色萎黄，纳差少食，大便稀溏，舌质淡嫩、苔薄白，脉沉弱。其病机根源是脾虚气陷，李东垣创立了"甘温除热"的治则，以补中益气汤、升阳益胃汤等方剂治疗气虚发热，方中黄芪、党参、茯苓、白术、甘草补气健脾，以扶正为主，柴胡、升麻升举清阳，则阴火自去。其中升阳益胃汤又加防风、羌活、独活等药祛风胜湿，陈皮、半夏、白术、茯苓、泽泻化湿降浊。

张老在"甘温除热"基础上，针对脾虚气陷，卫外不固，易招致外邪侵袭的病机，常合桂枝汤、玉屏风散益气固表，调和阴阳，顾护营卫。基础方：炙黄芪 30 g，党参 30 g，白术 15 g，茯苓 15 g，防风 10 g，柴胡 10 g，升麻 10 g，葛根 15 g，桂枝 15 g，白芍 15 g，荆芥穗 10 g，羌活 10 g，生姜 15 g，炙甘草 6 g。此类疾病多见于慢性虚损性发热，如肿瘤放化疗后、再生障碍性贫血、甲状腺炎等疾病，通过补益后天脾胃，扶助正气，祛邪外出。同时，正气存内，腠理固密，邪不可干，预防再次感染。

内伤发热多与脾肾相关，如肾阴不足或脾气下陷。若以养阴益气等法治疗后，仍低热缠绵，久治不愈，常兼痰湿、血瘀等病理产物阻滞，当扶正为主，兼以祛邪，以六味地黄丸、补中益气汤养阴益气治其本，合二陈汤、血府逐瘀汤祛痰活血治其标，标本同治，方可取效。

情志不舒，气机郁滞，五志化火，或饮食不节，过食辛辣刺激之品，五脏热盛，亦可出现慢性发热，自觉身热烦躁，或潮热、烘热，或特定时间发热，或局部发热。张老临床详辨病机，若气郁化火，当疏肝解郁、清解郁热，方以丹栀逍遥散合金铃子散加减；若阳明腑实证，见大便不通、身热汗出、手心烦热、腹部胀满，以承气汤通腑泄热；若阳明经证，见身热汗出、不恶寒，或背部微恶寒，以白虎汤辛寒透热等。临床需针对不同病机进行施治。

外感发热与内伤发热常相互转换，外感发热迁延日久，伤及正气，转为内伤发热；内伤发热正气不足，容易招致外邪，出现外感发热的表现，临床依据证候、舌脉等外在表现，判别外感、内伤发热，遵循"急则治标，缓则治本"的原则，灵活变通。

病案举例1

王某，男，66 岁，2004 年 12 月 20 日初诊。白天畏寒，夜间发热 2 个月。2 个月前自觉周身发热，晚饭后至凌晨 5 时明显，手足怕热伴麻木，夜间梦魇不安，自测体温 36.8℃~37.8 ℃，白天畏寒怕风，心烦口干，汗出质清，倦怠乏力，时有头晕耳鸣，胸闷气短，纳差少食，二便正常，舌质紫暗、苔白少津，脉沉细无力。实验室检查均正常。20 年前患脑膜结核已愈。中医诊断：内伤发热，证属阴虚内热。以知柏地黄汤合青蒿鳖甲汤加减养阴清热。处方：知母 10 g，黄柏 6 g，熟地黄 24 g，山茱萸 12 g，山药 12 g，茯苓 9 g，牡丹皮 9 g，泽泻 9 g，鳖甲 12 g（先煎），龟甲 20 g（先煎），青蒿 15 g，生黄芪 20 g，仙鹤草 30 g，黄精 15 g，墨旱莲 15 g，女贞子 15 g。7 剂，冷水煎服，每日 1 剂。

二诊（2004 年 12 月 30 日）：服药热减，停药 2 天又发热，夜间加重，体温 36.8 ℃，汗出乏力，倦怠少言，口干心烦，舌质暗红、苔薄白，脉沉弱。以知柏地黄汤合生脉饮等方加减，连续服药 2 月余，体温正常。

按：患者为老年男性，夜间发热，白天畏寒，体温波动在 36.8℃~37.8℃，多项实验室检查正常，证属肾精亏虚，阴虚阳亢，耗伤津气，治当补益肾精，兼清虚热，并加益气生津之品，以知柏地黄汤、青蒿鳖甲汤、生脉散加减，标本同治。

病案举例 2

朱某，男，67 岁，2004 年 10 月 20 日初诊。胸闷气短，反复发热 6 个月。6 个月前无明显诱因出现发热，体温 37.5℃~39.9 ℃，服解热镇痛药，汗出体温可以降至正常，停药 4~5 天又发热，咳嗽，少量白痰质黏，无咳血，胸闷气短，少气懒言，面色萎黄，形体消瘦，二便正常，语声低微，舌质淡暗有瘀斑、苔薄白，脉数无力。血压 100/80 mmHg，心率 90 次/分，外院胸部 CT 示：中央型肺癌（晚期）。慢性萎缩性胃炎 10 年，类风湿性关节炎 20 年，特发性血小板减少症 3 年。中医诊断：内伤发热。证属气虚发热，治当健脾补气、甘温除热，以补中益气汤合柴胡桂枝汤加减。处方：生黄芪 30 g，党参 20 g，茯苓 15 g，白术 15 g，当归 10 g，熟地黄 15 g，柴胡 10 g，黄芩 10 g，桂枝 10 g，白芍 15 g，青蒿 15 g，地骨皮 10 g，桑白皮 10 g，炙甘草 6 g。4

剂，冷水煎服，每日 1 剂。

二诊（10 月 25 日）：发热间隔时间延长，37.5℃~38.2 ℃，无潮热盗汗，纳差少食，口淡无味，晨起口中异味，饭后胃脘痞闷，舌质淡暗、苔白腻，脉沉细。上方加生麦芽 30 g，继服 4 剂。

三诊（10 月 29 日）：发热间隔时间延长，午后见短时间持续低热，37.2℃~37.8 ℃，咳嗽，咯少量黏痰，面色萎黄少泽，形体消瘦，尿频，腰酸怕冷，舌质淡嫩、有齿痕，脉沉细。以肾气丸加减，处方：熟地黄 24 g，山茱萸 12 g，山药 12 g，泽泻 9 g，牡丹皮 9 g，茯苓 9 g，制附子 6 g，桂枝 10 g，白芍 10 g，生黄芪 20 g，党参 15 g，淫羊藿 15 g，青蒿 10 g，柴胡 10 g，炙甘草 6 g。7剂。

四诊（11 月 10 日）：近 3 天已无发热，体温 36.6 ℃，夜尿颇多，影响睡眠，神疲乏力，语声低微，舌质淡暗、苔薄白，脉沉无力。前方去青蒿、柴胡，加仙茅 10 g、当归 10 g、白术 15 g，6 剂。

五诊（11 月 18 日）：体温正常，未再发热，神疲乏力，少气懒言，上方加减治疗 3 个月，乏力诸证改善。随访患者，2 年后死于肺癌。

按：患者为老年男性，因胸闷气短，反复发热，咳嗽少痰，无胸痛咯血，确诊为肺癌晚期，辨证属于气虚发热，遵循"甘温除热"法，以补中益气汤、柴胡桂枝汤补益中气、疏散表邪、扶正祛邪。后期肾阳亏虚显露，遵循"少火生气"的原则，以肾气丸加减温补肾阳而获效，张老强调虚损性发热，顾护正气尤为重要，不可一见发热就采取清热解毒之法，病必不愈。

治疗慢性咽炎的经验

慢性咽炎为临床常见病，表现为咽部异物感或堵塞感，伴咽部干燥灼热，痒痛则咳，常有清嗓"吭""咯"之声，痰少不易咯出，属中医学"梅核气""喉痹"等范畴，本病为多种因素所诱发，迁延难愈。张老对于慢性咽炎的诊治有独到见解，从肺胃热盛、痰气交阻认识其病机，辨病与辨证相结合，在慢性咽炎的不同阶段，兼顾祛邪扶正的辨证关系，收效颇佳。

一、诊治特色

多数医家认为慢性咽炎是肺肾阴虚，虚火上炎，循经上蒸，熏灼咽喉所致，多采用滋阴降火之法治疗。张老临床观察慢性咽炎属肺肾阴虚并不多见，反以肺胃热盛、痰气交阻型多见，分析其病机与西北地区的饮食习惯有关，如长期食牛羊肉或辛辣刺激之品，加之工作及生活压力增大，与"五志化火"等因素有关。

咽部为肺胃之门户，《太平圣惠方》谓"若风邪热气，搏于脾肺，则经络痞塞不通利，邪热攻冲，上焦壅滞，故令咽喉疼痛也"，《素问·阴阳类论》谓"喉咽干燥，病在土脾"，揭示慢性咽炎的病机与肺胃关系密切，张老认为慢性咽炎是由于机体免疫功能低下，过食辛辣刺激之品，或长期滥用抗生素，损伤脾胃，水谷津液不能布散，津聚为痰，痰阻气机，郁而化热，痰热与气机阻滞于咽部，出现咽部异物感、堵塞感等。同时讲话过多、用嗓过度、空气污染、情志不畅，"五志化火"，均可加重本病，使慢性咽炎迁延不愈，反复发作。

慢性咽炎病程长，病机复杂，缠绵难愈，市售含片药性偏凉，只能暂时缓解咽部痒痛等症状，而无法消除病因，久用则寒凉败伤脾胃。张老针对肺胃热盛、痰气交阻的病机，从肺胃立论，以清肺化痰、降气和胃为主，加疏肝理气之品，调畅气机升降，祛除咽部异物感，有利于患者康复。"脾为生痰之源，肺为贮痰之器"，咽部症状消除，病情缓解后，以扶正固本为主，健脾益气，培土生金，以杜生痰之源，避免复发。基础方：半夏10 g，厚朴10 g，紫苏10 g，茯苓15 g，桔梗10 g，牛蒡子15 g，玄参15 g，射干10 g，僵蚕12 g，金银花15 g，连翘15 g，陈皮10 g，生甘草6 g。方中金银花、连翘、牛蒡子、玄参、射干清利咽喉、疏散肺热；僵蚕、半夏、陈皮化痰降逆；厚朴、桔梗、紫苏调畅气机升降；茯苓、甘草健脾益气、培土生金。

若外感风热时毒，热毒壅盛，咽痛喜冷饮，口渴口苦，周身酸困，咽部充血、色鲜红，有大量滤泡增生，舌质红、苔黄腻，脉滑数，加鱼腥草30 g、大青叶15 g、板蓝根15 g等清热利咽；鼻塞不通，鼻流清涕者，加苍耳子15 g、辛夷10 g、炙麻黄9 g、细辛5 g等宣通肺窍；口舌生疮者，加黄连6 g、黄芩10 g、栀子10 g、龙胆草10 g等清热解毒；暑热夹湿者，加藿香10 g、佩兰10 g、苍术15 g等；若肝气郁结、痰气交阻，出现咽部异物梗塞感，遇情志不遂则加剧，咽部黏膜肿胀暗红，情志抑郁易怒，胸胁胀痛，刺激性咳嗽，脉弦，加柴胡10 g、枳壳10 g、白芍15 g疏肝解郁、调畅气机。

若脾胃气虚，聚湿生痰，常见咽部黏膜色淡红或晦暗，咽干不欲饮，面色不华，疲倦乏力，食少纳呆，腹胀便稀，舌淡胖苔白，脉缓弱，加生黄芪20 g、党参15 g、白术15 g、山药15 g、葛根15 g等；若肺肾阴虚，虚火上炎，咽部黏膜干燥萎缩、色绛红、灼热疼痛、干咳，痰少而稠，咽干舌燥，入夜为甚，腰膝酸软，五心烦热，舌红少津，脉细数，加生熟地黄各12 g、麦冬15 g、女贞子15 g、墨旱莲12 g；若肾气不足，阳虚寒凝，咽后壁淋巴滤泡增生，如小水泡状，咽痒则咳，痰清色白，遇寒则剧，面色苍白，形寒肢冷，腰膝酸冷，小便清长，舌淡苔白，脉沉细无力，加制附子 3 g、肉桂 3 g 引火归元；若干咳不已，加米壳 6~10 g，有良好的镇咳作用，痰多或咳痰不利不宜使用，以免敛邪。

二、治疗特点

（一）辨证与辨病相结合

张老临床以辨证为主，结合辨病，观察咽喉局部情况及全身症状，主张在辨证的基础上，结合辨病，依据咽部体征进行加减。如咽部黏膜色鲜红，充血明显，多为风热时毒侵袭，肺胃津伤，咽喉失濡，加清热解毒利咽之品，如大青叶、板蓝根、黄芩等；咽部黏膜肥厚充血，咽后壁有淋巴滤泡增生，呈颗粒状或融合成片，此为脾虚湿盛，痰聚咽喉，加以健脾化痰、软坚散结之品，如胆南星、浙贝母等；咽部黏膜干燥，萎缩变薄，腭弓变薄，色苍白，此为肾阳不足，寒凝痰结所致，加以温肾散寒之品，如制附子、肉桂等。

（二）扶正与祛邪相结合

慢性咽炎病机错综复杂，正虚邪实，相兼为病。临床观察到多数患者只在加重时才进行治疗，忽略缓解期的调治，致慢性咽炎反复加重，迁延不愈。急性发作期，肺胃热盛，痰气交阻，以邪实为主，"急则治标"，张老以清肺利咽、化痰降气为主，辅以健脾益气，祛邪不忘扶正，可以迅速控制症状；缓解期，咽部症状轻，咽干咽痒，咳少量白痰，晨起恶心，"缓则治本"，以扶正固本为主，健脾补气，培土生金，兼化痰利咽，标本兼顾，减少慢性咽炎的复发。张老强调健脾化痰在慢性咽炎治疗中的重要作用，脾气亏虚，津液输布失司，津聚为痰，痰阻气机，痰气交阻，咽喉不适，非火热上炎所致，若一味滋阴降火或苦寒清热，则会败坏脾胃，加重病情。

（三）用药心得

张老喜用牛蒡子、玄参、桔梗、射干、僵蚕、半夏清热利咽、化痰降气，因脾胃功能失调，水谷不化精微，反生痰浊，痰气交阻于咽部，常合二陈汤健脾理气，使痰浊祛除，气机畅达，咽部异物感消除。

张老强调服药同时，积极消除致病因素，增强体质，加强调护，戒烟限酒，谨防感冒，保持口腔卫生，可用淡盐水含漱，或胖大海代茶饮，慎用苦寒，忌食辛辣温燥之品，以免伤及脾胃。

病案举例

杨某，男，42岁，教师，2005年9月23日初诊。咽部不适，咳嗽咯白黏痰1年余，加重半月。2004年自觉咽部不适，如有物梗阻，吞之不下，吐之不出，清嗓稍舒，长期服多种抗生素及含片效果不佳，病情时反时复，咽部不适，吭咯不停，感冒时症状加重，神疲倦怠，少气懒言，畏风自汗，脘腹痞胀，纳差少食，手足欠温，舌质偏红、苔薄黄，脉细无力。查咽部慢性充血，咽后壁滤泡增生，颜色偏淡。中医诊断：喉痹。证属为痰气交阻，以半夏厚朴汤合二陈汤加减，化痰降气。处方：半夏15 g，厚朴15 g，紫苏12 g，枳壳15 g，杏仁10 g，陈皮10 g，茯苓15 g，白术15 g，牵牛子15 g，玄参15 g，射干10 g，僵蚕12 g，黄芩10 g，金银花15 g，连翘15 g，生甘草10 g。

二诊（10月9日）：服药15剂后，患者自感咽干咽痒、咽部异物感明显缓解，咽部充血减轻，本方加减又服10剂，以健脾补气、培土生金为主。后以六君子汤加减，服20余剂后，咳痰缓解，咽中异物感消失，咽部无充血，原增生黏膜变薄，较前明显光滑，咽后壁淋巴滤泡减少。

按：患者为教师，长期用嗓过度，加之教育学生，常生闷气，导致肝气不舒，气机郁结，津聚为痰，郁久化热，痰热交阻，发为喉痹，以半夏厚朴汤、二陈汤加清热利咽之品，祛痰降气，清利咽喉。病证缓解后，以六君子汤加减，培土生金。

咳嗽的辨证特点

咳嗽为临床常见症状，见于上呼吸道感染、急慢性气管炎、肺部感染、慢阻肺等疾病。临床分外感、内伤咳嗽两大类，外感咳嗽为六淫邪气侵袭，肺失宣降，肺气上逆所致，病机简单易治，若旧有宿疾，六淫邪气常与病理产物相合为病，加之病久体虚，抗邪无力，或治不得法，使咳嗽迁延日久；《素问·咳论》谓"五脏六腑皆令人咳，非独肺也"，内伤咳嗽多因脏腑功能失调，痰饮等病理产物停聚，气机不畅，痰随气机阻滞于肺，肺失宣肃，卫表不固，易招致外邪，内外合邪，肺气上逆发为咳嗽。

无论外感、内伤所致的咳嗽，从发病学角度看，无非是正气亏虚，病理产物阻滞，兼有六淫邪气侵袭。《素问遗篇·刺法论》谓"正气存内，邪不可干"，正气不足为前提，六淫邪气侵袭为其诱因。因此，张老临床辨治咳嗽，首分正虚邪实，结合患者的体质、涉及的脏腑，辨析六淫邪气及病理产物的寒热属性。"肺为清虚之脏"，只能容纳清气，若六淫邪气及病理产物停聚，必然导致肺失宣肃、肺气上逆。张老依据肺的生理特性，宣散外邪，扶助正气，祛除病理产物，恢复肺气宣肃功能，咳嗽可止。

一、外感咳嗽，祛邪为先

外感咳嗽，病程短，兼夹证少，病机简单，临床容易辨析，病因以外感六淫为主，张老认为邪自外来，六淫邪气侵袭肌表，内合于肺，表邪不去，肺失宣肃，肺气上逆为咳。因此，依据病史、主证、兼夹证，辨别病邪的性质，治疗以祛邪为先，邪气去除，肺气宣肃正常，咳嗽可愈。

"风为百病之长"，外邪侵袭常兼风邪，若感受风寒，临床表现为咳声重浊，咯白黏痰或清稀白痰，鼻塞流清涕，恶寒发热，周身酸楚疼痛，无汗口不渴，舌质淡、苔薄白，脉浮。治疗以辛温散邪为主，表邪祛除，则宣降功能恢复，不可盲目止咳，以免病邪不去，闭门留寇。张老以三拗汤合三子养亲汤、止嗽散加减疏散风寒、宣肺止咳。处方：炙麻黄 10 g，杏仁 10 g，紫苏子 30 g，白芥子 6 g，莱菔子 10 g，白前 10 g，前胡 10 g，枇杷叶 10 g，紫菀 10 g，款冬花 10 g，浙贝母 10 g，百部 10 g，炙甘草 6 g。邪自外来，影响肺气宣降，若邪气祛除，咳嗽自止。若肾阳亏虚，太少两感，则合麻黄细辛附子汤温阳散寒；若咳嗽痰多，色白质清，合二陈汤祛痰理气；若气虚明显，卫表不固，反复感冒咳嗽，久治不愈，合玉屏风散益气固表；若刺激性干咳日久，张老常以炙麻黄配米壳，宣肺散邪、敛肺止咳并用，痰多咳吐不利者忌用。炙麻黄辛温，宣肺透邪，平喘利水，外感风寒之邪非此不能外达，年老体弱者，张老常以麻黄绒代之，麻黄、杏仁、苏子宣降肺气最为关键。若汗出过多，证属太阳中风，则以桂枝汤加厚朴杏子汤合止嗽散加减。临床依据汗出的有无、体质的强盛、恶寒发热的不同进行加减。

风热咳嗽，临床表现为咳声高亢洪亮，少量白痰或黄痰，伴咽喉疼痛，声音嘶哑，咽干咽痒，口干口渴，可有短暂恶寒，汗出质黏，小便黄，舌质红、苔薄白或薄黄，脉浮数。张老以桑菊饮合止嗽散加减疏风清热，以疏散在表的风热之邪，恢复肺的宣降功能。处方：桑叶 10 g，菊花 10 g，牛蒡子 10 g，玄参 15 g，连翘 12 g，杏仁 10 g，桔梗 10 g，薄荷 10 g（后下），白前 10 g，前胡 10 g，浙贝母 10 g，百部 10 g，生甘草 10 g。若咽喉疼痛、发热，加金银花、鱼腥草、黄芩等清热利咽。风热属阳邪，易伤津耗液，张老在疏散风热、宣降肺气的基础上加沙参、芦根、麦冬、天冬等甘寒养阴、润肺止咳之品，不可用咸寒滋腻之品，以免影响脾胃纳运机能。

肺主气，司呼吸，外合皮毛，无论何种邪气致病，以疏散外邪、恢复宣肃功能为要旨，依据病邪性质，兼顾患者体质，辅以宣肃止咳之品。张老临床强调邪从外来，要千方百计给邪气以出路，邪去咳止，切忌盲目使用敛肺止咳之品，以免闭门留寇。

目前临床针对气管炎、肺炎、咽炎等感染性疾病的治疗存在一定的误区，临床医生常不辨病机的寒热虚实，仅依据细菌或病毒感染，便大量使用金银花、蒲公英、鱼腥草、白花蛇舌草等清热解毒之药，若为风热犯肺的咳嗽尚且有效，若是风寒、风湿咳嗽或脏腑亏虚者，必定雪上加霜，病必不愈。

外感咳嗽失治误治，表邪不去，入里化热，表寒里热，津气两伤，正虚邪恋，宣降失调，使咳嗽久治不愈，临床表现为痰黏稠不易咳、咽喉疼痛，或咽痒则咳，周身酸困，口干口渴，舌质红、苔薄白。张老常以小柴胡汤合银翘散加减，并加益气养阴之品，标本同治，寒热同调。处方：柴胡15 g，黄芩12 g，半夏10 g，党参15 g，生姜10 g，杏仁10 g，荆芥10 g，金银花20 g，连翘15 g，桔梗10 g，前胡10 g，牛蒡子10 g，浙贝母10 g，沙参15 g，麦冬15 g，生甘草10 g。疏散外邪、清热养阴、益气扶正，则表寒得去、里热得清、津气得复，肺气宣降正常，咳嗽则愈。

病案举例

杨某，男，48岁，2006年4月21日初诊。咳嗽、咳白黏痰15天。胸部X片示：气管炎、肺气肿。静滴头孢呋辛7天。刻下：咳嗽咳痰略有减轻，咳少量白痰，汗出恶风，晨起流清涕，咽干咽痒，纳食减少，小便黄，大便正常，舌质红、苔薄白，脉浮数。西医诊断：气管炎、肺气肿。中医诊断：咳嗽，证属表寒里热、肺阴亏虚。治以疏散风寒、清热养阴。处方：柴胡15 g，黄芩10 g，半夏10 g，党参20 g，荆芥10 g，杏仁10 g，薄荷6 g（后下），牛蒡子10 g，金银花10 g，连翘10 g，沙参15 g，天冬15 g，麦冬15 g，浙贝母10 g，米壳6 g，炙甘草6 g。加减服20剂，咳嗽痊愈。

按："肺为清虚之脏"，主皮毛，司呼吸，主宣发肃降。《素问·咳论》谓"皮毛者，肺之合也，皮毛先受邪气，邪气以从其合也"，风寒邪气侵袭肺卫，肺失宣发肃降，肺气上逆发为咳嗽，久治不愈，化热伤津，以小柴胡汤加清热养阴之品，祛除风寒邪气，兼以清热生津，恢复肺气宣肃功能，患者痊愈。

二、新感引动伏痰，治痰为先

肺为娇脏，不耐寒热，肺为清虚之脏，司呼吸，主宣发肃降，其生理特点决定了肺只能容纳自然界的清气，当感受六淫邪气，或病理产物壅滞于肺，宣发肃降失调，则发为咳嗽。单纯外感咳嗽，可通过解表宣肺，祛除外邪，咳嗽即止。久治不愈的咳嗽，张老必反复追问病史及发病特点，若患慢性阻塞性肺疾病、肺心病等疾病，发病有明显的季节性，常在秋冬气候交替时加重，因其有宿疾，痰饮、水湿等病理产物停聚，稍遇外邪即引动痰饮、水湿，表里同病，六淫邪气与病理产物胶结，阻滞于肺，肺失宣肃，肺气上逆发为咳喘，缠绵难愈。

《素问·咳论》谓"五脏六腑皆令人咳，非独肺也"，咳嗽反复发作，久治不愈，尚与五脏六腑的功能失调密切相关，如素体脾虚，过食寒凉之品，或服用清热解毒之品，败伤脾胃。《素问·咳论》谓"其寒饮食入胃，从肺脉上至于肺，则肺寒，肺寒则外内合邪因而客之，则为肺咳……此皆聚于胃，关于肺，使人多涕唾，而面浮肿，肺气逆也"。痰饮、水湿等病理产物停聚，三焦气机升降不畅，郁久化热，形成痰热，壅滞于肺，阻滞气机，肺失宣降，一旦感受外邪，引动痰饮、痰热，内外合邪，气道受阻，肺气上逆，出现咳嗽，咳吐大量痰液，喘促难卧，喉间痰鸣，气短胸闷，伴恶寒发热等证。

外邪引动宿痰，肺气上逆，为咳嗽急性加重的主要病机，治疗在解表祛邪的前提下，辨别痰饮的性质尤为关键。张老临证必详细询问痰液的颜色、性状、咳痰量及伴随症状，若形寒肢冷，咳痰清稀，痰量多，落盂成水，口不渴，喜热饮，舌质淡嫩、苔水滑，脉滑无力，多为寒痰水饮为患。针对表寒里饮的病机，张老常以小青龙汤外散表寒，内化水饮，表里两解，方中干姜、细辛、五味子等量应用，温肺化饮止咳，临床针对表实无虚证，以炙麻黄宣肺平喘，兼有正虚，汗出而喘，以麻黄绒代之，以防汗出伤正。针对哮喘急性发作时气管痉挛的病理机制，在辨证的基础上，加苍耳子 30 g、地龙 10 g、白芍 30 g、夏枯草 30 g 等药祛痰止咳，现代药理研究表明，上药有抗过敏、缓解支气管痉挛等作用。

兼有少阳不和，口苦咽干，心情烦躁，往来寒热者，合小柴胡汤加减；若痰多色白，清稀量多，晨起加重，小便清长，以小青龙汤合二陈汤温化痰饮；若喉间痰鸣，辘辘有声，合葶苈大枣泻肺汤、三子养亲汤；若肾不纳气，肺气上逆，喘促胸闷，口干口渴，合肾气丸；若气虚不顾，汗出怕冷，反复感冒，合玉屏风散。

若痰液黏稠，或黄色脓样痰，咳吐不利，喘促气急，身热烦躁，口干口渴，小便黄，舌质红、苔白腻或黄腻，脉滑数，属表寒化热或表里皆热，壅遏气机，以麻杏石甘汤合苇茎汤加减外解表邪、内清里热。处方：炙麻黄 10 g，生石膏 30 g，杏仁 10 g，芦根 30 g，薏苡仁 30 g，桃仁 10 g，冬瓜仁 30 g，桑白皮 30 g，葶苈子 10 g，金银花 20 g，黄芩 10 g，栀子 10 g，鱼腥草 20 g，瓜蒌 20 g，甘草 10 g。虽然表现为肺热壅盛，张老依据"火郁发之"的原则，以麻黄配伍石膏等清泻肺热，去性取用。麻黄辛温，宣肺平喘，石膏辛寒，宣透肺热，杏仁降气平喘，加大剂黄芩、鱼腥草、金银花等清肺泻肺，辛以散之，苦以泻之，使郁热得以透散，同时，千金苇茎汤清热祛痰，痰浊祛除，热邪无所依附。

若兼表热证，咽痛咽干，发热头痛，合银翘散疏散风热；兼少阳枢机不利，口苦心烦，发热恶寒，合小柴胡汤和解表里；痰多难咯，喉间痰鸣，痰白喘促，合三子养亲汤、葶苈大枣泻肺汤祛痰降气；痰热内蕴，耗气伤津，合沙参麦冬汤等。

随着疾病的发展，不仅有痰浊、水饮等病理产物阻滞，迁延日久，气机不畅，气滞血瘀，可形成痰瘀互结证，常见口唇爪甲瘀暗，胸闷气短，喘促难平，舌质暗有瘀斑，舌下脉络迂曲，在温化痰饮、清化痰热等治法基础上，合血府逐瘀汤，或丹参饮加减，行气活血，气血畅通，有利于各种病理产物的祛除。

因此，旧有痰饮宿疾，当辨别痰饮的性质，及时祛除痰饮等病理产物，使三焦气机畅达，升降有序，肺气宣发肃降功能正常，咳喘可愈。

病案举例

李某，男，67 岁，退休教师。2006 年 5 月 19 日初诊。反复咳嗽伴喘息 28 年，加重 1 个月。28 年前因大叶性肺炎住院治疗，其后秋冬季节交替时，咳嗽反复发作，遇寒则咳剧，晨起痰多，长期服止咳化痰之品，多次住院治疗，确诊为慢性阻塞性肺疾病。1 个月前因受凉出现咳嗽喘息加重，咳痰量增多、色白质清、容易咳出，神疲乏力，汗出怕冷，无发热，二便正常，口唇爪甲发绀，舌质淡暗、苔白腻，脉濡。左下肺可闻及湿性啰音，胸部 X 片示：气管炎、肺气肿。静滴头孢美唑等药，症状不缓解。1953 年患胸膜炎，高血压 15 年。因患者有宿疾，"脾为生痰之源，肺为贮痰之器"，脾气亏虚，痰浊内生，壅滞于肺，1 个月前又感受寒邪，引动伏痰，阻塞气道，肺失宣肃，发为咳喘，依据"急则治标"的原则，以小青龙汤合二陈汤、三子养亲汤加减，疏散表邪，温化水饮，辅以降气止咳，兼以健脾燥湿，以杜生痰之源。处方：炙麻黄 6 g，桂枝 8 g，白芍 15 g，半夏 10 g，五味子 6 g，细辛 6 g，干姜 6 g，陈皮 12 g，茯苓 15 g，紫苏子 10 g，莱菔子 10 g，白芥子 10 g，葶苈子 10 g，生黄芪 20 g，浙贝母 10 g，制百部 10 g，炙甘草 6 g。6 剂，冷水煎服，每日 1 剂。

二诊（5 月 25 日）：咳嗽咳痰、喘息明显减轻，晨起痰多，为白色黏痰，气短纳差，乏力汗出，动则加重，二便正常，舌质淡暗、苔白腻，咳喘减轻。前方去三子养亲汤涤痰降逆之品，加防风 5 g、炒白术 20 g，合为玉屏风散，益气固表，扶助正气。

三诊（6 月 7 日）：服上方咳喘渐止，咳痰量明显减少，偶有少量黄脓痰，口干口渴，舌质瘀暗、苔白腻，脉滑。考虑痰饮化热以及小青龙汤过于温燥，去浙贝母、百部、葶苈子，加瓜蒌 15 g、桃仁 10 g、炒薏苡仁 20 g、冬瓜仁 20 g、芦根 20 g，清肺化痰以治其标热。

四诊（6 月 27 日）：服上方 10 剂，咳喘已止，少量白色清痰，汗多，纳差，胃脘痞满，舌质胖大瘀暗、苔薄白腻，脉沉细滑。依据"缓则治本"的原则，以玉屏风散合温胆汤，益气固表、健脾化痰。处方：生黄芪 30 g，防风 10 g，炒白术 20 g，陈皮 12 g，半夏 10 g，茯苓 15 g，苍术 15 g，紫苏 10 g，莱菔子 15 g，白芥子 7 g，胆南星 10 g，枳实 10 g，杏仁 10 g，淫羊藿 15 g，丹参 30 g，炙甘草 6 g。此方加减服 10 剂，诸症减轻。

按：患者为老年男性，咳喘宿疾多年，脏腑功能低下，咳痰量多色白清稀，痰饮停聚，外感寒邪，引动伏痰，随气机升降，阻滞于肺，肺失肃降，肺气上逆发为咳喘，以小青龙汤、二陈汤、三子养亲汤加减，外散寒邪，温肺化饮，降气平喘，病证缓解后，以玉屏风散合温胆汤加减，补气固表，化痰理气，标本同治。

三、注重体质辨识，辨别标本

临床诊治咳嗽，审证求因，除了辨别病邪等因素，张老还强调体质辨识在咳嗽辨证中占有重要的地位。

体质与生俱来，取决于个体禀赋。脏腑具有寒热虚实的倾向性，当感受外邪时，体质的不同，病势的发展与转归不同。如体质偏寒，肾气不足或肾阳亏虚之人，感受风寒之邪，易出现太少两感，表里皆寒，肾不纳气，出现咳嗽，气喘气促，痰多清稀，落盂为水，恶寒发热，无汗畏寒，四肢厥冷，但欲寐，小便清，舌质淡嫩，苔水滑，脉沉无力。张老常以麻黄细辛附子汤、小青龙汤及补肾纳气之品，外散表寒，内散水饮，兼以温补肾阳，补肾纳气，内外表里，标本兼顾。同样感受风寒之邪，体质偏热或痰热内蕴之人，风寒之邪迅速化热，出现微恶寒，高热，咽痛咳嗽，咳黄色黏痰或黄色脓痰，甚者咳血，胸痛气短，口干口渴，喜冷饮，口苦烦躁，小便黄，大便干燥不畅，舌红苔黄或黄腻，脉滑数。张老常以麻杏石甘汤合银翘散、千金苇茎汤加减，解表散寒，清肺化痰，表里同治。

又如心肾阳虚之人，水液代谢失常，水饮内停，感受外邪，外邪引动内饮，水饮变动不居，水饮射肺凌心，出现咳喘，气促憋气，张口抬肩，难以平卧，痰液清稀，颜面及四周浮肿，小便不利，大便稀溏，舌质淡嫩水滑，脉沉无力。张老常以真武汤合射干麻黄汤，温补心肾之阳，祛除痰浊水饮等病理产物，使肺气宣降正常。

针对年老体弱，肾气亏虚的咳喘患者，起病之初，就要预测到病情的发展会累积于肾。在治疗时，解表祛邪合补肾平喘，祛除邪气，防止传变，同时预防病情缓解后复发，充分体现了"已病防传"的治疗理念，一举两得，防患于未然。张老常在解表祛邪方中加熟地黄 20 g、淫羊藿 15 g、枸杞子 15 g、肉苁蓉 15 g、菟丝子 30 g 等补肾纳气之品；若肾阳亏虚，痰涎清稀，小便清长，畏寒怕冷，加制附子、肉桂等药；若平素气虚，卫表不固，反复感冒，加生黄芪 30 g、炒白术 20 g、防风 10 g 益气固表，预防复发；久咳无邪，咳嗽少痰，加米壳 6~8 g 敛肺止咳。

因此，临床辨证时，要充分考虑体质因素对疾病的影响，当然体质因素与病邪之间存在标本缓急的关系，张老本着"急则治标，缓则治本""甚者独行，间者并行"的原则，疾病急性发作期，祛邪治标为主，兼以扶正顾本；疾病缓解期，扶正固本为主，兼以祛邪，灵活变通。

病案举例

王某，男，75 岁，农民，2005 年 4 月 3 日初诊。反复咳嗽 25 年，加重伴喘促心悸 1 个月。25 年前因患气管炎，静滴头孢唑林钠，症状缓解，其后每因秋冬气候变冷，反复咳嗽咳痰，胸闷气短，确诊为慢性支气管炎，迁延不愈。2 年前喘促气短，心悸胸闷，咳痰不利，确诊为肺气肿、肺心病合并心衰，长期口服氨茶碱、氢氯噻嗪及抗生素，症状时轻时重。1 个月前又因受寒咳嗽加重，咳泡沫样白痰，胸闷心悸，喘促气短，昼轻夜重，夜间难以平卧，气息难续，多汗怕冷，纳差，双下肢水肿，咳剧时遗尿，静滴头孢呋辛，咳喘、气急不能缓解，望其颜面浮肿，口唇青紫，吸气时张口抬肩，三凹征阳性，双肺可闻及湿性啰音，双下肢中度凹陷性水肿，小便清，大便正常，舌质瘀暗色淡、苔薄白，脉细数无力。既往有慢性萎缩性胃炎 10 年。心电图示：心率 93 次/分，肺型 P 波，ST-T 改变。胸部 X 片示：双下肺感染。西医诊断：慢性阻塞性肺疾病合并肺部感染、肺心病、心衰、慢性萎缩性胃炎。中医诊断：咳喘，证属水饮射肺、肾不纳气。治当温化水饮、宣肺平喘、补肾纳气，方以小青龙汤加减。处方：炙麻黄 10 g，桂枝 10 g，白芍 10 g，半夏 10 g，干姜 6 g，细辛 6 g，五味子 6 g，制附子 6 g（先煎），肉桂 6 g，蜂房 15 g，淫羊藿 15 g，陈皮 10 g，茯苓 20 g，杏仁 12 g，炙甘草 6 g。6 剂，冷水煎服。

二诊（4 月 10 日）：咳嗽喘促减轻，白色泡沫样痰量多，夜间难以平卧，乏力，双下肢中度凹陷性水肿，舌质淡暗、苔白腻，脉细滑数，上方加生黄芪 30 g、地龙 10 g，6 剂。

三诊（4 月 20 日）：咳喘明显减轻，咳痰色白易出，夜间可以平卧 3~5 小时，双下肢浮肿减轻，血压 140/70 mmHg，舌脉同前。上方制附子加至 10 g，加葶苈子 15 g，以温阳化气、降气平喘，6 剂。

四诊(4月28日)：患者咳喘减轻，痰量明显减少，夜间可以平卧，双下肢浮肿明显减轻，汗多、活动后加重，时有心悸，纳差少食，舌淡、苔薄白，脉细无力。痰饮渐去，咳喘已平，以玉屏风散合金水六君煎善后。处方：生黄芪20 g，太子参20 g，党参20 g，白术25 g，茯苓20 g，陈皮10 g，半夏10 g，防风10 g，淫羊藿15 g，熟地黄15 g，当归12 g，蜂房10 g，地龙10 g，炙甘草6 g。

按：患者为老年男性，常年咳喘，肺肾气虚，兼有痰饮停聚，三焦气机阻滞，宣降失常，正气亏虚，卫外失司，反复感受外邪，引动伏痰，痰浊上犯，肺失宣肃，虚实兼夹，以寒痰水饮为标，肺肾两虚为本，以小青龙汤加减，温阳化饮，并加入补肾纳气之品，使饮邪祛除，元气摄纳，病症缓解后，以玉屏风散合金水六君煎补气健脾，培土生金，扶正祛邪，预防复发。

四、疾病缓解期，注重固本

新感所致咳嗽病程短者，外邪祛除，宣降恢复，即可痊愈，若失治、误治，或年老体虚，正气亏虚，无力抗邪，正虚邪恋，咳嗽迁延不愈，治当扶正祛邪，标本同治，正气旺盛，方可祛除邪气，咳嗽可愈。

若有宿疾，如慢性阻塞性肺疾病、肺心病等，发病存在明显的季节性，秋冬之季，气候寒冷，咳嗽、咳喘急性加重，以祛邪为主或兼以扶正；春夏之季，气候温暖，咳喘缓解期，当以扶正为主，有利于疾病向愈，并且可以预防和减少复发，充分体现中医"治未病"的理念。

咳嗽缓解期，咳痰喘促等症状明显减轻，正气亏虚，脏腑功能失调，痰饮等病理产物停聚，常见晨起痰多色白、神疲乏力、胸脘痞闷等症状，依据脏腑虚损以及兼夹病理产物的不同进行施治，"正气存内，邪不可干"，以扶正为主，兼以祛除病理产物，对于咳嗽缓解期的治疗有积极意义。

肺为清虚之脏，肺主气，司呼吸，为水之上源，"肺为贮痰之器"，痰饮等病邪停留于肺，肺气上逆发为咳喘；脾主运化，输布水谷精微于全身，三焦为水谷精微气化的场所，"脾为生痰之源"，脾失健运，酿生痰浊，"聚于胃，关于肺"，痰浊随气机上犯于肺，出现咳痰；肾主水，司开阖，主纳气。因此，张老临床强调，恢复肺、脾、肾、三焦的功能与祛除病理产物为治疗的关键。若肺气亏虚，卫表不顾，以玉屏风散合桂枝汤益气固表、调和营卫；若肺脾气虚，痰浊阻滞，以六君子汤合三子养亲汤健脾益气、降气祛痰；肺肾两虚，以气虚为主，玉屏风散合肾气丸；若肺肾两虚，以肾精不足为主，玉屏风散合六味地黄丸；若脾虚湿盛，以二陈汤或温胆汤燥湿化痰、理气健脾；若脾肾两虚，以金水六君煎合二陈汤健脾化痰、补肾纳气等，从根源上祛除痰饮水湿，恢复肺宣发肃降的功能。

病案举例

尤某，女，56岁，2005年5月22日初诊。反复咳嗽咳痰12年，加重伴气短10天。12年前患左侧大叶性肺炎，经住院治疗痊愈，其后每年冬春气候交替时感冒，咳嗽咳痰加重，多次住院静滴抗生素，夏季咳嗽等症状缓解。10天前因外出旅游受凉，咳嗽气喘，活动后加重，咳清痰，无发热，胸闷气短，夜间加重，汗出畏寒，神疲乏力，少气懒言，口干口渴，喜热饮，小便频数，夜尿3~4次，双下肢浮肿，舌质瘀青、苔薄白，脉沉滑。胸部X片示：肺气肿、间质性改变。静滴头孢呋辛，症状无明显改善。西医诊断：肺气肿。中医诊断：咳嗽，外寒内饮、肾不纳气证。治以解表散寒、宣肺化饮、补肾纳气，以小青龙汤合肾气丸加减。处方：炙麻黄5 g，桂枝10 g，白芍15 g，半夏10 g，干姜6 g，细辛6 g，五味子6 g，生黄芪20 g，党参20 g，熟地黄24 g，山茱萸12 g，肉苁蓉15 g，肉桂6 g，炙甘草6 g。

二诊（6月30日）：加减治疗月余，咳嗽气喘等症状减轻，活动后气短，仍感神疲乏力，汗出怕冷，容易感冒，腰膝酸软，纳差少食，晨起颜面浮肿，咳白色黏痰，以肾气丸、二陈汤、玉屏风散加减以补肾健脾、固表和卫。处方：

熟地黄24 g，山药 12 g，山茱萸12 g，泽泻 9 g，牡丹皮9 g，茯苓15 g，陈皮 10 g，半夏 12 g，生黄芪 30 g，防风 10 g，白术 15 g，肉桂 6 g，制附子 6 g，菟丝子 15 g，肉苁蓉 15 g，党参 20 g，淫羊藿 15 g，紫河车 20 g，蛤蚧 1 对，炙甘草6 g。7 剂，制成水丸，每次 10 g，每日 2 次，连续服药 6 个月，咳喘缓解。

按：咳嗽虽为常见病，若治不得法，则会迁延难愈，张介宾曰"咳嗽治表邪者，药不宜静，静则留连不解，变生他病，故忌寒凉收敛，《经》所谓肺欲辛者是也；治里证者，药不宜动，动则虚火不宁……"张老依据肺的生理特性及疾病的不同阶段，运用宣、降、温、清、润、收等法治疗。若六淫及病理产物犯肺，以宣肺透邪为主，有邪必宣，发散邪气，偏于风寒以三拗汤加减；偏于风热以桑菊饮加减，使肺气畅通，咳嗽可止，不可一味止咳，以免闭门留寇，迁延不愈；内有痰饮阻肺，当温化痰饮，以小青龙汤加减；内有蕴热，但清肺透热，以麻杏石甘汤加减；肺燥津伤，以沙参麦冬汤加减。肺为清虚之脏，以肃降为顺，咳久邪祛，肺失肃降，当以肃降肺气为主，如止嗽散，并可加敛肺止咳之品。针对久病不愈或年老体虚，当辨别脏腑气血阴阳的虚损，扶正祛邪，同时预防复发。

慢性心律失常的治疗经验

慢性心律失常包括窦性心动过缓、房室传导阻滞、窦房传导阻滞、病窦综合征等病，属中医"心悸"范畴，常有心悸怔忡，胸闷气短，神疲乏力，面色㿠白，脉结代，严重者出现晕厥或猝死，现代医学以植入人工起搏器替代窦房结功能，但价格昂贵，易受电磁波干扰。《濒湖脉学》谓"迟来一息至惟三，阳不胜阴气血寒"，说明缓慢性心律失常的发病实质是阳气亏虚，鼓动无力。张老借鉴前辈医家的经验，以麻黄细辛附子汤合桂枝加龙骨牡蛎汤等方加减温补心肾，助阳复脉，治疗慢性心律失常。

一、重视心肾阳虚的病机

《素问·生气通天论》云："阳气者，若天与日，失其所则折寿而不彰。"心主血脉，血脉充盛，阳气不虚，推动血液在体内正常运行，濡养脏腑经脉四肢百骸，脉搏和缓有力，面色红润，精神振奋；肾为先天之本，肾阳为诸阳之本，总司一身之阳气，对人体脏腑有温煦作用，心中阳气必得肾中真火之助，才能更好地发挥其主血脉之功能。

若先天禀赋不足，心肾阳虚，或病久不愈，"五脏之伤，穷必及肾"，心肾阳虚，无力鼓动血脉循行，血行涩滞，心脉瘀阻，临床表现为心悸怔忡，胸闷气短，神疲乏力，汗出怕冷，头晕目眩，面色晦滞，四肢不温，失眠健忘，面色苍白，小便清长，舌质多暗淡，舌体胖嫩或兼有齿痕，脉虚弱迟缓或结代，严重者出现晕厥或猝死。

阳气充盛对于维持人体生命活动有重要的意义。张老认为缓慢性心律失常的实质为心肾阳虚，病位在心，其根在肾。《论脉枢要》云："迟为阴盛阳亏之候，为寒为不足。"疾病早期表现为心肾气虚，鼓动无力；随着疾病的发展，出现心肾阳虚，寒自内生，运行气血的功能下降；后期脏腑功能低下，五脏阳虚，可兼夹痰浊、瘀血、水饮等病理产物，本虚标实，伴见畏寒怕冷、倦怠懒言、神疲嗜睡、心悸心慌、颜面及下肢浮肿，严重者阴阳离决危及生命，此时必须安装心脏起搏器。

二、强调温阳复脉

慢性心律失常的实质是心肾阳虚，遵循《黄帝内经》"治病求本""寒者热之"的原则，张老提出温补心肾、益气复脉的法则，通过补益心肾阳气、温经散寒来恢复心主血脉的功能，临床以麻黄细辛附子汤合桂枝加龙骨牡蛎汤、四君子汤、生脉散加减，依据患者体质、兼夹证进行加减，每获奇效。基本方：炙麻黄 6 g，制附子 10 g（先煎），细辛 6 g，桂枝 15 g，白芍 15 g，炙甘草 10 g，龙骨 30 g（先煎），牡蛎 30 g（先煎），白术 17 g，茯苓 17 g，人参 10 g（另煎），麦冬 15 g，五味子 7 g。

麻黄附子细辛汤出自《伤寒论》301条，"少阴病，始得之，反发热，脉沉者，麻黄细辛附子汤主之"。原方治疗太少两感证，心肾阳虚，又感寒邪所致，附子温肾助阳以祛内寒，麻黄辛温散寒解表，使寒邪从表解，细辛气味辛温香窜，助阳散寒，麻黄细辛附子汤温阳散寒。现代药理研究表明，麻黄碱有拟肾上腺作用，能兴奋 α 受体，提高心率、脉率；附子含乌头碱，可兴奋肾上腺素受体；细辛有异丙肾上腺素作用，三药合用，使心脏收缩力加强，心排血量增加，心动过缓就能从根本上得以改善，提高窦房结及房室结的传导功能。桂枝加龙骨牡蛎汤出自《金匮要略·血痹虚劳病脉证并治第六》，"……男子失精，女子梦交，桂枝加龙骨牡蛎汤主之"，本方燮理阴阳、镇心安神。四君子汤健脾益气，生脉散益气养阴，佐制温热药的燥烈之性，全方以扶助正气为主，补气温阳，安神定志，阳气旺盛，气血运行正常，心悸可愈。

临床根据患者的体质，病机病证的兼夹，随证配伍加减。偏气虚者，症见气短乏力，神疲懒言，动则汗出，面色苍白，加强健脾益气，加党参、太子参、黄芪等；偏心阳不足，症见畏寒肢冷，面色晦暗，可根据阳虚的程度，增加附子、桂枝、细辛的剂量，加肉桂、干姜等；若痰浊痹阻心阳，加全瓜蒌、薤白、石菖蒲等豁痰宽胸。附子、瓜蒌同用，为"十八反"禁忌，张老针对阳虚痰浊痹阻的病机，常相合而用，以制附子温振心阳、瓜蒌宽胸理气，未出现副作用；偏阴血不足，失眠健忘，面色萎黄，加熟地黄、当归、何首乌养血活血；偏气滞血瘀，心悸不安，胸闷不舒，心前区刺痛，唇甲青紫，舌质暗有瘀斑，脉迟涩，常配以行气化瘀之品，如丹参、赤芍、桃仁、红花、当归、川芎、降香等；偏阴阳两虚，气血不足，心悸怔忡，神疲乏力，合炙甘草汤加减。

张老认为麻黄细辛附子汤，不仅适宜于外感热病，也可应用于内伤杂病，只要符合心肾阳虚，寒自内生者，均可加减使用。张老强调缓慢心律失常引起的心悸怔忡，更应把振奋阳气放在首位，温通心阳是治疗心悸怔忡的重要法则，麻黄细辛附子汤绝非取其温里解表之性，而是用其温补少阴心肾、助阳复脉之功，麻黄辛温微苦，辛善行散，温能祛寒，故可温散阴寒之邪，宣通经络，调畅血脉；附子为大辛大热之品，纯阳之品，善通行十二经，上能助心阳以通脉，下能温肾阳以益火，为回阳复脉之要药，张锡纯《医学衷中参西录》曰"附子论者谓善补命门相火，而服之能使心脉跳动加速，是于君相二火皆能大有补益也"；细辛辛温香窜，既能发散在表之风寒，又能祛除入里之寒邪。《伤寒论》64条曰"发汗过多，其人叉手自冒心，心下悸，欲得按者，桂枝甘草汤主之"，治疗大汗后心阳欲脱的心悸证，以桂枝甘草汤急救心阳。《伤寒论译释》谓"桂枝非为发表，乃取其入心而易阳……"，桂枝辛温外可解表，内可温通心阳，合炙甘草辛甘化阳、温补心阳。黄芪、人参、白术、茯苓益气健脾；麦冬、五味子、白芍、当归补益心阴，同时可以制约温阳补气药的燥烈之性，便于长期服用；龙骨、牡蛎潜镇安神，心肾阳旺，虚寒祛除，悸动可止。

张老认为通过温补心肾、温经散寒以恢复阳气通行血脉的功能，对缓慢性心律失常的治疗有积极意义。疾病是千变万化的，临证既要抓住一般规律，又要善于识别特殊情况，根据患者体质、病证的兼夹，于纷繁复杂的证候中分清寒热虚实，辨明阴阳表里，辨证与辨病相结合，抓住疾病的主要矛盾，灵活配伍进行加减，做到知常达变，施治时方可达药到病除之效。

病案举例

龚某，男，60岁，2003年6月27日初诊。心慌心悸3年，加重1月余。心悸心慌，头昏目眩，神疲乏力，劳累后加剧，伴畏寒怕冷，四肢发凉，纳差食少，精神差，睡眠可，大小便正常，舌质淡红、苔薄白，脉沉迟无力。心电图示：窦性心律，心率52次/分，律不齐，完全性右束支传导阻止。血压130/75 mmHg。中医辨证为心悸，证属阳气虚衰、心阳不振。治宜温阳散寒、健脾益气，方用麻黄细辛附子汤合桂枝甘草汤加减。处方：炙麻黄6 g，制附子10 g（先煎），细辛6 g，桂枝15 g，炙甘草10 g，生黄芪30 g，人参10 g（另煎），白术17 g，茯苓17 g，麦冬15 g，龙骨30 g（先煎），牡蛎30 g（先煎），茯神15 g。7剂，日1剂，水煎服。药后畏寒及四肢逆冷明显改善，胸闷气短较前好转，活动后稍感心慌，心率66次/分，心律明显改善，逐渐增加制附子的用量。又连服10余天后，停服麻黄细辛附子汤，脉率不减，以当归补血汤、四君子汤加减温中补虚、养血和血，调理月余，临床症状消失。

按：患者为老年男性，素体阳气亏虚，无力运血，阳虚生内寒，脏腑功能低下，心阳不振，心脉失养，《素问·生气通天论》谓"阳气者，若天与日，失其所，则折寿而不彰"，以麻黄细辛附子汤合桂枝甘草汤加减温振心阳，病症缓解后，以当归补血汤、四君子汤加减补气养血。

活血化瘀法治疗心系病证的经验

心系病证是以胸闷胸痛、心悸怔忡、气短乏力为主证的一类疾病，为临床常见病，包括现代医学的冠心病、风湿性心脏病、心肌病、肺心病、心律失常、心脏神经官能症等内科疾病，属中医"胸痹心痛""心悸怔忡"等范畴。

《素问·痿论》谓"心主身之血脉"，血脉的正常运行有赖于心血的充盈、心气的推动有力；肝藏血，主疏泄，调畅气机，气血的循行离不开肝气的疏泄有度；肺主气，司呼吸，主治节，气血的运行有赖于肺气宣发肃降；脾主运化，为后天之本，气血化生之源，脾主升清，输布气血行于周身；肾为先天之本，藏五脏之精，"五脏之阴，非此不能滋……五脏之阳，非此不能发"，肾精不足、肾阳不足，则气机升降失调，血运无力。因此，生理状态下，血脉正常循行与五脏功能密切相关，气血运行于全身，濡养脏腑百骸，离不开气血充盛、阳气推动有力；病理状态多与五脏功能失调有关。

张老认为心系病证病位在心，临床表现及病因各不相同。究其病机，首先与脏腑虚损及功能失调有关，如五脏气血阴阳亏虚，心脉失养；其次，兼夹痰浊、瘀血、水饮病理产物阻滞，血脉不通，同时，随着病情的迁延，"久病入络""久病必瘀"，最终导致血脉瘀阻，出现胸闷心痛、心悸怔忡、神疲乏力，严重者危及生命，出现猝死。

活血化瘀法为中医重要治则，张老临床治疗心系病证时，重视气血理论，在辨证的基础上，将活血化瘀法贯穿疾病的始终，依据不同时期的病机特点进行加减配伍，扶正祛邪，常取佳效。

一、气血两虚，瘀血阻滞

心主血脉，血液在脉道正常运行依赖于心血的充盈、心气的有力推动，从而通过升降出入遍及全身。《灵枢·营卫生会》谓"气为血之帅，血为气之守"，气血相互依存，相辅相成，血以载气，气以运血。病理状态下，心血不足，血脉不充，心气亏虚，鼓动无力，血行不畅，因虚致瘀，最终导致血脉瘀阻，其病机为气血两虚，瘀血阻滞，本虚标实，以正虚为主，临床表现为胸闷气短，胸痛隐隐，怔忡心悸，劳累或活动后加重、休息后减轻，神疲乏力，失眠健忘，面色少华，舌质淡暗、苔薄白，舌下脉络迂曲，脉沉弱。张老以八珍汤合血府逐瘀汤加减补益气血、行气活血，标本同治。处方：黄芪30 g，人参10 g（另煎），茯苓15 g，白术15 g，熟地黄15 g，当归12 g，川芎10 g，赤芍15 g，柴胡10 g，枳实10 g，桃仁10 g，红花10 g，丹参30 g，川牛膝15 g，桔梗10 g，炙甘草10 g。方中黄芪、四君子汤补气健脾，补益后天脾胃，以助气血化生；桃红四物汤加丹参、川牛膝养血活血；四逆散疏肝行气；桔梗载药上行。张老喜用大剂量黄芪、人参大补元气，使气旺血行；同时黄芪、当归配伍又为当归补血汤，通过补气以生血。全方深得配伍之妙，补气行气、养血活血，通补结合，使气血充盛、血脉通畅，胸痹、怔忡诸证可解。

若口干口渴，小便黄，神疲乏力，舌红，少苔少津，兼有气阴两虚，上方去人参，加太子参30 g或西洋参10 g（另煎）、麦冬15 g、五味子6 g，益气养阴；若畏寒肢冷，神疲懒言，小便清长，舌质淡嫩，苔薄白或水滑，脉沉弱，证属心阳不振，加制附子10 g、桂枝10 g，以温通心阳；阵发性心动过速或频发性室性早搏，心悸怔忡，脉促，加入苦参15~30 g、龙骨30 g、牡蛎30 g等镇心安神，现代药理学研究表明苦参能减慢心律，治疗快速性心律失常；

若窦房结功能障碍，心动过缓，神疲乏力，畏寒怕冷，脉结代或缓，加炙麻黄10 g、制附子10 g（先煎）、细辛5 g，以温振心阳。

病案举例

董某，女，57岁，2004年11月9日初诊。心悸气短3年，加重伴头晕1个月。3年前因劳累出现心悸心慌，胸闷气短，疲惫不堪，头晕头昏，四肢酸软无力，纳食欠佳，小便正常，大便黏腻，睡眠欠佳，眠中易醒，精力不集中，记忆力减退，舌质淡、苔薄白、脉沉无力。心电图示：频发性室性期前收缩，ST-T改变。血压126/85 mmHg。心脏彩超示二尖瓣返流。确诊为冠心病、心律失常、频发性室性期前收缩。口服美托洛尔（25 mg，bid），症状不缓解。证属气血两虚、清阳不升，治当补气养血、升举清阳，以八珍汤合补中益气汤加减。处方：生黄芪30 g，党参20 g，茯苓15 g，炒白术15 g，熟地黄15 g，当归12 g，川芎10 g，炒白芍12 g，升麻6 g，柴胡6 g，葛根24 g，龙骨30 g（先煎），牡蛎30 g（先煎），炙甘草6 g。7剂，日1剂，冷水煎服。服上方15剂，心悸心慌、胸闷气短减轻，睡眠改善，时有口干口渴，恐补气药过于温燥，加麦冬15 g、五味子6 g，配伍党参为生脉散，益气养阴，兼制补气药的温燥之性，本方加减治疗2个月，诸证缓解。

二、气阴两虚，瘀血阻滞

素体阴精亏虚，或过服温补，耗气伤津，气阴两伤，阴虚血脉不充，气虚推动无力，血行不畅，瘀血阻滞，以气阴亏虚为本，瘀血为标，临床表现为胸闷胸痛，心悸气短，神疲乏力，口干口渴，或五心烦热，汗出怕风，夜间加重，舌质暗红、少苔少津，脉沉弱。张老强调阴血为物质基础，心阳为脏腑功能活动的动力，治当益气养阴、平调阴阳，辅以活血化瘀。常以生脉散、丹参饮合桃红四物汤加减。处方：人参10 g（另煎），黄芪30 g，麦冬15 g，五味子7 g，丹参30 g，砂仁6 g（后下），降香7 g（后下），桃仁10 g，红花

10 g，生地黄 15 g，当归 12 g，赤芍 15 g，牡丹皮 15 g，川芎 10 g，益母草 15 g。补气养阴，平调阴阳，血脉通畅，瘀血自去。

生脉散出自《医学启源》，可补气养阴，是治疗气阴两虚的常用方剂，吴昆《医方考》评价其"一补一清一敛，养气之道毕矣。名曰生脉者，以脉得气则充，失气则弱"。丹参饮见于《时方歌括》，由丹参、檀香、砂仁组成，具有养血活血、行气止痛之功效，主治气血瘀滞所致心胃疼痛。临床观察心系疾病，患者多为中老年人，常伴有纳呆乏力、脘腹胀满疼痛等症，砂仁温通行气、醒脾和胃，助丹参行气以化瘀，防丹参过寒而伤胃；檀香价格昂贵不易得，张老临床常以降香代之以行气化瘀，则气机调畅，血行无阻。桃红四物汤在养血的基础上，活血化瘀，使瘀血去，新血得生，牡丹皮、益母草加强活血化瘀之力，并清血中郁热。全方益气养阴，行气活血，标本同治，取效颇佳。若心烦不寐，口干口渴，加百合 30 g、生地黄 15 g 养阴清心；胸胁及脘腹胀满，情志不佳，合四逆散、金铃子散等疏肝解郁。

病案举例

冀某，女，63 岁，2005 年 5 月 15 日初诊。口干乏力 10 年，加重伴胸闷胸痛 6 个月。10 年前口干口渴，饮不解渴，疲乏无力，腰膝酸软，汗出怕风，小便频数，无尿急尿痛，大便正常，确诊为 2 型糖尿病，空腹血糖 9.5 mmol/L，餐后 2 h 血糖 12.8 mmol/L，口服消渴丸，症状缓解，未检测血糖。6 个月前口干口渴加重，小便频数，夜尿 3 次，神疲乏力，体重下降 5 kg，胸闷胸痛，劳累及生气后加重，服速效救心丸 10 粒，10 min 后缓解，心慌恐惧，入睡困难，晨起双手麻木无疼痛，舌质暗红，少津，脉沉无力。心电图示：ST-T 改变。空腹血糖 11.2 mmol/L，餐后 2 h 血糖 15.9 mmol/L，尿葡萄糖（++）。西医诊断为：2 型糖尿病、冠心病、稳定性心绞痛。中医诊断：消渴、胸痹心痛。证属气阴两虚、瘀血阻滞，以生脉散合血府逐瘀汤加减益气养阴、行气活血。处方：太子参 20 g，麦冬 15 g，五味子 6 g，柴胡 10 g，枳实 10 g，赤芍 15 g，川牛膝 10 g，生地黄 15 g，当归 12 g，川芎 10 g，桃仁 10 g，红花 10 g，玄参 15 g，天花粉 15 g，炙甘草 6 g。服药 10 剂，心悸胸闷、口干口渴减轻，仍感神疲乏力，空腹血糖 8.2 mmol/L，餐后 2 h 血糖 10.3 mmol/L。上方加生黄芪 30 g，加强补气健脾之力，加二甲双胍（0.5 g，tid）、阿卡波糖（100 mg，tid）。加减治疗月余，心绞痛未再发生。

三、阴阳两虚，瘀血阻滞

心阴心阳、心气心血相互依存。阴血为心脏功能的物质基础，心血亏虚，心阴不足，则血脉不充，血行不畅；心气心阳为心脏功能的体现，心气不足，病久及阳，则无力鼓动血脉，血脉不畅。心系病证，久治不愈，阴阳俱虚，瘀血阻滞，临床可见胸闷胸痛，心慌心悸，怔忡不安，情绪紧张，动则加重，气短懒言，神疲乏力，汗出怕风，遇热加重，心烦口苦，口干口渴，夜寐不安，眠中易醒，舌质淡红、苔薄白，脉结代或数或迟，常见于冠心病合并心律失常、心脏神经官能症、甲亢性心脏病等病。

张老强调补心气、养心血、温心阳、益心阴，扶正固本，辅以活血化瘀。标本同治才能使血脉充盈、血行通畅，单纯活血化瘀会克伐正气，不利于疾病的康复。常以炙甘草汤合桃红四物汤加减。处方：炙甘草 15 g，生姜 10 g，桂枝 10 g，党参 20 g，生黄芪 30 g，生地黄 50 g，麦冬 12 g，阿胶 10 g（烊化），火麻仁 15 g，五味子 7 g，桃仁10 g，红花 10 g，当归 12 g，赤芍 15 g，茯神 15 g，生龙骨 30 g（先煎），生牡蛎 30 g（先煎）。《伤寒论》182 条谓"伤寒，脉结代，心动悸，炙甘草汤主之"，方以炙甘草、党参、黄芪补益心气，气旺血行；生姜、桂枝温通心阳，血得温则行；阿胶、麦冬、火麻仁、生地黄补益心血、滋养心阴，则血脉充盈、血行畅达；当归、桃仁、红花、赤芍养血活血；龙骨、牡蛎安神定志。全方益气通阳，滋阴补血，活血化瘀，标本兼治。

张老临床生地黄常用量为 30~50 g，以养血益阴，兼清虚热，同时可以佐制补气温通药的燥烈之性，利于长期服用。若素体脾胃气虚，脾虚湿盛，胃脘痞满，大便稀溏，纳差少食，舌苔白腻，需减少生地黄、阿胶用量，并加砂仁 6~10 g（后下）醒脾化湿；若肾阴不足，口干口渴，五心烦热，舌红少苔，脉沉无力，合六味地黄丸补益肾阴；若阳虚手足不温，形寒肢冷，气短心悸，加大桂枝用量，并加制附子、薤白、肉桂温振心阳。

病案举例

张某，女，49 岁，2006 年 4 月 22 日初诊。心前区憋闷疼痛 2 年，加重伴心悸 2 个月。2 年前因加班劳累，出现心前区憋闷疼痛，阵发性发作，休息或服速效救心丸，15 min 可缓解。心电图示 ST-T 改变。冠脉血管造影确诊为冠心病、稳定性心绞痛。长期口服阿司匹林、单硝酸异山梨酯等药，病情稳定。2 个月前因劳累后，心前区憋闷疼痛，向后背放射，劳累后心悸气短加重，汗出怕冷，情绪紧张，神疲乏力，口干心烦，夜寐不安，纳差，二便正常，舌质淡红、苔薄白，脉数有间歇，服速效救心丸、酒石酸美托洛尔无效。心电图示广泛 ST-T 改变。24 小时动态心电图示频发性室性期前收缩。心脏彩超正常，心肌酶谱正常。西医诊断：冠心病、不稳定性心绞痛、心律失常、频发性室性期前收缩。中医诊断：胸痹心悸，证属阴阳两虚、瘀血阻滞。治以补益气血、调和阴阳、活血化瘀，方以炙甘草汤加减。处方：炙甘草 15 g，桂枝 10 g（后下），生姜 10 g，党参 20 g，生地黄 30 g，阿胶 10 g（烊化），麦冬 12 g，火麻仁 15 g，丹参 20 g，桃仁 10 g，红花 10 g，黄芪 30 g，龙骨 30 g（先煎），牡蛎 30 g（先煎），茯神 15 g，苦参 15 g。冷水煎服。本方加减治疗 2 月余，频发性室性期前收缩消失，心绞痛等症状消失，病情稳定。

四、心肾阳虚，水瘀互结

肾为先天之本，水火之脏，内藏元阴元阳，心血心阴靠肾精化生；肾寄元阳，心阳依赖于肾阳的化生。生理状态下，心肾精血充盛，血脉充盈，心肾阳气旺盛，鼓动血行有力，气血运行有度。

心系病证早期病位在心，随着病情的发展，年老体弱，肾气渐虚，或病久不愈，"五脏之伤，穷必及肾"，出现心肾同病，心肾阳气亏虚，鼓动无力，气化失司，水液停聚，水饮随气机上行，水气凌心，表现为胸痹心痛，心悸气短，颜面及下肢水肿，呼吸困难，喘息憋气，难以平卧，夜间加重，神疲乏力，腰膝酸软，畏寒怕冷，小便不利，口唇青紫，舌质淡暗、苔水滑、舌下脉络迂曲，脉沉无力。常见于冠心病、肺心病、风湿性心脏病等合并慢性心衰，病情危重，病机更为复杂。心肾阳虚，气化不利，水饮停聚，阻滞气机，水饮上犯，水气凌心，心脉瘀阻，本虚标实，互为因果，张老临床以真武汤合桃红四物汤加减益气温阳、化气利水、养血活血、标本同治。处方：人参 10 g（另煎），生黄芪 50 g，制附子 15 g（先煎），桂枝 10 g，茯苓 20 g，白术 20 g，泽泻 15 g，生姜 15 g，熟地黄 15 g，当归 12 g，赤芍 15 g，丹参 20 g，益母草 30 g（另煎），桃仁 10 g，红花 10 g，车前子 15 g（包煎），葶苈子 30 g。方中人参、黄芪、附子、桂枝补气温阳，恢复气化；茯苓、白术、生姜、泽泻、车前子、葶苈子化气行水，利尿消肿；熟地黄、当归、赤芍、丹参、益母草养血活血，同时佐制补气温阳药的温燥之性。若气短喘憋，难以平卧，下肢或颜面浮肿，加大葶苈子、益母草、车前子的剂量，活血以利水。

病案举例

李某，男，60 岁，2006 年 9 月 26 日初诊。反复胸闷气短 12 年，加重伴心悸 1 个月。12 年前，无明显诱因出现胸闷气短，心前区疼痛，心慌心悸，确诊为冠心病、稳定性心绞痛、心律失常、频发性室性期前收缩。多次住院治疗，病情时轻时重。1 个月前因劳累胸闷气短加重，伴心慌心悸，活动后加重，恐惧不寐，头重脚轻，四肢麻木怕冷，神疲乏力，纳差，颜面及下肢轻度浮肿，晨起加重，夜尿 3 次，大便正常，舌质淡嫩、苔薄白，脉结代。心电图示Ⅱ度房室传导阻滞，结性逸搏。24 小时动态心电图示窦性心律不齐，窦性停搏，夜间较多，最长间歇 3.71 秒，结性逸搏伴逸搏心律，ST-T 改变。辨证为胸痹心悸，证属心肾阳虚，气化不利，水气凌心，瘀血阻滞。处方：制附子 10 g（先煎），白术 15 g，桂枝 10 g（后下），茯苓 17 g，生姜 10 g，葶苈子 15 g，黄芪 30 g，人参 10 g（另煎），麦冬 12 g，五味子 6 g，丹参 20 g，熟地黄 15 g，当归 12 g，益母草 15 g，淫羊藿 15 g，炙甘草 10 g。加减治疗 2 月余，胸闷痛心悸、气短诸证减轻，浮肿消失，病情平稳。

五、胸阳不振，痰瘀阻滞

《金匮要略·胸痹心痛短气病脉证治第九》第 1 条谓"夫脉当取太过不及，阳微阴弦，即胸痹而痛……以其阴弦故也"，以脉象论述了"胸痹"的主要病机为"阳微阴弦"，即上焦胸阳不振，水湿、痰浊等阴寒邪气上犯心胸，阻滞心脉，气机不畅，胸阳痹阻，不通则痛。"胸痹之病，喘息咳唾，胸背痛，短气，寸口脉沉而迟，关上小紧数，栝蒌薤白白酒汤主之""胸痹不得卧，心痛彻背者，栝蒌薤白半夏汤主之"，详细描述了胸痹的主证及辨治方药，创制了瓜蒌薤白白酒汤、瓜蒌薤白半夏汤、枳实薤白桂枝汤等系列方，以豁痰宽胸、宣痹通阳，为后世治疗胸阳不振、痰浊闭阻等心系病证，提供了有效的治疗思路。

心系疾病久治不愈，"久病入络"，加之胸阳不振，痰阻气机，瘀血阻滞，最终可导致痰瘀交阻，血脉不畅，出现胸痛彻背，背痛彻胸，胸腹憋胀，头重恶心，神疲乏力，舌体胖嫩、苔白腻、舌下脉络迂曲，脉滑。现代医学中血管支架的植入使得急性冠脉综合征等病得到有效的救治，但对于血管痉挛、稳定性心绞痛，不具备 PCI 手术者，中医辨证治疗不仅可迅速改善临床症状，还可减少心绞痛的发作，使患者获益。张老针对痰瘀阻滞、胸阳痹阻的病机，以瓜蒌薤白半夏汤合丹参饮加减。处方：瓜蒌 30 g，薤白 12 g，砂仁6 g（后下），郁金10 g，柴胡10 g，丹参30 g，降香7 g（后下），桂枝10 g，陈皮10 g，半夏10 g，茯神15 g，党参20 g，黄芪30 g，炙甘草10 g。方中瓜蒌、半夏豁痰宽胸，薤白、砂仁、桂枝辛温，宣痹通阳，丹参、降香活血化瘀，陈皮、柴胡、郁金行气祛痰，党参、黄芪补益心气。全方豁痰宽胸、宣痹通阳、活血化瘀，佐以补气行气，通补结合，使痰瘀等病理产物祛除，气血旺盛，血脉通畅。

痰浊内盛，头重如裹，记忆力减退，加胆南星10 g、石菖蒲10 g化浊祛痰；气滞甚，情志不畅，急躁易怒，心情烦闷，加四逆散疏肝行气；瘀血阻滞，胸痛剧烈，加桃红四物汤活血化瘀、通络止痛；气虚明显，合四君子汤，以大剂量人参、黄芪、党参补益胸中之宗气，心气充盛，气旺血行，推动血脉运行有力；气阴两虚，合生脉散益气养阴、阴阳兼顾；心阳亏虚，或外遇寒邪，寒凝心脉，胸痛剧烈，遇寒加重，形寒肢冷，手足不温，舌质淡暗，脉沉，血遇温则行，加制附子（先煎）、制川乌（先煎）、细辛等药温补心阳、散寒止痛。其中瓜蒌、半夏常与制附子、制川乌同用，虽属于"十八反"的禁忌，但张老强调心阳不振，痰瘀阻滞，痰湿为阴邪，易伤阳气，同时血脉得温则行，得寒则凝，胸痛彻背，病势较急，本虚标实，非瓜蒌、半夏不能豁痰宽胸，非附子、乌头不能温振心阳，合方救急势在必行。临床常瓜蒌、半夏配附子、川乌豁痰温阳；同样以人参配五灵脂益气活血，治疗气虚血瘀胸痹重症，未发现不良反应，反而迅速改善症状，控制病情。

病案举例

李某，男，70岁，2005年5月29日初诊。既往有冠心病、陈旧性心梗10年。近日反复发作性胸闷胸痛，气短，夜间加重，含服硝酸甘油片10 mg，10分钟后可以缓解。心悸心烦，头晕，神疲乏力，动则汗出，咳嗽，咳白色黏痰，纳差，二便正常，舌质瘀暗、苔白厚腻，脉沉细。心电图：窦性心律，心率55次/分，ST-T改变。胸X片示：肺间质纤维化。西医诊断：冠心病、陈旧性心梗、不稳定性心绞痛。中医诊断：胸痹，证属痰瘀阻滞、胸阳痹阻。治以祛痰活血、宣痹通阳，方以瓜蒌薤白半夏汤合丹参饮加减。处方：瓜蒌15 g，薤白 10 g，桂枝 15 g（后下），制附子 10 g，丹参 20 g，降香 7 g（后下），砂仁 6 g（后下），黄芪 30 g，党参 20 g，厚朴 12 g，陈皮 10 g，半夏 10 g，茯苓 15 g，炙甘草 10 g。

二诊（2008 年 6 月 10 日）：药后胸闷气短、胸痛明显改善，发作次数减少，程度减轻，仍有乏力，入睡困难，眠中易醒，二便正常，舌质淡暗、舌苔白腻，脉沉。上方加茯神 15 g、酸枣仁 15 g、柏子仁 15 g 养心安神。患者连续服药 40 天，胸闷胸痛等症消失，心电图好转，随访病情稳定。

六、肝郁化热，瘀血阻滞

随着社会的发展，人们生活压力、工作压力日渐增大，情志不畅，肝郁气滞，气郁化火是造成心系病证年轻化的主因，也为其反复发作的诱因之一。心主血，肝藏血，血脉的畅通有赖于血脉的充盛，血脉得养，肝主疏泄，调畅气机，气行则血行，肝气疏泄正常，气血畅通。

当情志抑郁或亢奋时，肝失疏泄，升降失调，气滞血瘀是心系病证最常见的病机。胸胁为肝经循行之处，气机阻滞，瘀血内停，久则气郁化火，表现为胸闷胸痛，心悸怔忡，气短憋气，善太息，每因情志不畅症状加重，爪甲色暗，舌质淡暗、无苔、有瘀斑，脉弦滑。治当疏肝理气、活血化瘀，方以金铃子散合血府逐瘀汤加减。处方：川楝子 10 g，延胡索 10 g，柴胡 12 g，黄芩 10 g，枳实 10 g，赤芍 15 g，桃仁 10 g，红花 10 g，生地黄 15 g，当归 12 g，川芎 15 g，桔梗 10 g，川牛膝 15 g，党参 20 g，黄芪 30 g，炙甘草 10 g。金铃子散疏肝气、清泻郁热；血府逐瘀汤疏肝解郁、活血化瘀。方中川楝子、延胡索、柴胡、黄芩、枳实疏肝清热；桃红四物、丹参、川牛膝养血活血；桔梗载药上行；同时生地黄、当归养血柔肝，肝体得养，不至疏泄失常；党参、黄芪、炙甘草补益心气。全方气血并调，理气活血，调气以行血，养血活血，气血和合，诸证皆去。气滞明显，胸腹胀满，情志不畅，喜太息，加郁金 10 g、香附 10 g、青皮 10 g，加强疏肝解郁之力；瘀血明显，胸背彻痛，呈针刺样，牵及肩背，爪甲青紫，加降香 6 g（后下）、丹参 30 g、鸡血藤 30 g，加强活血化瘀之力。

张老强调，行气活血药虽然可迅速缓解症状，但属于"消法"范畴，不宜久用。待病情缓解，气血通畅后，当以治本为主，扶正祛邪，审查病机的虚实寒热，以法治之。

病案举例

辛某，男，53 岁，2005 年 3 月 20 日初诊。间断性胸闷胸痛 6 个月，加重 2 周。6 个月前因工作变动，长期加班，生活起居无规律，心情烦闷，急躁易怒，与同事发生争执，郁郁寡欢，渐至胸闷胸痛，以左侧心前区憋闷刺痛为主，多次到急救中心看诊，心电图、心肌酶、心脏彩超均正常，诊断为心脏神经官能症，口服谷维素、速效救心丸等药，症状不缓解。刻下：形体消瘦，面色萎黄，语声低微，胸部憋闷，窜痛牵及两胁，心悸不安，心情烦闷，喜太息，食欲欠佳，眠中易醒，晨起口苦，舌质红、苔薄黄，脉弦滑。证属肝郁化火、气滞血瘀、扰动心神，治当行气化瘀、清热除烦、安神定志，以小柴胡汤、金铃子散、桃红四物汤加减。处方：柴胡 10 g，黄芩 10 g，枳实 10 g，炒白芍 15 g，川楝子 10 g，延胡索 10 g，党参 15 g，郁金 10 g，香附 10 g，桃仁 10 g，红花 10 g，生地黄 15 g，当归 12 g，川芎 10 g，炙甘草 6 g。本方加减治疗 20 天，胸闷胸痛、心悸心慌消失，情志畅达，工作正常，以丹栀逍遥散善后。

张老认为阴血为物质基础，阳气为功能的体现，许多心系疾病的患者存在明显的正气不足，如气血两虚或阴阳两虚，平素神疲乏力，少气懒言，劳累以及活动后易发生心绞痛或心悸。本病以本虚为主，发作时呈现气滞血瘀的证候，如心前区憋闷疼痛，痛如针刺，胸痛彻背等标实证候。因此，血虚不能充盈血脉，气虚不能鼓动血脉运行，气血亏虚是引起心脉瘀阻的根本原因，张老临床十分重视补益气血以治其本，尤其短期内心绞痛、心悸反复发作，单纯活血化瘀等治法无效，劳累后加重者，通过益气养血、顾护正气，辅以活血化瘀等治法，不仅可改善症状，还可减少发作次数，减轻发作程度，更有利于维持疗效。

随着对冠心病、脑血管病的研究不断深入，现代医学普遍认为活血化瘀药能改善微循环。目前活血化瘀法的广泛应用存在一些误区，比如只要诊断为冠心病就长期服活血化瘀类药物。临床观察活血化瘀药在冠心病急性发作时可以迅速起效，但长期口服并不能减少心绞痛的发作次数，反伤正气，加重病情，不利于疾病的恢复。

脾胃病的诊治思路

胃病包括消化系统多种与胃相关的疾病，如急性胃炎、慢性胃炎、胃及十二指肠溃疡、胃息肉、幽门梗阻等疾病，属于中医"胃痛""痞满""呃逆""呕吐"等范畴，为内科临床常见病多发病，虽然病名不尽相同、临床表现各有侧重，但其有相似的病因、病位、病机，均以脾胃为中心，临床证型及用药相似，可相互参照。

脾胃为后天之本，气血化生之源，气机升降的枢纽。脾胃病虚证，常表现为脾胃阴阳、气血的亏虚，脾胃运化失司，气血化生乏源，清阳不升，脏腑失养；实证常因饮食积滞、六淫邪气、病理产物等阻滞气机，出现气机不通的病机特点。因此，在诊治胃病时，张老强调以脾胃为中心，兼顾相关脏腑，抓住共性，补虚泻实，恢复脾运，疏通气机，有的放矢，知常达变，使脾胃运化正常，气机升降有序，全身气机亦可畅达。

一、胃病的病因病机

脾胃同居中焦，脾升胃降，为全身气机升降的枢纽。脾主运化，以升为常，胃主受纳，腐熟水谷，以降为顺，通过脾气的升清，将水谷精微输布于全身，通过胃气的降浊，将水谷代谢的糟粕传导于肠，排出体外。脾胃互为表里，纳化相因，升降相依，燥湿相济，脾胃功能正常，纳化有序，升降有度，气血化生有源，全身气机畅达，水谷精微可以布达于全身，营养脏腑经脉四肢百骸。《素问·阴阳应象大论》谓"清气在下，则生飧泄，浊气在上，则生䐜胀"，揭示了脾胃运化失司，中焦斡旋失司，升降失调，清气不升，清气下陷致飧泄，浊气不降，浊气上犯致䐜胀的病机特点。

若先天禀赋不足，久病体虚，饮食不节，或情志失调，均可损伤脾胃。脾胃气虚，则脾不升清，胃不降浊，浊气上逆，中焦气机阻滞，气机升降失调，精微不布，同时，脾胃运化失司，水谷精微化生乏源，脏腑经脉失养，"不荣则痛"，出现胃脘胀满或隐痛，喜温喜按，头晕头昏，神疲乏力，记忆力减退，大便溏泄，食少纳呆，舌质淡、苔薄白，脉沉无力等。

若素体阳虚，过食生冷，或寒凉药物，进一步损伤脾阳，阴寒内生，在脾气虚的症状基础上，尚有胃脘隐痛，得温则减，食冷加重，全身畏寒怕冷，小便清长，下利清谷，完谷不化，舌质淡嫩、苔薄白或水滑，脉沉等。

若素体阴虚，或过食辛辣刺激之品，火热伤津，伤及胃阴，出现胃脘似痛非痛，似胀非胀，饥不欲食，嘈杂泛酸，口干口渴，五心烦热，舌质红、少苔少津，脉沉等。

以上皆为脾胃亏虚常见的病因病机，以正虚为主。

脾胃损伤，纳运失司，饮食水谷不能化生精微，濡养脏腑百骸，反而酿生水湿，湿聚成痰，痰湿留而不去，困阻脾胃，阻滞中焦气机，气机升降失调，郁久化热，湿热、痰热胶结不去，如油入面，阻滞气机，气滞血瘀，导致痰瘀等病理产物阻滞，"不通则痛"，影响脾胃的运化及升降功能，恶性循环，久治不愈，出现胃脘痞满，疼痛拒按，以刺痛或胀痛为主，伴胃脘烧灼，嘈杂泛酸，恶心欲呕，口苦口臭，便干或大便黏腻不畅，小便黄赤不利，舌质淡暗、苔薄白，脉弦等。

若情志不畅，肝气郁结，肝失疏泄，中焦气机阻滞，脾胃升降失司，"五志化火"，肝火犯胃，肝胃不和，胃气上逆，出现胃脘及胸胁胀满疼痛，情志不畅时病情加重，善太息，泛酸嗳气，或胃脘灼热嘈杂，口苦口渴，小便黄，大便干燥，舌质淡、苔薄白，脉弦等。

以上为脾胃病实证常见的病因病机。

可见，胃病的发病与先天禀赋、病史、饮食、情志、失治误治等因素密切相关，胃病初期病机简单，或虚，或实，或寒，或热，或气滞，或血瘀；病情迁延，日久不愈，既存在脾胃虚损，脏腑功能失调，又兼病理产物阻滞，常寒热错杂，虚实并见，本虚标实，使病机进一步复杂化，治疗棘手。

二、分型辨证特色

张老强调脾胃为后天之本，气血化生之源，为全身气机升降的枢纽，临床诊治胃病时，依据病史、证候、舌脉，四诊合参，抓住证候的主要矛盾，首先以脾胃为中心，兼顾相关脏腑，辨别脏腑的虚实寒热，强调脾胃与其他相关脏腑之间的生克联系，协调脏腑功能；其次审证求因，消除致病因素及病理产物，恢复脾胃纳运功能，使脾胃气机升降有序，输布有度。

张老临证依据病因病机进行分型论治，据证立法，遣方用药，既遵循群体化的诊疗原则，又照顾到个体化的具体应用，辨治思维清晰，纲举目张，便于临床应用。

（一）脾胃气虚证

脾胃气虚证在临床上最为多见，由于禀赋不足、年老体弱、久病体虚或饮食不节，损伤脾胃，脾胃气虚，运化失司，中焦气机阻滞，脾不升清，清窍失养，脾虚下陷，胃不降浊，胃气上逆，既有脾胃纳运失司，脏腑经络、四肢百骸失养的表现，又有气机阻滞的表现。因脾胃气虚为主，若兼湿邪困脾，气机阻滞，则为虚中夹实，表现为胃脘胀满隐痛，时轻时重，喜温喜按，嗳气反酸，纳差少食，神疲乏力，少气懒言，面色萎黄无泽，小便清，大便稀溏或正常，舌质淡、苔薄白，脉沉弱。张老认为脾胃气虚，运化失司，易致水湿困脾，阻滞气机，以香砂六君子汤合四逆散加减益气健脾、化湿行气。处方：党参15 g，黄芪20 g，陈皮10 g，半夏10 g，茯苓15 g，白术15 g，木香 10 g，砂仁 6 g（后下），柴胡 10 g，厚朴 15 g，枳实 10 g，白芍 10 g，炙甘草 6 g。方中四君子汤补益后天之本，补气健脾，使脾胃纳运及升降功能恢复，但黄芪、党参、白术、茯苓等补气健脾药，甘温性燥，易伤津化燥，张老强调补气药宜从小量开始，缓中取效，不可急于求成，量大易阻滞气机，有碍脾胃气机的布达，适得其反。陈皮、半夏燥湿降逆、理气化痰；脾胃气虚，升降失常，气机阻滞，加之脾气亏虚，肝木克伐脾土，疏泄不利，以木香、砂仁、柴胡、厚朴、枳实调畅气机的升降，使三焦通畅，气顺痰消，使水谷精微生化有源，恢复脾胃纳运及升降功能。

中医注重整体辨证，生理状态下，脏腑相生相克，互相制约，肝主疏泄，协调全身气机的升降，使脾胃升降有序。病理状态下脏腑之间相互影响，当脾胃气虚，肝气必然克伐脾土，使脾气更加虚衰，脾不升清，胃不降浊，因此在健脾益气的基础上加四逆散，疏肝行气，调畅气机，有助于恢复脾胃升降功能，同时，肝体阴用阳，白芍养肝柔肝，使肝体得养，疏泄正常。芍药、甘草酸甘化阴，缓急止痛，还可佐制补气行气药的温燥之性，一举多得。全方健脾益气、燥湿行气，标本同治。

加减：脾胃气虚，腐熟运化无力，升降失调，水谷精微化生不足，不能濡养脏腑经脉四肢百骸，且易生痰生湿，阻滞气机，以脾胃气虚为主，若痰湿困脾重者，加苍术 15 g、草果 10 g、白豆蔻 6g（后下）燥湿健脾；肝胃不和，胃气上逆，嗳气呃逆，恶心，加丁香 7 g、旋覆花 10 g（包煎）、代赭石 30 g（包煎）和胃降逆，旋覆花入肝经，煎药时张老常将旋覆花与代赭石同包，再入煎剂，旋覆花不至于漂浮于上，有利于有效成分的煎出；若兼脾胃虚寒，喜温喜按，合良附丸、黄芪建中汤温中行气、缓急止痛；肝郁化火，胃脘胀满疼痛牵及胸胁，合小柴胡汤、金铃子散疏肝清热；气虚血行不畅，气滞血瘀，合失笑散行气止痛、活血化瘀；食少纳差，加焦三仙各 15 g、鸡内金 20 g 健脾消食。

病案举例

王某，女，57 岁，退休。反复胃脘疼痛 20 年，加重 2 个月。20 年前胃脘隐痛，泛酸嗳气，恶心呕吐，黑便。确诊为胃溃疡（0.5 cm×1.0 cm）、十二指肠前壁溃疡（0.5 cm×0.8 cm）。服奥美拉唑等药，症状可减轻。13 年前患类风湿性关节炎，长期服用抗风湿类药及止痛药，胃脘疼痛等症状逐年加重。2 个月前又因饮食不慎，疼痛加重，隐隐作痛，疼痛无规律，嗳气呃逆，纳差少食，神疲乏力，形体消瘦，面色萎黄无泽，少气懒言，语声低微，多梦头晕，晨起口有异味，小便色清，大便正常，舌质淡、苔薄白微腻，脉沉弱。胃镜检查示：慢性萎缩性胃炎，HP（-）。风湿四项、血常规等检查均正常。中医诊断：胃脘痛。证属脾胃气虚气滞湿盛。以香砂六君子汤合平胃散加减。处方：炙黄芪 30 g，党参 20 g，陈皮 10 g，半夏 10 g，炒白术 15 g，茯苓 15 g，木香 10 g，砂仁 6 g（后下），苍术 15 g，厚朴 12 g，炒蒲黄 10 g（包煎），柴胡 10 g，枳壳 10 g，白芍 10 g，炙甘草 6 g。服药 10 剂后，胃脘疼痛减轻，乏力减轻，仍晨起口臭口苦，时有心烦，考虑为健脾益气、行气化湿药温燥所致，上方去苍术、厚朴，加黄连 5 g、炒栀子 10 g，苦寒药物清热反佐，引火下行。又服 8 剂，胃脘疼痛胀满消失，偶有多梦、眠中易醒，以养心安神药善后。

（二）脾胃虚寒证

阳虚之体或久服寒凉之品，损伤脾阳，脾阳不足，腐熟无权，运化失司，寒主收引，主凝滞，气机不畅，既存在"不荣则痛"，又有"不通则痛"的病机特点。脾阳亏虚，清阳不升，水谷精微下趋肠道，浊气不降，胃气上逆，临床表现为脘腹疼痛，食热减轻，遇寒加重，喜温喜按，时轻时重，腹部胀满，午后加重，畏寒怕冷，纳差少食，口吐清涎，口淡不渴，小便清长，大便稀溏，严重者下利清谷，完谷不化，肛门重坠，舌质淡嫩水滑，脉沉无力。脾阳亏虚，阴寒内盛，阳虚为主，寒凝为次，病在中焦，治当温中健脾、散寒止痛，以黄芪建中汤、良附丸、四逆散加减，温中止痛治其本，散寒行气治其标，标本同治。处方：黄芪 30 g，桂枝 15 g，白芍 30 g，高良姜 10 g，香附 10 g，乌药 10 g，小茴香 10 g，肉桂 5 g，川椒 10 g，细辛 3 g，丁香 7 g，柴胡 10 g，枳壳 10 g，九香虫 10 g，炙甘草 6 g。其中黄芪、桂枝益气温阳；芍药、甘草酸甘化阴、缓急止痛；良附丸散寒行气；乌药、小茴香、肉桂、川椒、细辛、丁香温中散寒、行气止痛，丁香尚有降逆止呕作用，用量不宜大；四逆散疏肝行气；九香虫咸温，入肝、脾、肾经，温中助阳、理气止痛。

加减：若以脘腹疼痛、畏寒怕冷、肠鸣下利、完谷不化为主，病趋下焦，脾肾阳虚，合附子理中汤或四逆汤温补肾阳、燠火暖土，附子、干姜等可补益先天肾阳，以助后天脾阳；兼有脾气亏虚，纳运失司，神疲乏力，纳差少食，合六君子汤健脾补气；兼有寒湿困脾，加砂仁、白豆蔻、草果、厚朴等芳香化湿；若肝寒犯胃，以胃气上逆为主，胃脘胀满疼痛牵及胸胁，喜温喜按，恶心呕吐，泛吐清涎，头晕目眩，舌质淡、苔薄白，脉沉，加吴茱萸汤温中散寒、降逆止呕。吴茱萸入肝经，善治寒凝肝脉、胃气上逆证，合生姜散寒止痛、降逆止呕；瘀血阻滞，脘腹疼痛剧烈，合失笑散、丹参饮及刺猬皮、三七粉活血止痛等。

病案举例

强某，男，40 岁，个体。胃脘疼痛 3 年，加重 10 天。患者常年嗜酒，生活极度不规律，3 年前因饮酒过量出现胃脘疼痛，吐血泛酸。胃镜示：急性糜烂性胃炎、十二指肠球部溃疡、HP（+）。静滴奥美拉唑、泮托拉唑等药，症状减轻，未戒烟戒酒。10 天前又因连续饮酒，出现胃脘绞痛，得热则稍减，反酸嗳气，汗出怕冷，疲倦无力，恶心欲呕，口不渴，纳差少食，腰膝酸软，小便正常，大便稀溏，日 3 行，舌质淡嫩瘀暗、苔薄白，脉沉无力，服奥美拉唑、斯达舒等药不缓解。胃镜示：慢性中度萎缩性胃炎伴肠化、HP（+）。望其形体肥胖，颜面苍白，胃脘部压痛。因其常年嗜酒无度，饮食无规律，损伤脾阳，运化失司，水谷不化精微，反生水湿，湿为阴寒之邪，更伤脾阳，寒湿困脾，脾不升清，胃不降浊，阻滞中焦气机，日久气滞血瘀，"不通则痛"。中医诊断：胃脘痛，证属脾胃虚寒、寒湿阻滞。治当温中散寒、化湿行气、活血止痛，以四逆汤、良附丸、黄芪建中汤合失笑散加减。处方：高良姜 10 g，香附 10 g，制附子 12 g（先煎），干姜 10 g，炙黄芪 30 g，党参 20 g，桂枝 10 g，白芍 20 g，炒白术 15 g，半夏 12 g，吴茱萸 6 g，乌药 10 g，蒲黄 10 g（包煎），刺猬皮 10 g，炙甘草 10 g。服药 7 剂，胃脘疼痛等症明显减轻，间断治疗 3 个月，以健脾行气之品善后，并嘱其戒烟限酒。

（三）阴虚胃热证

阴虚之体或过食辛辣及温补之品，损伤胃阴，阴虚阳亢，虚火上炎，出现脘腹隐痛或灼热，嘈杂易饥，饥不欲食，五心烦热，形体消瘦，心烦反酸，口干口渴，小便黄，大便干燥，舌质红、少津少苔，脉沉细数。治法应以咸寒养阴为主，甘寒清热为辅。张老以玉女煎、清胃散合芍药甘草汤加减。处方：熟地黄 10 g，生地黄 10 g，麦冬 10 g，玄参 10 g，石斛 12 g，瓜蒌 15 g，石膏 20 g（先煎），知母 10 g，黄连 6 g，升麻 6 g，白芍 20 g，牛膝 10 g，炙甘草 10 g。全方养阴清热，滋而不腻，清而不寒，玉女煎咸寒养阴，芍药甘草汤酸甘化阴，缓急止痛，清胃散清泻胃热，标本同治，升麻宣散郁热，并引诸药入阳明胃肠。张老临床强调宜清补，忌滋腻呆补，养阴药不可过用滋腻之品，清热不可过用苦寒之品，以防更伤脾胃。

加减：若五心烦热，口干口渴，腰膝酸软，合六味地黄丸滋补肾精以助胃阴；若有气阴两虚，神疲乏力，汗多，加太子参 30 g、五味子 6 g，合为生脉饮益气养阴；恶心欲呕，加竹茹 10 g、生姜 10 g、半夏 10 g 降逆止呕；大便干燥，加大黄、芒硝为增液承气汤，养阴清热通腑。

病案举例

赵某，男，45 岁，销售人员，2005 年 8 月 5 日初诊。反复胃脘隐痛，嘈杂泛酸 1 年。患者常年饮食无规律，喜食辛辣之品，1 年前胃脘疼痛，呈隐痛，饭后加重，嘈杂泛酸。胃镜：慢性萎缩性胃炎伴肠化、胆汁反流性胃炎。服维 U 颠茄铝胶囊 Ⅱ 等药，症状缓解。近日因工作原因，不能按时进餐，饥不欲食，胃脘隐痛，饭后加重，嘈杂泛酸，口干口渴，形体消瘦，神疲乏力，心烦易怒，小便黄，大便干燥，舌质红、少津少苔，脉沉。中医诊断：胃脘痛，胃阴亏虚证。处方：太子参 20 g，熟地黄 10 g，生地黄 10 g，麦冬 10 g，玄参 10 g，生石斛 12 g，瓜蒌 15 g，石膏 20 g，知母 10 g，黄连 6 g，升麻 6 g，白芍 20 g，牛膝 10 g，鸡内金 20 g，炙甘草 10 g。加减服药 2 个月，胃脘疼痛、泛酸嘈杂等症状消失。

（四）肝胃不和证

肝、脾（胃）生理功能密切相关，《灵枢·本神》谓"肝为刚脏，体阴用阳"，肝藏血，主疏泄，肝血充盛，肝体得养，肝气条达，疏泄正常，全身气机升降正常，脾升胃降有序，水谷精微的运化正常。当肝阴、肝血亏虚，或情志不畅、五志化火，肝气郁结，疏泄不及或疏泄太过，均会影响脾气升清、胃气降浊，导致气机升降失调，出现胃脘疼痛胀满，连及胸胁，情志不畅时加重，喜太息，泛酸嗳气，心烦易怒或郁郁寡欢，多梦易醒，女子月经不调，乳房胀痛，大便不利或干燥，舌质红、苔白或黄，脉弦数。以四逆散、金铃子散、左金丸加减疏肝行气、和胃降逆。处方：柴胡 10 g，枳壳 10 g，白芍 10 g，川楝子 10 g，延胡索 10 g，黄连 5 g，吴茱萸 3 g，当归 15 g，生地黄 15 g，香附 10 g，青皮 10 g，郁金 10 g，龙胆草 10 g，黄芩 10 g，白术 15 g，茯苓 15 g，党参 15 g，炙甘草 6 g。张老临床强调肝为"将军之官"，体阴用阳，肝阴、肝血充足，肝体得养，肝气疏泄正常，不至于亢旺，则气机升降有序，脾升胃降运化正常。"肝为刚脏"，疏肝药不可过于温燥，以免化火伤阴，常用柴胡、枳壳、川楝子、延胡索、香附、青皮、郁金疏肝行气，调畅气机。脾喜燥恶湿，柔肝养肝药不可过用滋腻之品，以防滋腻碍脾，以白芍、当归、生地黄、炙甘草养血柔肝，酸甘化阴，缓急止痛；龙胆草、黄芩、川楝子入肝经，清肝之郁热，平肝阳，益肝阴；白术、茯苓、党参健脾益气。全方养肝体，助肝用，清肝热，平肝阳，使肝气疏泄正常、脾胃升降有度、气血化生有源。

方中金铃子散治疗肝郁化火证，川楝子味苦入肝，疏肝泻火，延胡索辛苦温，行气活血止痛，合则疏肝清热，行气止痛；左金丸针对肝郁化火，横逆犯胃，黄连清心火以泻肝火，"实则泻其子"，亦可清泻胃火，吴茱萸辛苦燥热，入肝、胃经，辛可散肝郁，温可散寒，苦可降胃气，引黄连入肝经，并佐制黄连苦寒之性。张老在运用左金丸时，依据寒热的偏盛调整黄连、吴茱萸的剂量，肝火胃火炽盛，舌边尖红，加大黄连用量清热泻火；胃气上逆，恶心欲呕，或吐清涎，加大吴茱萸用量暖肝降逆。

若肝郁化火，疏泄太过，横逆犯胃，可出现口苦，烦躁易怒，胁肋疼痛胀满，嘈杂泛酸，嗳气欲呕，小便黄，大便干燥，舌红苔黄，脉弦数，张老常以大柴胡汤加减治疗。《素问·至真要大论》谓"诸逆上冲，皆属于火……诸呕吐酸，暴注下迫，皆属于热"，《伤寒论》103 条谓："……呕不止，心下急，郁郁微烦者，为未解也，与大柴胡汤下之则愈"。肝郁化火犯胃，少阳阳明合病，胃热结聚，化燥成实，气机阻滞，胃气上逆，腑气不通，以大柴胡汤清泄少阳，通下里实，使肝火得清，腑实得去，气机畅达，诸证可解。

若胃气上逆，嗳气频作，加丁香 7 g、旋覆花 10 g（包煎）、代赭石 20 g 降逆和胃；若胃火炽盛，口苦口干，烦躁易怒，加龙胆草 10 g、炒栀子 10 g、蒲公英 30 g 清泻胃热；若胃脘痞闷，按之疼痛，吐痰色黄，口苦口渴，小便黄赤，苔黄腻，脉滑数，证属痰热阻滞气机，张老喜以柴胡陷胸汤加减；兼有脾胃气虚，神疲乏力，纳差少食，合六君子汤健脾益气。

病案举例

张某，女，40 岁，职员。上腹胀满疼痛 5 年，加重 7 天。5 年前因节食减肥，出现上腹胀满，时有胀痛，夜间 3 点左右加重。喜太息，口干口苦，恶心嗳气，泛酸嘈杂，心烦易怒，多梦易醒，月经先期，痛经，经血色暗，有血块，乳房胀痛，经期加重，小便黄，大便干燥，舌边尖红、苔黄，脉弦滑。望其形体肥胖，语声急促。既往有胆结石病史 7 年。胃镜示：慢性浅表性胃炎、HP（–）。彩超：慢性胆囊炎。西医诊断：慢性浅表性胃炎、胆结石。中医诊断：痞满，证属肝胃郁热、气机不畅。治当清肝泻火、疏肝行气，方以柴胡疏肝散合金铃子散加减。处方：柴胡 12 g，黄芩 10 g，郁金 10 g，川芎 10 g，香附 10 g，陈皮 10 g，青皮 10 g，川楝子 15 g，延胡索 15 g，黄连 6 g，吴茱萸 3 g，大腹皮 15 g，枳实 10 g，白芍 15 g，炙甘草 6 g。加减服20 剂，仍胃脘胀满，时有口干口渴，在疏肝行气的基础上，加当归、生地黄、沙参养肝柔肝，使肝体得养，疏泄正常，脾胃升降有序，嗳气泛酸、胀满皆去。

（五）脾湿胃热证

脾胃纳化相依，升降相因，燥湿相济，水谷化生有源，气机升降有序。当饮食不节，过食肥甘厚味或辛辣刺激之品，损伤脾胃，水谷运化失司，水谷精微不能布散，聚湿生痰，痰湿困脾，湿郁化热，湿热蕴结，上热下寒，脾湿胃热，中焦气机阻滞，斡旋失司，升降失调，清阳不升，浊阴不降，气机痞塞，出现胃脘疼痛胀满，上腹部痞满，恶心欲呕，口干口苦，口黏口臭，泛酸嗳气，纳差头晕，肠鸣下利，舌质红、苔白厚腻或黄厚腻，脉濡数或滑数，治当辛温化湿开结、苦寒清热降逆、甘味健脾益气，寒热同调，标本兼治，辛开、苦降、甘调并用，使湿热等病理产物祛除，气机通畅，脾胃升降有序，腐熟运化功能恢复。

张老临床强调据证立法，脾湿胃热、升降失调为病机的关键。湿为阴邪，易困脾伤阳，热为阳邪，易助胃火伤津，寒热错杂，治以辛开苦降甘调法，分消脾胃湿热，使病理产物从大小便而去，如《素问·阴阳应象大论》言"中满者泻之于内，宜以辛热散之，以苦泻之，淡渗利之，使上下分消其湿"，治疗上以半夏泻心汤加减，寒温并用，攻补兼施，辛开苦降甘调。处方：黄芩10 g，黄连 6 g，栀子 10 g，蒲公英30 g，干姜 10 g，半夏 10 g，广藿香 10 g，佩兰 10 g，党参 15 g，炙甘草 6 g。其中黄芩、黄连、栀子、蒲公英苦寒清热祛湿，干姜、半夏、广藿香、佩兰辛温化湿开结，党参、炙甘草健脾益气扶正，以杜生痰之源，使湿热分消而去，气机畅达，升降和调，痞满疼痛可解。张老临床依据脾湿及胃热的主次，协调清热及祛湿药的比例，尽量选用既清热又化湿的药物，避免矫枉过正。

仲景《伤寒论》针对脾湿胃热的兼夹证不同，尚有生姜泻心汤、甘草泻心汤、附子泻心汤等加减方，临床依据脾湿、胃热、脾虚的不同程度进行加减。若脾湿重，加大半夏、干姜的用量，或合用平胃散、理中汤、良附丸，并酌加生姜、杏仁、白豆蔻、厚朴、砂仁（后下）、草果温脾化湿；湿浊偏于下焦，小便不利，大便稀溏，加白术、泽泻、薏苡仁、茯苓、车前子淡渗利湿；若胃热炽盛，加大黄芩、黄连、栀子的用量，或合用小陷胸汤、左金丸、金铃子散，并加龙胆草、茵陈、大黄清热利湿；若脾胃气虚重，神疲乏力，纳差少食，合香砂六君子汤，加黄芪、白术、茯苓等益气健脾。

由于湿热阻滞中焦气机，张老在清热祛湿的基础上加理气、行气之品，如小柴胡汤、四逆散等，使气机畅通，利于湿热的清除。湿热阻滞，病史较长，胶结难去，因此服药时间久，需告知患者，积极配合，坚持治疗。湿热一旦祛除，需健脾益气，恢复脾胃运化功能，否则会产生新的病理产物，不可不知。

病案举例

李某，男，37 岁，木匠。胃脘痞闷伴呃逆 2 年，加重半月。2 年前因饮酒过多，出现胃脘疼痛，泛酸嗳气，饭后加重，纳差，胃镜检查提示慢性浅表性胃炎、胆汁反流性胃炎，先后服多潘立酮片等，药症状减轻，其后每因饮食不慎而加重。2 周前胃脘胀满加重，纳差，口苦口黏，口干口渴，喜热饮，泛酸嘈杂，小便黄，大便时稀时干。既往有乙肝病史 7 年，慢性胆囊炎 5 年。望其形体消瘦，面色萎黄，查其语声低微，口臭难闻，舌边尖红、苔薄黄，脉濡数。因其嗜酒无度，喜食辛辣刺激之品，损伤脾胃，脾胃蕴热，运化失司，水谷不化精微反生水湿，湿郁化热，湿热阻滞中焦，脾胃升降失司，气机不畅，出现胃脘痞胀，湿热内蕴，水津不布，口苦口黏，口干口渴，喜热饮；湿热下注，小便黄，大便时稀时干；湿热内蕴，肝失疏泄，泛酸嘈杂。西医诊断：慢性浅表性胃炎、胆汁反流性胃炎。中医诊断：痞满。辨为湿热内蕴、肝胃不和。以半夏泻心汤合金铃子散加减，辛开苦降、清热祛湿为主，辅以疏肝理气。处方：半夏10 g，干姜10 g，黄芩10 g，黄连6 g，川楝子10 g，延胡索15 g，柴胡10 g，枳实10 g，郁金10 g，吴茱萸3 g，蒲公英20 g，木香10 g，大腹皮10 g，炙甘草6 g。5剂，日1剂，冷水煎服。

二诊：服上方痞满减轻，泛酸嘈杂减轻，时有疲乏无力，四肢酸懒，舌脉同前，以前方加黄芪20 g、党参20 g以益气健脾，7剂。

三诊：胃脘痞满、泛酸嗳气、嘈杂明显减轻，纳差少食，神疲乏力，晨起有少量白痰，舌质淡红、苔白腻，脉濡。内热渐去，脾虚湿盛，前方去川楝子、延胡索、黄连、蒲公英，加黄芪30 g、党参30 g、陈皮10 g、砂仁6 g（后下）、白豆蔻6 g（后下），加强健脾化湿之力，调治月余病愈。

（六）瘀血阻滞证

脾胃病迁延不愈，痰浊、湿热、寒湿等病理产物阻滞气机，气机不畅，升降失常，气滞血瘀，"久痛入络"，瘀血阻滞，"不通则痛"，瘀血不祛，新血不生，又兼"不荣则痛"，多见于胃及十二指肠溃疡、消化道肿瘤、胃炎等病，出现脘腹疼痛，部位固定，呈刺痛绞痛，痛势剧烈，伴胀满拒按，舌质瘀暗或有瘀斑、苔薄白，脉沉弦，以丹参饮合失笑散加减，以活血化瘀、行气止痛。处方：丹参17 g，降香7 g，砂仁6 g（后下），蒲黄10 g（包煎），五灵脂15 g（包煎），九香虫10 g，刺猬皮10 g，莪术15 g，三七粉3 g（冲服），当归12 g，蜂房10 g，白芍30 g，炙甘草10 g。丹参养血活血，五灵脂、刺猬皮、蒲黄活血化瘀止痛；白芍、当归、莪术、三七养血活血，莪术尚有破气散结之效；因檀香药源少，药价高昂，改用降香，降香、砂仁、九香虫行气止痛；蜂房补肾散结。张老强调血得温则行、得寒则凝，临床喜用辛散温通类活血化瘀药，瘀血祛除，新血得生，同时注重行气，气机畅达，瘀血可去。

临床瘀血阻滞证以邪实为主，可兼其他病理产物，如痰湿、寒湿、湿热等，在活血化瘀的基础上，加行气、化痰、祛湿、清热之品。气机阻滞，合小柴胡汤、四逆散使气行血行；痰浊阻滞，合二陈汤、藿香正气散等；痰热阻滞，合黄连温胆汤，以半夏、陈皮、广藿香、黄芩、黄连、栀子、龙胆草、蒲公英清热祛痰等；瘀血兼气血两虚为病，以邪实为主兼正虚，在活血化瘀的基础上，加补气养血之品，如党参、黄芪、熟地黄、当归等，使瘀血得祛，新血得生。因此，临床依据引起瘀血阻滞的原因及兼证进行加减。

病案举例

周某，男，48 岁，出租车司机。胃脘疼痛 22 年，加重 10 天。患者因常年饮食无规律，饥饱无度，22 年前因上腹部绞痛查胃镜，提示十二指肠球部溃疡、反流性食道炎、萎缩性胃窦炎伴肠化。长期口服奥美拉唑、雷贝拉唑、气滞胃痛颗粒等药，症状可减轻，每因饮食不慎而加重。10 天前因聚餐时饮食过杂，出现胃脘绞痛，牵及右胁，呈刀割样疼痛，阵发性发作，得温不减，拒按，嘈杂泛酸，频频打嗝，胸闷气短，纳差少食，二便正常。望其形体消瘦，面色晦暗，低声呻吟，爪甲色暗，舌质暗淡、有瘀斑、苔薄白，脉沉细。胃镜示：十二指肠球部溃疡（活动期）、慢性萎缩性胃炎。既往有冠心病 2 年、高血压 10 年。西医诊断：十二指肠球部溃疡（活动期）、慢性萎缩性胃炎。中医诊断：胃痛，证属气滞瘀血，无明显寒热兼证。本着"急则治标"的原则，治当活血化瘀、行气止痛，方以丹参饮、失笑散合四逆散加减。处方：丹参 30 g，砂仁 6 g（后下），降香 6 g，炒蒲黄 10 g，九香虫 10 g，刺猬皮 12 g，桃仁 10 g，红花 10 g，柴胡 10 g，枳壳 10 g，白芍 15 g，青皮 10 g，旋覆花 10 g（包煎），吴茱萸 6 g，炙甘草 6 g。以此方加减服 30 剂，诸证皆减，又以养血活血、疏肝理气善后。

张老强调中医思维在临床诊疗中的重要作用，脾胃病包括多种消化系统疾病，常虚实并见，寒热错杂，本虚标实。由于体质、病史、证候不同，病机的侧重点不同，临床应广泛收集病史及四诊资料，依据其表现于外的症状、体征，确定致病因素（包括六淫、饮食、情志等），审证求因，分辨病位，辨别病机的属性，审因论治，遵循《素问·至真要大论》"谨守病机，各司其属，有者求之，无者求之"的原则，以脾胃为中心，兼顾相关脏腑功能，辨别脏腑的虚实寒热，分清主次，依据"急则治标，缓则治本""间者并行"等原则，将中医各种治法灵活运用于临床。

张老临床辨证与辨病相结合，以辨证为主，兼顾辨病，针对慢性胃炎伴肠化、不典型增生等癌前病变，在辨证的基础上，合用化痰软坚、活血化瘀、清热解毒等治法，配伍白花蛇舌草 30 g、莪术 15 g、蜂房 10 g、三七 5 g（冲服）、九香虫 10 g、刺猬皮 10 g 等药，其中生黄芪 30~60 g 配伍莪术 15 g，益气活血、软坚消癥；合并幽门螺杆菌感染，胃黏膜充血水肿，加蒲公英 30 g、白花蛇舌草 30 g 清热解毒；合并急性胃黏膜糜烂出血、急性溃疡，加生地榆 15~30 g，微寒，苦酸涩，凉血止血；胃酸分泌过少，加木瓜 15 g、乌梅 10 g，促进胃酸分泌；胃酸分泌过多，加海螵蛸 15 g、瓦楞子 15 g 制酸，并合用左金丸，原方黄连、吴茱萸的用量比为 6:1，治疗肝火犯胃吞酸证，临床依据寒热的不同，确定黄连、吴茱萸的用量，肝火炽盛加大黄连用量，肝寒偏盛、胃气上逆加大吴茱萸用量。脾胃腐熟运化无力，导致纳差或厌食，消导药无效时，张老常在辨证基础上加马钱子 0.03~0.1 g/日，冲服，可增加食欲。肝气郁结者，张老喜用生麦芽 30 g 疏肝行气，张锡纯评价其"虽为脾胃之药，而实善舒肝气"。生麦芽其味甘，性微温，无理气药温燥之性，顺应肝体阴用阳的特点，可以长期服用。

习惯性便秘的治疗经验

习惯性便秘是指排除肠道器质性病变，出现的排便困难或排便次数减少。随着社会发展，人们体力劳动减少、久坐少动或久病体虚导致胃肠蠕动减少；饮食过于精细，或摄入高热量、高脂肪食物等是造成便秘的常见原因。此外，许多患者长期服用苦寒泻下类中成药，或外用开塞露，用药时大便通畅，停药则不能自行排便，形成药物依赖，使便秘的病机更加复杂化，常虚实错杂，寒热并存。同时久服苦寒泻下之品，损伤脾胃，严重者可导致结肠黑变病。

大便为饮食水谷代谢后形成的糟粕，必须及时排除，否则影响水谷精微的代谢及输布，使气机升降失调，出现腹痛腹胀、恶心呕吐、纳差少食等症状，严重者出现肠梗阻等并发症。《素问·五藏别论》谓"六府者，传化物而不藏，故实而不能满也。所以然者，水谷入口，则胃实而肠虚；食下，则肠实而胃虚。故曰实而不满，满而不实也"，《素问·灵兰秘典论》谓"大肠者，传导之官，变化出焉"，揭示了六腑以通为用的特点及大肠传导功能对大便的影响。

张老依据六腑以通为用、以降为顺的理论，探求大肠传导失司的病因。首先，结合患者体质，辨别病机的属性，区分虚实寒热。虚证常见于禀赋不足或久病迁延，正气亏虚，如气虚或阳虚，致清阳之气不升，浊阴之气不降，气机运行无力，传导失常，排便困难；津亏、血虚致肠道失润，无水舟停，糟粕结聚不下，排便困难。实证多因过食辛辣油腻之物，或平素情志失调，肝失疏泄，"五志化火"，无形热邪壅滞，气机不畅，或兼有形病理产物阻滞肠腑，如湿热、寒湿、食积，导致大肠传化失司。因此，探求病因病机尤为重要。

其次，便秘的病位虽在肠腑，但其传导糟粕功能与多个脏腑有关，"魄门亦为五脏使，水谷不得久藏"，如脾气升清、胃气降浊、肝气疏泄、肺气宣降、肾主魄门的开阖、小肠泌别清浊等脏腑功能正常则大肠传导有序。治疗时最忌盲目使用苦寒泻下之品，图一时之快，导致脏腑受损，应针对病机宣降肺气、疏肝解郁、健脾助运等。因此，临床辨析病机要从多方面、多角度入手，不可拘泥于一脏一腑的功能失调。

张老临床治疗便秘，探求病机的虚实寒热，祛除致病因素，依据"虚则补之，实则泻之"的原则，扶正祛邪，调整脏腑功能，恢复大肠传化糟粕的功能。

一、虚性便秘

（一）血虚便秘

血虚便秘多见于慢性失血、贫血或产后血虚者，脾胃功能失调，气血化生无源，肠道失润，肠燥津枯，传导失司。临床表现为面色萎黄无泽，头晕目眩，形体消瘦，纳食不佳，神疲乏力，大便干燥或排便无力，数日无便意，无腹胀腹痛，夜寐不安，舌质淡红、苔薄白，脉沉细。治当养血补血、润肠通便，方以四物汤加减。处方：当归30 g，熟地黄15 g，白芍15 g，川芎10 g，制何首乌30 g，生黄芪30 g，生白术60 g，火麻仁30 g，郁李仁30 g，柏子仁20 g，肉苁蓉20 g。四物汤养血行血，其中当归用量为15~30 g，有养血活血、润肠通便之功，配黄芪为当归补血汤，张老临床强调补气以生血，气旺血行；合火麻仁、郁李仁、柏子仁、何首乌、肉苁蓉加强润肠通便之功；生白术通便最早见于《伤寒论》第174条"若其人大便硬，小便自利者，去桂加术汤主之"，大便硬结不通时，仲景加白术通便，《本草正义》强调白术

"最富脂膏，故虽苦温能燥，而亦滋津液"，清代徐灵胎《伤寒论类方》谓"白术生肠胃之津液"，生白术 60~120 g 入煎剂，可健脾润肠，对老人及虚性便秘效佳。张老喜以大剂养血润肠之品治疗血虚肠燥便秘，若血虚生内热，症见口干口渴、心烦易躁，去熟地黄、制首乌，改为生地黄 30 g、生首乌 15 g，加生大黄 6 g（后下），养血清热。

病案举例

王某，女，28 岁，无业，2004 年 12 月 30 日初诊。排便困难 6 年，加重 2 个月。习惯性便秘史 6 年，长期服果导、芦荟胶囊，外用开塞露，大便尚能正常，2 个月前剖腹产子，卧床休息，极少活动，每天肉汤催奶，很少进食果蔬，大便困难，4~5 日 1 行，肛裂便血，临厕痛苦，急躁易怒，腹部胀满，时有头晕乏力，面色萎黄，眠中易醒，纳食较少，小便正常，舌质淡红、苔薄白，脉沉细。因其哺乳，不能服用通便中成药。辨证属于血虚气滞便秘，以四物汤合小柴胡汤加减。处方：熟地黄 15 g，当归 20 g，白芍 15 g，制何首乌 30 g，肉苁蓉 20 g，火麻仁 30 g，郁李仁 20 g，桃仁 10 g，生白术 60 g，炒槟榔 10 g，莱菔子 15 g，生黄芪 20 g，柴胡 10 g，黄芩 10 g，党参 20 g，炙甘草 6 g。3 剂，冷水煎，每日 1 剂，温服。服上方 3 剂，大便通畅，每日 1 行，情绪较佳，仍有头晕乏力，前方继服 7 剂，大便正常，其后原方加工为蜜丸，连续服用 3 个月，嘱其调摄饮食，适当活动。

按：《金匮要略·妇人产后病脉证治第二十一》谓"师曰：新产血虚……亡津液，胃燥，故大便难"，强调产后阴血亏虚，肠道失润，易致大便干燥。张老强调产后血虚为本，情志不遂、气机阻滞为标，以养血润肠为主，调畅气机为辅，在四物汤养血润肠基础上，加种仁类药润肠通便，如火麻仁、郁李仁、桃仁、杏仁、肉苁蓉等；行气药温而不燥，如柴胡、枳实、炒槟榔、紫菀等，不可过用苦寒通下。本案以四物汤加种仁通便药养血润肠、小柴胡汤疏肝解郁，畅达气机，标本同治。

（二）气虚便秘

多见于久病体虚或久服苦寒通便之药，损伤脾胃，脾胃亏虚，气血化生无源，脾不升清，胃不降浊，大肠传导失司；同时，肝主疏泄，肺与大肠相表里，肺气亏虚，肺失宣肃，肝失疏泄，均可影响肠道传化糟粕的功能，糟粕久停，阻滞气机升降，临床表现为便意频频，肛门重坠，大便不干，无力排出，午后腹胀，少气乏力，动则加重，头晕少寐，面色无华，纳差少食，小便色淡，舌质淡嫩、苔薄白，脉沉。病之根源在于脾肺气虚，无力行舟，肝失疏泄，大肠传导失司，治疗以补气健脾、宣降肺气、润肠通便为主。张老喜用补中益气汤加减。处方：生黄芪 30 g，党参 20 g，生白术 60 g，当归 20 g，陈皮 10 g，升麻 6 g，柴胡 6 g，紫菀 30 g，杏仁 12 g，枳壳 10 g，升麻 6 g，火麻仁 20 g，郁李仁 20 g，肉苁蓉 30 g，瓜蒌 15 g，炙甘草 6 g。其中黄芪、党参、白术益气健脾，气旺推动有力；升麻、柴胡、紫菀、杏仁、枳壳、瓜蒌调畅气机，恢复肺气宣发肃降，肝气疏泄，脾气升清，恢复大肠传化糟粕的功能，当归、杏仁、火麻仁、郁李仁、肉苁蓉养血润便。全方以补气健脾为主，恢复气机的升降功能，行气润肠为辅。不可一见便秘，便盲目使用苦寒攻下药，苦寒药虽可解一时之急，停药则排便不畅，久用则损伤脾胃，加重气虚，犯虚虚之戒，同时，大黄、芦荟、番泻叶等药，容易令患者产生依赖性，久用易产生结肠黑变病。

对于长期服用通便药者，苦寒败胃，损伤脾阳，温煦失司，寒自内生，大肠传化无力，出现大便排出困难、腹痛腹胀、食冷加重、得温则减，张老喜用大黄附子汤温阳通便，《金匮要略·腹满寒疝宿食病脉证治第十》谓"胁下偏痛，其脉紧弦，此寒也，以温药下之，宜大黄附子汤"，在益气健脾的基础上加酒大黄 9 g（后下）、制附子 10 g（先煎）、细辛 5 g、肉桂 5 g，补气健脾，温阳通便。

病案举例

方某，女，68 岁，2006 年 9 月 22 日初诊。反复排便困难 5 年，4~5 日 1 行，便意频频，排便无力，肛门下坠，偶有腹胀，无腹痛，电子肠镜未见异常，长期口服排毒养颜胶囊或外用开塞露，停药则便秘依旧。患者形体偏胖，倦怠乏力，饮食尚可，时有头晕胸闷，眠中易醒，舌淡嫩、苔薄白，脉沉。既往有高血压、冠心病、糖尿病十余年。西医诊断：习惯性便秘。中医诊断：便秘，证属肺脾气虚。治法：益气健脾、润肠通便。处方：生黄芪 30 g，生白术 120 g，陈皮 10 g，升麻 6 g，柴胡 6 g，当归 20 g，火麻仁 30 g，威灵仙 30 g，紫菀 30 g，莱菔子 15 g，杏仁 12 g，枳壳 10 g，郁李仁 20 g，肉苁蓉 15 g，瓜蒌 15 g。6 剂，日 1 剂，水煎服。

二诊（9 月 27 日）：患者服药后，便质较前稍软，能够连续排出，日 1 行，仍感排便无力，无腹痛腹胀，纳食正常，舌质淡红、苔薄白，脉沉无力。前方加党参 20 g。继服 15 剂后，乏力减轻，大便顺畅，日 1 行，嘱患者多食果蔬，养成定时排便习惯。

按：气虚便秘多见于老年人，症见排便无力，肛门下坠。脾不升清，浊气不降，肺失宣降，传导失司。补气健脾、宣降肺气，恢复传导功能为病机关键。肺与大肠相表里，张老临床喜用紫菀 30 g 以宣肺润肠通便；《本草正义》谓"威灵仙，以走窜消克为能事，积湿停痰，血凝气滞，诸实宜之"，民国张锡纯善用威灵仙治疗便秘，张老在辨证基础上加威灵仙 30 g 以宣通气机。

（三）津亏便结

素体阴虚，或热病伤阴，或久服辛辣刺激之品，体内阴液不足，肠道失于濡润，传化糟粕功能失常，故大便久留不去。《温病条辨·中焦篇》第 11 条云"若其人阴素虚，不可行承气者，增液汤主之"，第 17 条云"津液不足，无水舟停，间服增液，再不下者，增液承气汤主之"，指出阴液亏虚、肠燥津枯、无水舟停为便秘的根本，临床表现为大便干结，如羊屎状，数日不下，无明显腹胀腹痛，心烦少眠，形体消瘦，口干口渴，手足心热，舌红少苔或燥，脉细数。治当滋阴润燥、增水行舟，以增液承气汤加减。处方：生地黄30 g，麦冬 24 g，玄参 24 g，生白术 60 g，火麻仁 30 g，郁李仁 20 g，肉苁蓉15 g，瓜蒌 30 g，生大黄 9 g（后下），芒硝 6 g（后下），生甘草 6 g。

张老强调津液不足，无水舟停，治当清补而不是滋补，以防滋腻碍胃；同时加用润肠通便药增水行舟、滑利肠道，以利于大便排出，阴虚内热，加之糟粕久羁不去，恐其形成腑实证，加大黄、芒硝泻热通便，利于通腑泄热。若火热炽盛，心烦口苦，加栀子 10 g、黄芩 10 g、知母 10 g、黄柏 10 g，清除火热；若阴虚明显，加沙参、石斛、天冬、天花粉等，滋阴增液、通利大便。

病案举例

欧某，女，36 岁，2005 年 7 月 6 日初诊。便干 8 年，加重 1 个月。既往有糖尿病10 年，口服二甲双胍（0.5 g，tid）、阿卡波糖（100 mg，tid），注射甘精胰岛素（15 U，qd），血糖控制尚可。8 年前出现口干口渴，大便干燥如羊屎，4~6 日 1 行，腹部胀满，左下腹疼痛，可触及条索状硬物，心情烦躁，小便黄赤，舌质红、少津少苔，脉沉细。结肠镜检查正常，长期口服便秘舒、芦荟胶囊，外用开塞露，严重时需灌肠治疗，西医诊断：糖尿病、顽固性便秘。中医诊断：消渴、便秘，证属阴虚肠燥。治当养阴清热、通腑泄浊，以增液承气汤加减。处方：生地黄 30 g，麦冬 24 g，玄参 24 g，天花粉 15 g，生白术 60 g，火麻仁 30 g，郁李仁 20 g，瓜蒌 30 g，炒栀子 10 g，生大黄 9 g（后下），芒硝 6 g（后下），生甘草 6 g。6 剂，日 1 剂，水煎温服。

二诊（7 月 13 日）：大便正常，口干口渴，心情烦躁减轻，时有乏力，舌质红、少津少苔，脉沉细。前方去大黄、芒硝，加太子参 20 g、北沙参 15 g，继服 6 剂。其后以养阴清热、润肠通便治疗月余，大便正常。

按：患者消渴 10 年，阴虚燥热日久，肠道失润，无水舟停，热邪壅盛，气机不畅，传导失司，本虚标实，以增液承气汤加减养阴清热、通腑泄热。燥热祛除，当以养阴益气治其本，以增液汤养阴润肠。

二、实性便秘

（一）气结便秘

多见于情志不畅，久坐少动，肝失疏泄，脾胃升降失调，脾气不升，胃气不降，气机郁滞，三焦不畅，津液不布，大肠传化失司，糟粕内积，魄门不能正常启闭，糟粕不能正常排泄，壅滞于肠道，加重气机阻滞，肝气郁滞更盛，气郁化火，恶性循环，临床表现为大便干燥，排便困难，矢气较多，与情绪密切相关，腹部胀满或疼痛，不喜按压，心烦易怒，口苦口干，胸胁胀满，舌质淡红、苔薄白，脉弦。

《伤寒论》230 条谓"阳明病胁下硬满，不大便而呕者，可与小柴胡汤，上焦得通，津液得下，胃气因和，身濈然汗出而解"，仲景以小柴胡汤疏肝解郁，调畅三焦气机，使水谷精微输布正常，糟粕的排泄途径通畅，魄门启闭功能正常，二便自然通利。因少阳为患，常经腑同病，易气郁化火，伤及津液，致使阳明燥结，张老喜用四逆散、小柴胡汤或大柴胡汤合麻子仁丸加减，和解少阳、泻热通便。处方：柴胡 12 g，黄芩 12 g，半夏 10 g，党参 15 g，生大黄 6 g（后下），白芍 15 g，枳实 10 g，厚朴 10 g，郁金 10 g，炒槟榔 10 g，火麻仁 20 g，郁李仁 15 g，杏仁 15 g，肉苁蓉 15 g。

若肝火偏盛，加龙胆草 10 g、炒栀子 10 g、芒硝 6 g（后下）、芦荟 2~4 g（冲服），清泻肝火；若腹部或脐周胀满，加大腹皮 15 g、炒槟榔 15 g。同时合理增加膳食纤维的摄入，缓解紧张焦虑情绪，养成良好的定时排便习惯等，有助于本病的治疗。

病案举例

郭某，女，62 岁，2005 年 8 月 5 日初诊。便秘 14 年，加重伴胃脘胀满 2

个月。习惯性便秘病史14年，长期口服便通胶囊、果导片通便。2个月前胃脘及脐周胀满疼痛，饭后加重，嗳气打嗝，泛酸烧心嘈杂，食欲减退，心烦急躁，夜寐不安，眠中易醒，大便4~5日1行，排便困难，肛门下坠，矢气频频，小便黄。胃镜示：萎缩性胃窦炎，胃窦部溃疡（S2期），HP（-），病理提示腺体不典型增生。肠镜检查：正常。望其形体消瘦，面色萎黄无泽，情绪低落，恐癌变，舌质红、苔薄白，脉弦无力。依据病史、症状、舌脉，此乃素有便秘，又因情志不畅，郁郁寡欢，肝郁化火，气机升降失调，三焦不畅，津液不布，肠道失润，气机不畅，糟粕排出障碍。西医诊断：萎缩性胃窦炎、胃窦部溃疡（S2期）、腺体不典型增生，HP（-）。中医诊断：习惯性便秘，证属肝郁化火、气机不畅。治当疏肝解郁、泄热通腑。以大柴胡汤加减。处方：柴胡15 g，黄芩15 g，半夏10 g，人参5 g（另煎），生大黄10 g（后下），枳实12 g，白芍12 g，厚朴10 g，肉苁蓉15 g，火麻仁20 g，郁李仁15 g，郁金10 g，炒槟榔15 g，栀子10 g，蒲公英20 g，炙甘草6 g。3剂，日1剂，冷水煎，分2次温服。

二诊（8月9日）：大便通畅，日1~2行，胃脘及脐周胀满疼痛明显减轻，嗳气泛酸嘈杂诸证明显减轻，舌脉同前。虑其根本原因是肝郁气滞化火，上方去大黄、肉苁蓉、火麻仁、郁李仁，以小柴胡汤合金铃子散、左金丸加减疏肝解郁、清热和胃。又服月余，胃溃疡痊愈，大便正常。

（二）湿热便秘

脾胃位居中焦，为气机升降的枢纽。若脾胃素虚，或饮食不节，过食辛辣、寒凉之品，或长期应酬，过度饮酒，损伤脾胃，水谷运化失司，水谷不化精微反生水湿，湿浊不去，蕴久化热，湿热胶结，阻滞三焦气机，湿热下注，大肠传导功能受阻，糟粕排泄不畅。临床表现为便意频频，大便黏滞不畅，或大便先干后稀，伴口干口苦口臭，胃脘或腹部痞满不适、嘈杂，小便黄赤，舌质红、苔黄腻，脉濡滑。

张老认为湿热是造成三焦不畅、气机阻滞、大肠传导失司的根本原因。因此，以清热祛湿为主，辅以行气通便，湿为阴邪，非辛温之品不能祛，热为阳邪，非苦寒之品不能清。病机属于寒热错杂，用药亦寒温并用，张老临床善用半夏泻心汤，辛开苦降，祛除湿热为先，方中干姜、半夏辛温祛湿，同时可开湿热之结；黄芩、黄连苦寒，既清热又燥湿，使湿热从下焦而去，可佐槟榔、厚朴、大腹皮、枳实等行气之品，利于通便。此型便秘以湿热为主、脾虚为次，故去健脾益气的人参、大枣。若湿重热轻，加厚朴、苍术、砂仁、薏苡仁等化湿利湿之品；热重湿轻，加生大黄、芒硝、龙胆草、芦荟栀子等药，清热通腑。

病案举例

尚某，女，40岁，职员，2006年5月12日初诊。排便困难，脘腹痞满10年，加重1周。大便秘结难下，间断性服用麻仁滋脾丸，药后便通，停药则排便困难，大便先干后黏，3~4日1行，肛门下坠，会阴潮湿，白带量多、色黄味臭，胃脘及腹部胀闷，排便后减轻，口苦心烦，舌质鲜红、苔黄厚腻，脉沉。平素喜食辛辣刺激之物，损伤脾胃，湿热内蕴，阻滞气机，湿热下注，大肠传化功能失调，糟粕排出障碍，湿热不去，大便不利，治当清热祛湿、行气通腑，以半夏泻心汤合小承气汤加减。处方：黄芩10 g，黄连6 g，栀子10 g，龙胆草10 g，黄柏10 g，干姜10 g，半夏12 g，厚朴15 g，枳实15 g，炒槟榔15 g，大腹皮15 g，生大黄9 g（后下），生白术70 g，火麻仁25 g，炙甘草6 g。5剂，日1剂，冷水煎服。服药后大便通畅，日2~3行，大便畅利，湿热有出路，去生大黄、生白术、火麻仁，继服20余剂，湿热皆去。

（三）腑实便秘

多见于年轻病患，平素喜食辛辣烧烤，胃肠积热，或工作压力过大，情志不畅，五志化火，火热炽盛，实热内结，气机不通，同时火热耗气伤津，出现大便不通，矢气频频，腹部胀满，或疼痛拒按，左下腹可扪及条索状大便，口干口苦，午后潮热，或手足心汗出，舌质鲜红、苔黄燥，脉沉或滑数。若腹部胀满日久，便干结难以排出，甚至停止排气。张老常以承气汤加减，"急则治标"，当先通腑，迅速荡涤胃肠实热，以免火热伤津耗气，以小承气、大承气汤加减，泄热通腑。处方：生大黄 9 g（后下），厚朴 15 g，枳实 10 g，芒硝 6 g（后下），瓜蒌 30 g，芦荟 6 g（冲服），番泻叶 2 g（后下），炒槟榔 15 g，甘草 3 g。组方药味少、药力专，妙在加一味甘草，制约大黄等攻下药的苦寒之性，峻药缓用，常服 2~3 剂，清除肠道宿便，因火热易伤津耗气，在上方基础上减少药量，合增液汤养阴生津、濡润肠道，并根据患者实火所居脏腑，进一步辨证用药，心火炽盛加黄连、栀子；肝火炽盛加龙胆草、虎杖等。强调改变不良的饮食习惯，适当活动，调畅情志，对肠腑热实证有积极的意义。

病案举例

程某，男，48 岁，2006 年 9 月 3 日初诊。间断性大便干结 2 年，加重 1 个月。患者平素性情急躁，家事及工作烦心，长期应酬饮酒，饮食起居不规律，大便干燥，3 日 1 行，脐周胀满疼痛，午后加重，小便黄赤，口苦心烦，头痛头晕，周身汗出，不怕冷，舌质红赤、苔黄腻，脉滑数。既往有高血压、高脂血症病史 5 年。证属肝胃郁火，伤津耗液，肠腑燥结，腑气不通。治当通腑泄热、急下存阴，以大承气汤加减。处方：生大黄 9 g（后下），厚朴 15 g，枳实 10 g，芒硝 6 g（后下），瓜蒌 30 g，芦荟 4 g（冲服），番泻叶 2 g（后下），炒槟榔 15 g，火麻仁 30 g，甘草 3 g。2 剂，冷水煎，温服。服药 2 剂，泻下大量秽臭粪便，腹痛腹胀，口苦心烦减轻，舌边尖红、苔黄腻，脉滑。调整药物剂量，并加清热祛湿之品。处方：酒大黄 6 g（后下），厚朴 15 g，枳实 10 g，瓜蒌 20 g，炒槟榔 15 g，火麻仁 30 g，黄芩 10 g，黄连 6 g，龙胆草 6 g，醋柴胡 10 g，甘草 3 g。继服 6 剂。上方加减治疗月余，诸症减轻。

按：患者大便虽 3 日 1 行，但腹痛腹胀，头痛头晕，口苦心烦，舌质红赤，苔黄腻，脉滑数，病情急，张老强调"急则治标"，以大承气汤2剂，通腑泄热，急下存阴，大便通畅后针对湿热内蕴，阻滞气机，又以清热祛湿、行气除胀法治之。

张老认为习惯性便秘病程长，不可猛攻急下，以图一时之快，长期滥用大黄、番泻叶、芦荟及含蒽醌类的泻药，可引起药源性结肠、直肠黑变病。便秘虽为大肠传导失职，肠中积滞为患，仍需发挥中医辨证论治的优势，详辨病机的寒热虚实，通过补虚泻实，调节脏腑气化功能，恢复大肠传导功能，才能从根本上治疗便秘。

慢性泄泻的治疗经验

慢性泄泻主要见于慢性非特异性结肠炎、溃疡性结肠炎、肠易激综合征等肠道疾病，病程长，迁延难愈，易反复发作。多与脾虚运化失司有关，水谷不化精微，反生水湿，久则病及于肾，脾肾两虚，湿浊下注，出现完谷不化、泄泻无度，影响患者生活质量。张老认为脾肾亏虚多见，可兼寒湿停聚，治当健脾补肾、燠火暖土，辅以燥湿理气、涩肠止泻。

一、脾虚为本

脾为后天之本，主运化，主升清，运化水谷精微，通过脾气升清，布达于全身，营养四肢百骸。若久病体虚或饮食不节，损伤脾胃，脾气亏虚，运化失司，水谷不化精微，反生水湿，水湿困脾，加之脾虚，清阳不升，精微下陷，肠腑传导功能失调，清浊不分，混杂而下，遂成泄泻之疾。《素问·阴阳应象大论》谓"清气在下，则生飧泄"，临床观察发现脾虚湿盛、清阳不升的泄泻较多见，表现为大便稀溏，无明显臭味，腹痛隐隐，喜温喜按，时有肠鸣，神疲乏力，脘腹胀满，纳食较少，面色少华，舌质淡、苔薄白或白腻，脉沉弱无力。治以温中健脾为主，辅以燥湿理气、补中升清，每以理中汤合参苓白术散加减。处方：干姜 10 g，党参 15 g，炒白术 17 g，茯苓 17 g，白扁豆 15 g，炒山药 20 g，莲子 10 g，桔梗 10 g，炒薏苡仁 30 g，炙甘草 6 g。

加减：久泄不愈，清阳不升者，张老常加黄芪、升麻、柴胡、葛根、防风等益气升清之品，使脾气健运，清气升举则泄泻止；偏于湿盛，清浊不分，常加砂仁、草果、苍术、藿香、车前子、泽泻等燥湿、利湿、渗湿之药，分消水湿，还有利小便以实大便之义；偏于脾阳虚，下利完谷不化者，加附子、炮姜、乌药、益智仁、桂枝、干姜等温脾阳散寒之品。此型泄泻多以脾胃气虚或阳虚为主，兼有水湿困脾，气机阻滞，本虚标实，以本虚为主，治疗上选择多以甘温、苦温之品，强调健脾益气、温补脾阳，辅以化湿行气，不可盲目使用酸敛固涩之品，湿邪祛除，气机畅达，方可收敛固涩。

二、燠火暖土

肾为先天之本，司开阖，主司二便，脾为后天之本，主运化，主升清，脾肾关系密切。"脾阳根于肾阳"，肾阳温煦脾阳，若年老体弱，命门火衰，不能温煦脾阳，或慢性泄泻久治不愈，脾病及肾，火不暖土，脾肾两虚，阴寒内胜，则出现大便泄利无度，《景岳全书》谓"肾中阳气不足，则命门火衰……阴气盛极之时，即令人洞泄不止也"。肾阳气不足，阴寒内盛，常于五更阳气未复之时，泄泻无度，伴见完谷不化，腹痛隐隐，形寒肢冷，腰膝酸软，小便清长，消瘦纳差，面色萎黄，舌质淡白，脉沉弱。

张老强调肾主开阖。肾阳不足，火不暖土，脾失温煦，水湿不化，肾脾俱虚，开阖失司，久泄不愈，尤其是年老体弱的患者，单纯健脾、温脾、祛湿等治法常无效验，强调培补先天以实后天，温补肾阳以助脾阳，开阖有度，常以四逆汤、四神丸、附子理中汤合用，温补肾阳、健运脾气为主，加以涩肠止泻之品。处方：制附子10 g，干姜10 g，赤石脂20 g，补骨脂15 g，吴茱萸6 g，乌药10 g，小茴香10 g，肉豆蔻10 g（去油），炮姜10 g，仙茅10 g，淫羊藿15 g，桂枝10 g，米壳8 g，五味子7 g，诃子10 g，石榴皮10 g。久泻无度、无食积痰阻者，非收涩无以建功，但收涩之法不可滥用，若有邪气内阻者，误用收敛易闭门留寇，反致病重不愈。

三、湿盛为标

素体脾虚不运，易生湿浊，若久食生冷滋腻之品，或逢夏秋之季，空调遇冷，或贪食寒凉之品，寒湿侵袭，内外合邪，湿邪困脾，蕴结日久，寒湿化热，水谷、湿热混杂而下，腹泻急迫，粪便清稀或秽臭，甚则水泻，或夹有黏液，或黏滞不畅，伴腹痛，里急后重等症。此时辨证以湿邪困脾为主，兼有脾虚郁热，虽湿盛不宜分利太过，以免助热伤阴；虽有热不可重用苦寒，损伤脾胃，不利于祛湿，张老常以国医大师朱良春的经验方仙桔汤加减，标本同治。处方：仙鹤草30 g，桔梗6 g，乌梅6 g，白术10 g，木香6 g，槟榔2 g，白芍10 g，白头翁10 g，炙甘草6 g。

过食生冷或久用空调，寒湿偏盛，伴头痛恶寒，身热不扬，恶心欲呕，急当温中祛湿，健脾和中，以仙桔汤合藿香正气散加减；若湿热偏盛，泻下秽浊，大便如黄酱，肛门灼热，小便黄赤，舌质红、苔黄腻，脉滑数，合葛根芩连汤、白头翁汤加减，清利湿热。若湿郁化热，阻滞中焦气机，胃脘痞满，饭后加重，腹胀拒按，口苦口臭，合小陷胸汤加减，"通因通用"；瘀血阻络，脐周疼痛剧烈，舌质瘀暗，脉沉，合失笑散化瘀止痛；腹痛隐隐，喜温喜按，舌质淡、苔薄白，脉沉无力，合黄芪建中汤温中止痛；舌质淡、苔白厚腻，痰湿盛者，合香砂六君子汤或参苓白术散加减。

慢性泄泻，因饮食不慎，病情急性加重，本着"急则治标，缓则治本"的原则，祛除致病诱因为先，药量不宜过大，中病即止，使邪去而正不伤，不可过早使用温补、收敛之品，以免闭门留寇，待病势缓和，病邪已去，再顾其本，温补脾肾，收敛止泻，善后调理。

病案举例

单某，41岁，乘务员，2006年3月12日初诊。大便稀溏3年余，加重1个月。3年前患急性痢疾，腹痛腹泻，大便有脓血，经住院治疗痊愈，其后每因劳累、饮食不慎，出现大便稀溏，服泻痢停等药，症状减轻。1个月前因饮食不慎，大便稀溏，日5~8行，食欲不振，口干不欲饮，腹胀隐痛，肛门坠胀，面色萎黄，神疲乏力，形体消瘦，舌质淡胖、舌苔白，脉沉细。张老认为患者久病体虚，遇劳累、饮食不当及情志不畅等诱因，导致泄泻加重。辨证为脾肾两虚，湿阻气滞，清阳不升，治宜健脾温肾为主，清热化湿行气为辅，以参苓白术散合仙桔汤治之。处方：党参20 g，黄芪20 g，焦白术15 g，茯苓15 g，炒山药30 g，葛根20 g，补骨脂10 g，淫羊藿15 g，仙鹤草30 g，桔梗6 g，木香6 g，白芍10 g，白头翁10 g，槟榔2 g，甘草10 g。服药7剂，大便次数减少，日2~3行。继服7剂，腹胀消失，仍便溏，日4~5行，考虑患者病史较长，脾病及肾，脾肾两虚，肾阳不足，脾阳失于温煦，致久泄不愈，故于上方合四神丸及固涩之品如肉豆蔻10 g、五味子7 g、赤石脂20 g、诃子10 g，又服药10余剂，大便呈软便，继以上方化裁，服药50余剂，大便渐成形，日1~2行，食欲好转，精神较佳，继以参苓白术散善后。

前列腺疾病的辨证特色

随着社会发展，人们生活方式的改变，久坐少动，以及日趋严重的老龄化状况，导致前列腺疾病日趋增多，如前列腺增生、慢性前列腺炎、慢性精囊炎等病。其中前列腺增生多见于中老年男性，尿频、尿急、尿线细分叉，每次尿量少，排尿无力或淋漓不尽，夜间加重，严重者伴小便失禁，小腹、会阴、肛门及腰骶部坠胀酸痛，会阴部潮湿，受凉、劳累、饮酒病情加重，严重者出现排尿困难，急性尿潴留。慢性前列腺炎多见于中青年男性，因饮酒、劳累、久坐或过食辛辣或前列腺炎迁延日久所致，会阴潮湿，阴囊疼痛坠胀，小腹、腹股沟、腰骶部放射性疼痛，站立及行走时加重，合并感染时尿频、尿急、尿痛，尿后有分泌物，严重者性功能下降，如遗精、早泄等。

慢性前列腺疾病易反复发作，严重影响患者生活质量，治疗棘手。张老依据前列腺疾病发病特点、临床表现及病情演变规律，将其病机归纳为肾虚为本，膀胱湿热下注为标，依据不同时期的证候，分清标本主次进行辨证，急性发作期以祛邪为主，兼以扶正，迅速控制病情，缓解症状；缓解期以补肾为主，依据肾阳、肾阴的不同，温补肾阳、滋补肾阴，恢复膀胱气化功能，兼以祛邪，预防复发。若合并感染出现发热恶寒，尿频、尿急、尿痛，尿道口有白色分泌物，或血精时，属于中医"精浊""劳淋"等范畴。张老临床诊治思路清晰，有的放矢，效如桴鼓。

一、肾虚为本，湿热为标

肾为先天之本，主水，司二便。《素问·上古天真论》谓"肾者主水，受五脏六腑之精而藏之，故五脏盛，乃能泻"，肾精为人体的物质基础，"先天之精"依赖脾胃化生的"后天之精"的滋养，不断充盛。生理状态下，肾精化生肾阴肾阳，阴阳平衡，气化功能正常，膀胱开阖有度，三焦通畅，糟粕的排泄正常。

随着年龄的增加，脏腑功能减退，或慢性病久治不愈，"五脏之伤，久必及肾"，出现肾阴、肾阳亏虚，正气不足。"邪之所凑，其气必虚"，若遇外邪侵袭、过食辛辣、酗酒、起居无常、久坐等诱因，内外合邪，加重病情，肾气不足，膀胱气化不利，开阖失常，或开而不阖，或阖而不开，水谷津液代谢产物不能及时排出体外，则酿生湿热，出现小便淋漓不尽、尿道疼痛、尿频尿急、会阴及肛门坠胀等，湿热胶结不除，阻滞气机，日久气滞瘀血，气机升降失司，三焦不畅，反复发作，迁延难愈，影响男性生活质量，严重者合并阳痿、早泄等。因此，临床前列腺增生病机多为肾精不足、肾阳肾阴亏虚、气化不利为主，兼有膀胱湿热、瘀血阻滞，本虚标实。

人们工作及生活压力增大，起居无常，喜食辛辣，过度饮酒，久坐少动，情志不畅，性生活不和谐等，成为慢性前列腺炎主要致病因素，多发于中青年男性，五志化火，湿热下注膀胱，气化不利，病机以湿热下注为主；若失治误治，过用清热解毒之品，苦寒损伤肾阳，病情迁延难愈，既有膀胱湿热，又兼肾气虚损，正虚邪实，寒热错杂。

可见，无论前列腺增生、慢性前列腺炎，张老认为肾虚、膀胱湿热为其主要病机，不同时期，主次不同，后期病机复杂，可兼有瘀血阻滞，本虚标实，寒热错杂。

二、补肾祛邪贯穿始终

肾虚、膀胱湿热贯穿于前列腺疾病的始终，不同时期正虚邪实各有侧重，抓住其主要矛盾进行施治，有的放矢，方可取效。急性期加重期以邪实为主，湿热下注，膀胱气化不利，兼肾虚，针对不同病理因素，注重祛邪为主，邪祛症减，兼易补肾；迁延期及恢复期以肾虚为主，膀胱气化不利，开阖失司，兼湿热、瘀血等病理产物，以扶正补肾为主，兼以祛邪，恢复膀胱气化功能，预防疾病的复发。

针对正气亏虚，张老强调肾为先天之本，主二便，司开阖，肾与膀胱相表里。肾精充盛，肾阴肾阳和调，肾主气化的功能正常，则二便正常、性生活和谐；当肾精不足，肾阴亏虚或肾阳亏虚，肾主气化开阖的功能失调，则出现小便失常，或尿频尿急，或排尿困难、点滴而下等。临床强调肾精亏虚的重要性，先天肾精充盛，气化功能才能恢复。若肾阴亏虚，症见小便黄，口干口渴，五心烦热，潮热盗汗，眩晕耳鸣，腰膝酸软，气短乏力，会阴及肛门潮湿，黏滞气味臭秽，舌质红、少津少苔，脉沉细。以六味地黄丸、滋肾通关丸、大补阴丸加减，滋阴清热、恢复气化。基本方：熟地黄 24 g，山茱萸 12 g，炒山药 12 g，牡丹皮 9 g，泽泻 9 g，茯苓 9 g，知母 10 g，黄柏 10 g，肉桂 5 g（后下），龟甲 30 g（先煎），枸杞子 15 g，女贞子 15 g，墨旱莲 15 g。其中大剂量龟甲甘咸寒，滋阴清热，《本草通玄》谓"龟甲……大有补水制火之功"。若小便不畅，小便后尿道口涩滞疼痛，加王不留行 10 g、沉香 3 g（后下）、琥珀 3 g（冲服）。

若肾阳亏虚，症见小便清长，尿有余沥，尿道分泌物色清质稀，会阴及睾丸潮湿冰冷，腰膝酸软，畏寒怕冷，舌质淡嫩、苔薄白或水滑，脉沉弱。以肾气丸合五苓散加减，温补肾阳，恢复气化。处方：制附子 10 g，肉桂 10 g，熟地黄 24 g，山茱萸 12 g，炒山药 12 g，牡丹皮 9 g，泽泻 9 g，茯苓 9 g，白术 10 g，桂枝 6 g，仙茅 10 g，淫羊藿 15 g，菟丝子 30 g，巴戟天 10 g，蜂房 15 g，沙苑子 15 g，补骨脂 15 g，肉苁蓉 15 g，川续断 15 g。方中菟丝子补肾固精缩尿、温脾止泻；补骨脂苦辛大温，补肾壮阳、固精缩尿，《本草备要》谓"壮元阳，缩小便，膝冷痛……"；沙苑子甘温，补肾固精、养肝明目。全方温补肾阳，恢复膀胱气化，使小便开阖有度。

阴阳两虚，无明显寒热属性，仅出现小便不利，尿频尿急，会阴及小腹坠胀，腰膝酸软，耳鸣耳聋，常以金匮肾气丸合滋肾通关丸、缩泉丸加减，在补益肾精的基础上，协调阴阳，恢复气化。唐代王冰云"壮水之主，以制阳光；益火之源，以消阴翳"，明代张景岳谓"善补阳者，必于阴中求阳，则阳得阴助而生化无穷；善补阴者，必于阳中求阴，则阴得阳升，而泉源不竭"，阴阳平补，恢复肾阴肾阳互根互用，阴平阳秘，气化功能自然正常。

针对邪实为患，张老强调分辨病邪的性质，采取不同的治法，如清热、利湿、行气、活血各有侧重。慢性前列腺疾病中湿热下注最为常见，过食辛辣、酗酒、久坐均可致病。临床表现为尿道涩滞，烧灼疼痛，小便后常有黄白色分泌物，会阴潮湿，小腹、腰骶、腹股沟处疼痛坠胀，舌质红、苔黄厚腻或秽浊，脉滑数。治以清热利湿。自拟方：土茯苓 30~50 g，蒲公英 20 g，败酱草 20 g，白花蛇舌草 30 g，萹蓄 10 g，瞿麦 10 g，虎杖 15 g，萆薢 15 g，半枝莲 30 g，泽泻 15 g，白术 15 g，滑石 10 g（包煎），车前子 15 g（包煎），猪苓 15 g，茯苓 15 g，王不留行 15 g。蒲公英苦寒，清热解毒、利湿，《本草备要》谓其"通淋妙品"；败酱草辛苦微寒、清热解毒、祛瘀止痛；白花蛇舌草微苦甘寒、清热利湿。全方清热解毒、利湿通淋，祛除下焦湿热为治疗的重点。

若前列腺疾病久治不愈，或过度使用清利之品，损伤肾阳，或素体阳虚，寒湿内盛，湿浊下注，湿郁化热，形成阳虚湿热下注，病机虚实夹杂，寒热兼有。临床表现为小腹怕冷坠胀，睾丸及会阴冰冷潮湿，小便不利，小便黄而混浊，甚至尿后有白色分泌物，腰膝酸软，大便黏滞不畅，舌质淡暗、苔白腻或黄腻，脉濡。张老针对阳虚湿热下注的病机特点，以薏苡附子败酱散加蒲公英、金银花、竹叶等，治以温阳散寒、清热利湿。基础方：制附子 10 g（先煎），薏苡仁 30 g，败酱草 30 g，肉桂 6 g，蒲公英 30 g，连翘 15 g，金银花15 g，竹叶10 g，萹蓄15 g，瞿麦15 g，滑石20 g（包煎），甘草3 g。

兼夹肝郁气滞、瘀血阻络者，加用行气活血之品，如刘寄奴20 g、桃仁10 g、三七6 g（冲服）、泽兰10 g、丹参20 g、皂角刺10 g，使气血畅通，有利于湿热的祛除。阴虚湿热下注常伴腰膝酸软，五心烦热，小便不利，尿道烧灼，口干口渴，舌质暗红，少苔少津，以八正散合知柏地黄汤加减清热利湿、滋阴降火。

三、用药特点

（一）急性期慎用苦寒

慢性前列腺疾病急性加重期，临床症状较重，依据"急则治标"的原则，辨别湿热孰轻孰重进行施治。若热邪偏重，小便黄赤，尿道涩痛，排尿后有白色分泌物，会阴潮湿，口干口苦，舌质红、苔黄腻，脉滑数，以蒲公英、金钱草、白花蛇舌草、败酱草、半枝莲、虎杖、泽泻、白术、萹蓄、瞿麦、猪苓、茯苓等清热通淋，黄芩、黄连、黄柏、龙胆草虽有清热祛湿之功，但药性苦寒，易败伤胃气，不宜久服。

湿邪偏盛，会阴及肛门潮湿怕冷，排尿不畅，大便黏滞不畅，时有腹胀、午后加重，以萹蓄、瞿麦、车前子、滑石、萆薢、薏苡仁、土茯苓淡渗利湿，药性平和，利于长期服用。

足厥阴肝经循行绕阴器。情志不佳、肝气郁结者，小便不畅，尿有分叉，尿线细，尿有余沥，少腹及会阴坠胀，辨证基础上选用柴胡10 g、乌药10 g、沉香3 g（冲服）、小茴香10 g、荔枝核10 g、橘核10 g、八月札10 g等，疏肝解郁、行气止痛；瘀血阻滞，小腹及会阴部疼痛，阴茎及尿道口疼痛难忍，坐卧不宁，辨证基础上选用药性温而不燥之品如刘寄奴20 g、桃仁10 g、苏木10 g、丹参30 g、益母草30 g、三棱10 g、莪术10 g、泽兰10 g、王不留行15 g，活血祛瘀。其中刘寄奴苦泄温通，善于行散，破血通经、散瘀止痛。

素有前列腺疾病，因外感诱发加重，临床表现为恶寒发热，腰部酸痛，少腹会阴处疼痛，小便不利涩痛，小便黄赤，尿道刺痛烧灼，尿后大量白色分泌物，舌质红，苔黄腻，脉滑数。以小柴胡汤合八正散疏解表邪，清热利湿通淋。

（二）缓解期慎用滋腻

张老强调肾精为物质基础，肾气为功能活动的体现。缓解期注重补肾为本，兼以祛邪。补肾当分辨肾阴、肾阳或阴阳两虚，常以六味地黄丸补益肾精为基础方，依据阴阳偏盛偏衰进行加减，肾阳亏虚，易于寒化，加温补肾阳之品，药性不可过于温燥，以免伤精助热；肾阴亏虚，易于热化，加滋补肾阴之品，药性不可过于滋腻，以防碍胃伤脾；阴阳两虚，需平补肾阴肾阳，常以肾气丸合五苓散以助气化，恢复气化功能，临床不可盲目使用滋腻之品，以免碍胃伤脾，闭门留寇。

张老治疗慢性前列腺疾病，补肾祛邪原则贯穿于疾病发展的各个阶段，依据正邪的侧重不同，针对病机的主要方面，切中要害。急性期祛邪为主，兼以补肾。病情缓解后以补肾为主，兼以祛邪，遵从《素问·五常政大论》"大毒治病，十去其六；常毒治病，十去其七"的原则，清热解毒、清热利湿之品过于苦寒，久用反伤正气，中病即止。同样急性加重期，补肾之品过于滋腻，容易敛邪，因此，把握扶正与祛邪的时机，用药的比例尤为关键。

病案举例 1

张某，男，30岁，司机，2005年9月27日初诊。会阴部冰冷潮湿2年，加重伴小便频数2个月。因长途拉货，长时间久坐，路途中受凉，多次憋尿，出现会阴及睾丸冷痛坠胀，局部潮湿，夜尿频多，排尿不畅，经治疗后痊愈，其后每因劳累、饮酒而诱发加重。2个月前受凉后，出现会阴及睾丸冷痛坠胀、局部潮湿，夜尿频多，尿有余沥，小便黄赤烧灼，小便后阴茎内及尿道口疼痛，腰酸怕冷，口干口渴，神疲乏力，夜寐不安，大便正常，自服三金片、左氧氟沙星，症状无缓解。尿常规结果正常。前列腺液：卵磷脂小体（++），脓细胞（+）。泌尿系及前列腺彩超正常，确诊为前列腺炎，又服前列舒通胶囊无效。求治于张老，望其形体消瘦，面色晦暗无泽，舌质淡暗、苔薄白微腻、舌根部微黄，脉濡。西医诊断：前列腺炎。中医诊断：癃闭，证属寒凝肝脉、湿热下注，以标实为主。治当温经散寒、清热利湿，方以薏苡附子败酱散加减。处方：生薏苡仁 30 g，制附子 10 g（先煎），败酱草 30 g，乌药 10 g，小茴香 10 g，荔枝核 15 g，白花蛇舌草 30 g，蒲公英 30 g，萹蓄 10 g，瞿麦 10 g，车前子 20 g（包煎），泽泻 15 g，苍术 15 g，白术 15 g，茯苓 15 g，滑石 20 g（包煎），生甘草 3 g。7 剂，日 1 剂，冷水煎，分 2 次温服。服上方 7 剂，会阴及睾丸冷痛，潮湿减轻，小便较前通利，无疼痛及烧灼感，口干口渴减轻，小便颜色淡黄，仍感腰酸乏力，上方去白花蛇舌草、蒲公英、车前子，加淫羊藿 15 g、菟丝子 20 g、生黄芪 30 g，补益肾气，继服 28 剂，小便正常，小腹及会阴怕冷，偶有酸胀，前列腺液检查正常，以金匮肾气丸善后。

病案举例 2

张某，男，61 岁，退休干部，2004 年 12 月 5 日初诊。反复尿频尿急 10 年，加重伴排尿困难 6 个月。10 年前因劳累出现会阴部及少腹胀痛，腰酸腰疼尿频尿急，尿有余沥，夜尿增多，确诊为前列腺炎、前列腺增生，经治疗后症状减轻，后因劳累、受凉、过食辛辣、饮酒复发。6 个月前外出旅游，饮水过少，偶有憋尿，出现尿频尿急加重，夜尿频多，排尿不畅，排尿中断，小便分叉，小便清尿有余沥，尿后阴茎及尿道口刺痛，无分泌物，会阴及小腹坠胀隐痛，连及腰部，坐卧不宁，夜寐不安，大便正常，舌质淡暗、有瘀斑、苔薄白，脉沉细。西医诊断：慢性前列腺炎、前列腺增生。中医诊断：淋证，证属肾精不足、气滞血瘀。治当补益肾精、行气活血，以六味地黄丸加行气活血之品。处方：熟地黄 24 g，山茱萸 12 g，山药 12 g，牡丹皮 9 g，泽泻9 g，茯苓9 g，肉桂6 g，沉香3 g，琥珀3 g（冲服），乌药10 g，香附10 g，王不留行10 g，川牛膝10 g，桃仁10 g，红花10 g，刘寄奴10 g，黄芪30 g。14剂，日1剂，水煎服。

二诊（2004年12月20日）：服上方后，尿频尿急，会阴及小腹疼痛坠胀，时有会阴部怕冷，排尿中断，舌脉同前。考虑肾阳不足，瘀血阻滞，气滞之证略有改善，上方去沉香、乌药、香附，琥珀，加制附子6 g、莪术10 g、三棱10 g、皂角刺10 g、丹参30 g，加强温阳化瘀之力。14剂，日1剂，水煎服。

三诊（2005年1月25日）：尿频尿急、会阴坠胀怕冷明显减轻，尿有余沥、夜尿频多减轻，上方加减继续服药40余剂，症状缓解。

痹证的治疗经验

痹证是由于人体肝肾亏虚，气血不足，腠理不固，六淫邪气乘虚而入，痹阻经络，气血运行不畅，不通则痛，表现为筋骨关节重着、疼痛、屈伸不利，久则痰瘀等病理产物阻滞筋骨关节，出现关节肿大、僵直变形、活动受限等。痹证为一类病的总称，包括现代医学中风湿性关节炎、类风湿性关节炎、增生性骨关节炎、强直性脊柱炎、坐骨神经痛、肩关节周围炎等病。

张老认为痹证的病机有以下特点：①肝主筋，肾主骨，肝肾精血不足，肾督阳气亏虚，筋骨失养为内因，六淫邪气侵袭为外因，初期病浅，以邪实为主，气血不畅，经脉痹阻，随着病情发展，久必及肾，正虚祛邪无力，本虚标实，缠绵难解。②久治不愈，久痛入络、久痛多瘀，湿聚为痰，血停为瘀，痰瘀等病理产物与六淫邪气交阻，病变深入筋骨，关节僵硬，活动受限。

治疗：①以补益精血、温补肾阳以治其本，蠲痹通络以治其标，如疏风、散寒、祛湿、清热等，扶正祛邪，贯穿于疾病的始终。②痹证后期痰瘀痹阻筋骨，关节僵硬，活动受限，加用虫蚁类药物搜剔痰瘀等病理产物，可以迅速缓解症状，预防关节变形，提高患者生活质量。③根据"治风先治血，血行风自灭"的原则，治疗时重用血肉有情之品，不仅可养血柔筋，还可以兼制虫类药、风药、温肾药的温燥之性。④痹证患者长期服药激素、止痛药及免疫抑制剂，易败伤脾胃，治疗时需顾护中焦，调补脾胃，扶正祛邪。

一、对痹证病因病机的认识

《素问·痹论》谓"风寒湿三气杂至，合而为痹也"，清代林佩琴《类证治裁》谓"诸痹，良由阳气先虚，腠理不密，风寒湿乘虚内袭，正气为邪所阻，不能宣行，因而留滞，气血凝滞，久而成痹"，阐述了痹证的病因病机为正气亏虚，六淫侵袭而致。肝主筋，肾主骨生髓，肝血肾精，乙癸同源，精血充足，营卫和调，腠理固密，邪气不伤人，即《素问·刺法论》所谓"正气存内，邪不可干"。若先天禀赋不足，肝肾精亏，肾阳不足，不能滋养温煦筋骨，外邪乘虚而入，正气抗邪无力，痹阻经脉而为痹。因此，肝肾精亏、肾阳不足是痹证发生的内因，即《素问·评热病论》所言，"邪之所凑，其气必虚"，可见至虚之处，便是留邪之处。

外感六淫邪气，尤以风、寒、湿邪侵袭人体多见，《素问·痹论》言"所谓痹者，各以其时重感于风寒湿者也"。清代沈金鳌《杂病源流犀烛·诸痹源流》云"三气杂至，壅蔽经络，气血不行……久而为痹"，提出了风、寒、湿、热为痹证发生的外因。正虚邪侵、内外合邪是痹证产生的病理关键。张老认为临床很难将六淫邪气截然分开，六淫邪气致病常兼而有之，临床只能区分主次而已。"风为百病之长"，风邪可与寒邪、湿邪、热邪相兼致病，形成风寒、风湿、风热等证型。宁夏地处西北，多以风、寒、湿邪侵袭为主，表现为行痹、痛痹、着痹，热邪致病较少。

痹证初期病机以邪实为主，病位较浅，多在肌表经络之间，治疗易取效。若失治误治，病延日久，正虚邪恋，气血闭阻不通，湿聚为痰，血停为瘀，往往虚中夹实，六淫邪气与痰瘀胶结，深入筋骨，同时肝肾亏损，肾阳不足，病机存在久病多虚、久病多瘀、久痛入络、久必及肾、本虚标实等特点，可以进一步发展为尪痹，出现关节僵硬变形，活动受限，影响生活质量。可见，痹阻的发生发展与正邪盛衰密切相关，正盛邪去，病情好转，正虚邪恋，病情迁延不愈。

痹证因禀赋性别不同，故疾病谱不同，如女性易患类风湿性关节炎、干燥综合征等，男性易患强直性脊柱炎、痛风性关节炎，中老年易患增生性骨病等。

二、辨治特点

（一）抓主证，识病因

痹证以关节疼痛、肿胀、僵硬等为主要临床表现，辨别主证的特点，参以舌脉，审证求因，确定的病性病位，为临床治疗提供辨证依据。《素问·痹论》谓"风寒湿三气杂至，合而为痹也，其风气胜者为行痹，寒气胜者为痛痹，湿气胜者为着痹也"，若关节疼痛呈游走样窜痛，痛无定处，累积多个关节为行痹，"风者善行数变"，多与风邪偏胜有关；寒性凝滞，主收引，关节疼痛剧烈，痛如刀割，遇寒加剧，得温则减，部位固定，为痛痹，与寒邪偏胜有关；湿性重浊黏滞，关节肿胀，压之柔软，酸痛重着，为着痹，与湿邪偏胜有关；关节疼痛，局部红肿灼热，得凉则舒，得热加重，故为热痹，多感受热邪，或寒湿化热，或久服激素等纯阳之品所致；病情迁延不愈，湿聚为痰，血滞成瘀，痰瘀互结，附着于关节筋骨，关节肿大变形，僵直拘挛，屈伸不利，活动受限则为尪痹；周身麻木，酸胀疼痛，劳累受风加重，神疲乏力，汗出怕风，无晨僵，无关节活动受限，则属血痹，病情较轻，多见于久病体虚或产后受风。

（二）辨舌脉，识病机

辨舌脉为中医四诊之一。舌质淡，苔薄白，多为风寒侵袭；舌质淡，苔白厚腻，多为寒湿所致；舌质红，苔黄少津，为热邪所致；舌质红赤，苔黄腻，多为湿热；舌质瘀暗，或有瘀斑为血瘀，兼苔白腻，为痰瘀痹阻；舌质红，少苔或无苔，为阴血亏虚。脉细濡为湿盛，脉浮数为风热，脉沉涩为瘀血阻滞，脉沉无力为肾阳亏虚，脉沉细无力为肝肾精血不足等。

（三）辨病程，识标本

痹证初期病程短，病位轻浅，风、寒、湿、热邪气侵袭，以邪实为主，治疗以祛邪为主，如疏风、散寒、祛湿、清热通络，邪气祛除，气血通畅，经脉得养，痹证自愈；若禀赋不足，久病体虚，失治误治，久病入络，"穷必及肾"，肝肾精亏，肾阳不足，还兼夹痰瘀等病理产物，正虚邪恋，病机更为复杂，治疗棘手，治当依据正邪的偏盛偏衰，补益肝肾，温补肾阳，祛痰活血，综合施治，方可取效。

三、分型论治

中医对痹证分类有多种方法，张老常按病因、病机的特征进行分类，如寒痹、风痹、湿痹、热痹、尪痹、血痹等，条理清晰，临床便于掌握。

（一）寒痹

辨证要点：筋骨关节疼痛剧烈，如针刺刀割，局部冰冷，痛处固定，喜暖畏寒，遇气候寒冷时，疼痛加剧，舌质淡胖润，舌苔薄白或白腻，脉沉弦。

治则：温经散寒，通络止痛。

处方：乌头汤合桂枝加附子汤加减。

制川乌 10 g（先煎），制附子 10~20 g（先煎），制草乌 6~10 g（先煎），桂枝 10 g，细辛 10 g，白芍 30 g，鹿衔草 30 g，熟地黄 15 g，淫羊藿 15 g，乌梢蛇 10 g，全蝎 3 g（冲服），蜈蚣 2 条（冲服），炙甘草 6 g，生姜 3~5 片，红枣 4 枚，蜂蜜 1 勺为引。

加减：若关节游走样疼痛，加炙麻黄 10 g、荆芥 10 g、防风 10 g，疏风散寒；关节重着沉重，酸困肿胀，舌苔白腻，加生熟薏苡仁各 15 g、苍白术各 15 g、萆薢 15 g，祛湿通络；肾阳不足，畏寒怕冷，小便清长，腰膝酸软，加巴戟天 10 g、蜂房 10 g、狗脊 15 g、川续断 15 g，温补肾阳；气血两虚，神疲乏力，加生黄芪 30 g、当归 10 g、党参 20 g 等。

宁夏地处西北，属高寒地区，临床寒痹最为多见，患者关节疼痛剧烈，寒为阴邪，易伤阳气，寒邪痹阻经脉，不通则痛。张老认为寒痹疼痛剧烈，治疗以散寒为主，兼顾祛风燥湿，寒为阴邪，易伤阳气，因此，辅以温阳助热之品，采用《金匮要略》乌头汤、桂枝加附子汤加减，常取佳效。张老临床善用制川乌、制草乌、制附子、细辛、桂枝等辛温大热之品，温阳散寒，蠲痹止痛，可以迅速缓解症状。制川乌、制草乌、制附子等均含乌头碱，有大毒，虽经炮制，毒性仍在，张老常言药物如双刃剑，有利有弊，关键在于医生对药性的了解，通过巧妙的配伍，去性取用，发挥药物优势，制约其副作用，为上工之举。首先依据制川乌、制草乌、制附子的剂量决定煎煮的时间，6 g 以内不需要先煎入药，6 g 以上必须先煎，以药汁不麻口为度，并加大枣、生姜、蜂蜜、白芍、甘草同煎，既可减川乌、草乌、附子之毒，又可制其燥烈之性，还可维持药物浓度。

其次，张老强调，不同体质者对乌头碱的耐受程度不同，应从小量开始，逐渐增加剂量，一般由 6 g 开始，逐步加至 10~20 g，得效后减量。寒邪较轻而体弱者，用制川乌温经止痛；草乌温经止痛效果最佳，可迅速缓解疼痛，但毒性最大，若寒邪重，疼痛剧烈甚者，常加制草乌 6~10 g。细辛常用 5~10 g，未见毒副作用，症状缓解后，逐渐减量。夏季或阴血亏虚者，不可过用辛温燥烈之品，或减量并加养血滋阴之品佐制其温燥之性。

张老临床强调任何药物都有偏性，医生正是利用药物的偏性，纠正人体阴阳气血的偏盛偏衰，药物如同双刃剑，临床需了解药物的性味、功效、用法用量、配伍规律及毒副作用，做到心中有数、恰如其分，过用则会出现矫枉过正，严重者出现副作用，耗伤人体正气。附子、川乌、草乌大辛大热之品，虽可温经散寒，治疗寒痹，但久用易伤阴气，如《素问·生气通天论》谓"壮火食气……壮火散气"。因此，药物起效后，应逐步减量，中病即止，避免矫枉过正，如《素问·五常政大论》谓"大毒治病，十去其六；常毒治病，十去其七……"寒去阳复，后以补益肝肾、强筋健骨、扶助正气为主。

病案举例

刘某，男，50岁，干部，2005年1月8日初诊。周身关节疼痛3余年，加重2个月。血沉70 mm/h，抗"O">500 IU/mL，类风湿因子（+），确诊为风湿性关节炎，服泼尼松、玄驹胶囊，3年间四处求医问药，疗效不佳。刻下：四肢关节、脊背、腰骶部疼痛，疼痛固定不移，夜间加剧，晨僵1~2 h，每逢气温降低，疼痛加重，畏寒怯冷，汗出乏力，二便正常，形体消瘦，颜面萎黄，舌质淡暗、苔薄白腻，脉沉细。证属寒湿痹阻，治宜温经散寒、蠲痹通络。处方：制川乌10 g（先煎），制附子10 g（先煎），桂枝10 g，细辛6 g，白芍15 g，当归10 g，桑寄生30 g，淫羊藿15 g，菟丝子30 g，乌梢蛇10 g，土鳖虫10 g，蜂房10 g，鸡血藤30 g，延胡索30 g，炙甘草6 g，生姜3片，红枣4枚，蜂蜜1勺为引。7剂，冷水煎服，每日1剂，药汁不麻口为宜。药后关节疼痛明显减轻，神疲乏力，舌苔白腻，脉细。效不更方，上方加生黄芪30 g、党参20 g，继服10剂。2月16日复查血沉已降为20 mm/h，周身关节痛明显减轻，加减治疗1年。其后以温补肝肾、强健筋骨为主，辅助以虫类药，以独活寄生汤加减制为水丸，坚持服用半年停药，随访10年，未复发。

（二）风痹

辨证要点：肢体关节酸麻疼痛，呈游走不定或窜痛，肌肉麻木，时轻时重，汗出恶风，舌质淡红、苔薄白，脉浮。

治则：疏风散寒，养血通络。

处方：柴胡桂枝汤合四物汤加减。

柴胡10 g，黄芩10 g，桂枝10 g，白芍10 g，荆芥10 g，防风10 g，羌活10 g，独活30 g，威灵仙20 g，熟地黄15 g，当归12 g，川芎10 g，乌梢

蛇 12 g，海风藤 30 g，生姜 15 g，大枣 4 枚，炙甘草 6 g。

加减：关节疼痛剧烈，加制附子、细辛、制川乌；关节重着，加苍术、白术、萆薢、薏苡仁等；神疲乏力，加党参、生黄芪等；刺痛难忍，加土鳖虫、蜈蚣、地龙等。

《伤寒论》第 146 条云"伤寒六七日，发热，微恶寒，肢节烦疼，微呕，心下支结，外证未去，柴胡桂枝汤主之"，柴胡桂枝汤和解少阳、调和营卫，治疗太少合病、肢节烦疼证，张老加独活、荆芥、防风、羌活、威灵仙、海风藤等药，加强祛风散寒之力。其中独活药性平和，《本草正义》谓"独活为祛风通络之主药……"用量宜大，方可取效，且价格便宜。《医宗必读》谓"治风先治血，血行风自灭"，四物汤养血活血，气血充足，筋骨关节得养，营卫通畅，风邪难以留存。若精血不足，张老喜用熟地黄养血补肾，若口干口渴、心烦尿赤，以生地黄代之。张老喜用乌梢蛇，其透骨搜风之力最强，乃"截风要药"，《玉楸药解》言其"通关透节，泄湿祛风"，缓解筋骨拘挛麻木、窜痛等症状，《本草纲目》谓其"内走脏腑，外彻皮肤，无处不到也"，但对阴虚血燥者慎用，或伍以养阴润燥之品，如当归、熟地黄等，可缓其燥烈之性。全方祛风散寒，养血通络，标本同治。

病案举例

徐某，女，52 岁，2004 年 10 月 28 日初诊。1 个月前感冒后咽喉疼痛，后背发冷疼痛，四肢关节窜痛，以腕踝关节为主，夜间加重，汗出怕风，无发热，自服咽炎片等药，咽喉疼痛改善，关节疼痛加重，他院诊断为关节炎，口服英太青，关节症状减轻。刻下：胃脘胀痛，恶心欲呕，纳差少食，舌质瘀暗、苔白腻，脉细数。既往有慢性咽炎。证属行痹，风寒侵袭、营卫不和。以柴胡桂枝汤加减，处方：柴胡 10 g，黄芩 10 g，半夏 10 g，党参 20 g，桂枝 10 g，白芍 10 g，荆芥 10 g，防风 10 g，羌活 10 g，独活 20 g，威灵仙 20 g，乌梢蛇 10 g，生姜 15 g，大枣 4 枚，炙甘草 6 g。7 剂。药后周身关节肌肉疼痛明显减轻，汗出怕冷缓解，神疲乏力，纳差少食不减，舌质淡、苔薄白，脉沉。上方加生黄芪 30 g、鸡内金 30 g，加减治疗 2 个月，症状消失。

（三）湿痹

辨证要点：关节疼痛肿胀，沉重酸楚，尤以下肢为甚，肌肤麻木，困倦无力，痞满纳差，下肢浮肿，或小便不利，大便稀溏，畏寒怕冷，舌体胖有齿痕、苔白厚腻，脉沉滑。

治则：祛风胜湿，散寒止痛。

处方：薏苡仁汤加减。

生薏苡仁 30 g，萆薢 20 g，白术 30 g，茯苓 15 g，土茯苓 30 g，威灵仙 30 g，泽兰 20 g，泽泻 20 g，牛膝 15 g，独活 20 g，羌活 10 g，生姜 10 g，胆南星 10 g，炙甘草 6 g。

加减：若湿郁化热，关节局部红肿热痛，加黄柏 10 g、穿山龙 30 g、忍冬藤 30 g、生地黄 20 g、桑枝 30 g 清热祛湿；疼痛剧烈如针刺者，加全蝎 3 g（冲服）、土鳖虫 10 g、僵蚕 10 g、延胡索 30 g 活血止痛；关节局部色淡怕冷，疼痛剧烈，加制附子 15 g（先煎）、细辛 8 g 温经散寒。

湿为阴邪易伤阳气，易困阻脾胃，若素体脾虚湿盛，或久食生冷，或膏粱厚味，损伤脾胃，湿邪困脾，又因外湿侵袭，内外合邪，流注于筋骨关节，筋脉闭阻，湿性重浊黏腻，缠绵难愈，治疗上需权衡内湿、外湿、脾虚的关系，若以外湿为主，兼夹风寒者，治疗以祛风胜湿、散寒通络为主，常加荆芥、防风；若兼夹内湿为病，在前法基础上健脾燥湿，如苍术、半夏等，使湿浊从二便分消，同时加温阳健脾之剂，以杜生湿之源，常合二陈汤、六君子汤等方益气健脾、祛湿行气，脾胃运化正常，湿浊可去，标本同治，以杜生湿之源。

病案举例

赵某，男，37 岁，厨师，2004 年 7 月 12 日初诊。左侧足大趾及踝关节肿胀疼痛2年，加重10天。2年前因饮食不节，长期吃烧烤、羊杂碎，出现左侧足大趾及踝关节肿胀疼痛，活动受限，确诊为痛风性关节炎，长期口服小苏打片、别嘌醇、双氯芬酸等药，症状减轻，稍食肉类食物，肿胀加重。半个月前参加聚会，过饮啤酒，食海鲜后，左侧足大趾及踝关节肿胀疼痛，局部无灼热及破溃，口黏口渴，心情烦闷，小便黄赤不利，大便正常，舌质淡红、苔黄厚腻，脉濡，服痛风定胶囊无效，血尿酸653 μmol/L。证属湿热下注、筋脉痹阻，治当清热祛湿、蠲痹止痛，以四妙丸加减。处方：苍术15 g，黄柏10 g，薏苡仁30 g，怀牛膝15 g，威灵仙20 g，萆薢15 g，土茯苓30 g，炒白芍30 g，黄连6 g，黄芩10 g，秦艽12 g，独活20 g，泽泻15 g，细辛6 g，炙甘草6 g。以醋调金黄散外敷局部。本方加减治疗月余，左足大趾及踝关节肿胀疼痛减轻。

（四）热痹

辨证要点：关节局部红肿疼痛，有烧灼感，得凉稍适，遇热加重，屈伸不利，可兼有口渴口干，烦躁不安，尿黄便秘，舌绛红或舌尖红苔黄，脉数等，多见于痛风性关节炎或长期服用激素者。

治则：清热养血，祛风通络。

处方用药：大秦艽汤加减（《素问病机气宜保命集》）。

秦艽15 g，羌活10 g，独活10 g，防风10 g，细辛8 g，生地黄30 g，寒水石30 g（先煎），黄芩10 g，知母12 g，忍冬藤30 g，地龙10 g，当归15 g，白芍30 g，川芎10 g，炙甘草6 g。

加减：若关节红肿热痛剧烈，去羌活、防风、细辛等辛温之品，加虎杖20 g、豨莶草30 g、桑枝30 g、忍冬藤30 g；湿热偏盛加土茯苓50 g、萆薢15 g、薏苡仁30 g；疼痛剧烈难忍，兼寒湿者，加制附子10 g（先煎）、制川乌9 g（先煎），温经止痛，气血得温则行。

《证治准绳·痹》谓"热痹者，脏腑移热，复遇外邪，客搏经络，留而不行……"随着社会的发展，饮食结构发生改变，过食膏粱厚味、辛辣刺激，易产生蕴热，或素体阴血亏虚，郁久化热，易出现热痹，临床以痛风性关节炎，或结缔组织病多见，或久服激素，纯阳伤阴，治以清热养血、通络止痛，方中寒水石辛咸而寒，不但能解肌肤之热，又善清络中之热也，热邪易伤阴动血，合四物汤，重用生地黄、白芍养血活血，清热凉血，佐制风药温燥之性。

病案举例

于某，女，40 岁，干部，2005 年 2 月 24 日初诊。四肢关节肿痛 3 年，加重半月。3 年前周身关节酸楚疼痛，手足关节肿胀，确诊为类风湿性关节炎，长期服用泼尼松（10 mg，qd）、布洛芬缓释胶囊，疼痛减轻。每遇天气变化，四肢末端关节疼痛加重，近半月双手及踝关节肿痛加重，手指关节梭形改变，腕关节周围有数个蚕豆大小结节，如灼热针刺感，得凉稍舒，夜间加重，晨僵 1~2 h，形体消瘦，神疲乏力，口干口渴，口苦心烦，小便黄赤，大便干燥，2 日 1 行，舌质红绛、无苔，脉沉细数，泼尼松加至 75 mg/日，既往有慢性胆囊炎 5 年。抗 "O" 5003 IU/mL，血沉 12 mm/h，类风湿因子（+）。此因其素体阳亢，久服激素及温燥类中药，郁久化热伤阴，治宜清热养血、宣痹通络。处方：生地黄 30 g，熟地黄 15 g，黄柏 10 g，忍冬藤 30 g，萆薢 15 g，白芍 30 g，当归 20 g，寒水石 30 g（先煎），秦艽 15 g，地龙 12 g，鸡血藤 30 g，鹿衔草 15 g，知母 12 g，制附子 5 g，制川乌 9 g（先煎），炙甘草 6 g。经上方加减治疗近半年，逐步撤减激素并停用，后以补气养血、补益肝肾之品善后，能正常工作。

（五）尪痹

辨证要点：病程较长，累积多个关节，疼痛难忍，关节僵直变形，屈伸不利，活动受限，甚至生活不能自理，舌苔薄白，脉沉弦。

治法：温补肾阳，化痰祛瘀。

处方：附子15 g（先煎），细辛6 g，蜂房15 g，独活30 g，补骨脂15 g，骨碎补15 g，桑寄生30 g，鹿角胶15 g，狗脊15 g，续断15 g，土鳖虫15 g，全蝎6 g，杜仲30 g，僵蚕12 g，蜈蚣2条，白芍20 g，炙甘草10 g。

张老强调尪痹的发病，肾阳亏虚是病机的关键，六淫邪气侵袭，阳气亏虚，无力御邪，久治不愈者，正虚邪恋，存在久痛多虚、久病及肾、久痛多瘀、久痛入络等特点，肾阳亏虚，病邪与痰浊、瘀血胶结，闭阻筋骨，出现关节肿痛变形，腰背强直废用，活动受限，常规用药难以奏效。张老强调温补肾阳治其本，祛痰活血，蠲痹通络以治其标，因其病位深入筋骨，病理产物难以剔除，加入大量虫类药，搜剔筋骨间的痰瘀，如蜈蚣、全蝎、水蛭、僵蚕、地龙、土鳖虫等，瘀祛痰消，新血得生，筋脉得养，肿痛可解。

病案举例

李某，男，56岁，干部，2003年3月15日初诊。患者腰背疼痛3年，疼痛逐年加重，呈严重驼背状，不能直立，疼痛掣下肢，活动受限，手指关节畸形，痛苦难耐，夜间疼痛剧烈，彻夜难眠，纳差乏力。X线提示第3—5腰椎"竹节样改变"，双侧大拇指呈鹰嘴样改变。西医诊断：强直性脊椎炎、类风湿性关节炎。服泼尼松片（10 mg，qd）、双氯芬酸片，症状略有减轻。中医诊断：尪痹，证属肾督阳虚、痰瘀阻滞。治则：益肾壮督、化痰祛瘀。处方：附子15 g（先煎），川乌12 g（先煎），细辛6 g，狗脊15 g，川续断1 g，独活30 g，补骨脂15 g，骨碎补15 g，桑寄生30 g，鹿角霜15 g，土鳖虫15 g，蜂房15 g，全蝎6 g，僵蚕12 g，蜈蚣2条，白芍30 g，炙甘草10 g。7剂。

二诊（3月22日）：药后腰痛大减，行走较前灵活，舌淡苔薄，脉细涩。效不更方，原方加减继服60余剂，能正常工作。

（六）血痹

血痹为痹证的特殊类型，以正气不足，气血亏虚，营卫不和，外受风邪，风血相搏，血行不畅，经脉痹阻，既存在"不荣则痛"，也有"不通则痛"，多见于糖尿病周围神经病变、神经炎等病，或年老体弱或产后受凉，以本虚为主，标实次之，可见四肢末梢麻木不仁或轻微疼痛，遇冷加重，爪甲色暗淡，肢体酸困，腰膝酸软，神疲乏力等。《金匮要略·血痹虚劳病脉证并治第六》谓"骨弱肌肤盛，重因疲劳汗出，卧不时动摇，加被微风，遂得之"，气血两虚，经脉失养，又受外风侵袭，气虚无力运血，血虚涩滞不畅，卫外不固是根本原因。张老抓住病机实质，针对气血两虚、血行不畅的特点，以仲景黄芪桂枝五物汤合八珍汤加减，益气养血，温经通脉，并强调气可生血，推动血运，即"气旺则血行"，重用黄芪补气行血，固表御邪；同时兼顾养血，血可载气，"血为气之母"，四物汤养血行血，兼制补气药温燥之性，又有"血行风自灭"的作用。在此基础上加疏风活络及虫类搜风之品，使六淫之邪从表而出。全方补气养血、通络止痛，不可盲目活血。

若兼有血虚寒凝经脉，合当归四逆汤加减；阳虚寒凝，四肢厥冷，合阳和汤温阳补肾；若肝虚肾精亏虚以独活寄生汤加减。

病案举例

姚某，女，65岁，2004年9月2日初诊。手足麻木疼痛6个月，伴视物模糊。患2型糖尿病13年，服格列本脲等药，血糖控制不佳，空腹血糖9.2~11 mmol/L，餐后2 h血糖12~14 mmol/L，近6个月手足麻木，有蚁行感，时有烧灼及刺痛感，遇寒加重，视物模糊，神疲乏力，形体消瘦。面色萎黄，步履缓慢，双下肢胫骨前黄褐色斑，舌质红、苔薄白，脉沉细。肌电图示：双下肢运动神经传导速度减慢。眼底检查示：微动脉瘤并小出血点。心电图示：ST-T改变。证属血痹，气血两虚、血脉痹阻。治以益气养血、舒筋活络。以黄芪桂枝五物汤合桃红四物汤加减。处方：黄芪30 g，桂枝10 g，白芍10 g，熟地黄15 g，川芎10 g，当归10 g，桃仁10 g，红花10 g，鸡血藤30 g，丹参20 g，威灵仙20 g，地龙10 g，制川乌7 g（先煎），制附子5 g，细辛5 g，炙甘草6 g。上方加减治疗2个月，四肢麻木疼痛等症状减轻，后以独活寄生汤加减，制成水丸，巩固疗效。

张老强调痹证的分型不是绝对的，患者的禀赋不同，症状表现不一，病史长短有别，不同时期证型之间存在着相互兼夹及相互转化，临床必须分清主次轻重，随证变化，辨证最忌生搬硬套，刻舟求剑。

四、用药特色

（一）针对主证辨证用药

痹证以肌肉关节筋骨疼痛、肿胀、僵直、活动受限为主证，张老依据主证性质、侵袭的部位、患者体质、病史的不同，在临床辨证的基础上，加用针对性强的药物，有的放矢，常能迅速缓解症状。

首先，疼痛是痹证最主要的症状，张老临床强调在辨证基础上，根据疼痛的性质、部位选择用药。若寒痹、湿痹疼痛剧烈，以制川乌、制草乌、制附子、细辛、桂枝等温经散寒、蠲痹止痛，迅速缓解疼痛。疼痛偏于上肢加姜黄、葛根、羌活；偏于下肢加杜仲、怀牛膝、独活；强直性脊椎炎，以后背腰脊疼痛为主，加鹿角胶、鹿角霜、巴戟天、淫羊藿温补肾阳；疼痛固定不移，关节变形僵硬，活动受限，加穿山甲、土鳖虫、赤芍、红花、穿山龙、蜂房等祛痰活血。

其次，关节肿胀重着，多与痰湿有关，脾虚湿盛，加之外受湿邪，相互为病，常用苍术、薏苡仁、泽泻、泽兰、土茯苓、萆薢、羌活、荆芥等祛风胜湿、苦温燥湿；如肿势不消，停湿生痰，痰湿闭阻，关节屈伸不利，加胆南星、白芥子、半夏、僵蚕等化痰软坚，其中胆南星辛温燥烈、燥湿化痰，专走经络，善治痰阻经络的痹痛，常用量为10~15 g。

若关节肿胀，僵直拘挛，难以屈伸，活动受限，痰瘀闭阻，肾阳亏虚，草木之品不能搜剔病理产物，加用虫蚁及甲壳类药，入穿山甲、水蛭、全蝎、蜂房、地龙、土鳖虫、乌梢蛇等活血搜风止痛，同时温补肾阳，强筋健骨，加补骨脂、巴戟天、淫羊藿、肉苁蓉、鹿角霜、菟丝子等扶助正气，利于疾病的恢复。

（二）妙用虫类药

痹证日久不愈，邪气久羁，深入筋骨关节，变生痰湿瘀血，阻滞筋骨，须借虫类药搜剔经络才能取效。叶天士谓"搜剔经络之风寒痰瘀莫如虫类"，张老临床汲取了大量前人的经验，在辨证基础上常加用虫类药，如地龙、蜈蚣、全蝎、乌梢蛇等以搜剔筋骨、通经活络。应用虫类药时，必须掌握虫类药的特性、炮制、用量、服法，以发挥其特长。张老同时指出虫类药多燥，多服久服易破气耗血伤阴，加用地黄、当归、白芍等缓其燥烈之性，对于过敏体质，服后有皮肤瘙痒、红疹，甚则头痛、呕吐等过敏现象，应立即停服。

近年，随着虫类药的大量应用，药价暴涨，张老常采用研末吞服方法，如全蝎 3 g、蜈蚣 1 条，既节约药材，保证疗效，又可以减轻患者的经济负担。

（三）辨病用药

张老临床在辨证论治的基础上，结合现代药理研究，辨病用药，使治疗更有针对性，常教导学生关注最新药理学研究，为我所用。如大剂量土茯苓、萆薢、薏苡仁利于尿酸的排泄；熟地黄、骨碎补、淫羊藿、蜂房可延缓关节软骨退变等。病证结合，使用药更有针对性，不仅扩大治疗思路，而且提高临床疗效。

（四）补益肝肾，顾护脾胃

肝主筋，肾主骨，肝血肾精不足，肾阳失于温煦，筋骨易受外邪侵袭，因此，补益肝肾，温补肾阳，筋骨得养，活动自如，尤其在痹证后期，反复使用激素或免疫抑制剂导致骨质疏松严重，不可盲目攻邪，必须加用补肾之品，方可提高疗效。依据阴阳亏虚的不同，补肾固本，肾阳虚加桑寄生 30 g、鹿角霜 15 g、淫羊藿 15 g、菟丝子 30 g；肾精不足加熟地黄 20 g、枸杞子 15 g 等。

风湿及类风湿关节炎，长期服非甾体抗炎药、糖皮质激素、免疫抑制剂等药，可损伤脾胃，导致消化道溃疡、脱发等副作用，出现胃脘不适、纳呆、恶心呕吐等症状。脾胃为后天之本，气血生化之源，脾胃功能正常，精血化生有源，筋骨关节才能得到濡养，同时药物的吸收也有赖于脾胃的运化，时刻顾护脾胃，减轻抗风湿药对胃肠道的副作用，有利于疾病的恢复。

汗证的治疗经验

《素问·阴阳别论》谓"阳加于阴谓之汗"，汗为津液，属阴，汗液乃阳气蒸化阴液出腠理而成，有濡润肌腠、调节体温的作用。《灵枢·五癃津液别》谓"其液别为五，天寒衣薄则为溺为气，天热衣厚则为汗"，因气候炎热、剧烈活动、情绪紧张等所致的汗出，属于生理性汗出。当人体感受外邪或脏腑功能失调，阴阳失衡，阳热亢盛，阴虚火旺，营卫不和，腠理不固，而致汗液外泄则为异常汗出，《伤寒论》称为"汗家"，过度出汗不仅影响生活，还可伤阴耗气，影响脏腑功能。汗证有自汗、盗汗、黄汗、战汗之分，又有全身或局部出汗的不同，历代医家对汗证的病机格外重视，如阳虚多自汗、阴虚多盗汗。张老临床观察发现自汗、盗汗常同时并见，因此，不能单以自汗、盗汗认识病机，《景岳全书》云"自汗盗汗亦各有阴阳之证"，即阳虚有自汗、盗汗；阴虚亦有自汗、盗汗，临床详审证候的寒热虚实进行施治。

张老临床辨治汗证以阴阳为纲，首先辨别汗证的阴阳寒热属性；其次辨别正虚邪实，实证多见于火热炽盛、湿热内蕴或外感六淫之邪等，虚证无非气血阴阳亏虚；再辨表里属性，病在肌表营卫，还是脏腑经络，针对不同病机进行施治，遵循"虚则补之，实则泻之，寒者热之，热者寒之"原则，不可一味敛汗止汗。

一、病因病机的认识

《素问·阴阳应象大论》谓"阴在内，阳之守也；阳在外，阴之使也"，

《素问·生气通天论》云"阴平阳秘，精神乃至，阴阳离决，精气乃绝"，揭示了阴阳互根互用、互相制约，维持动态平衡，当阴阳一方偏盛或偏衰，都会造成阴阳失衡而为病，出现营卫不和或脏腑功能失调。

汗为阳气蒸化阴液出于肌腠，有濡润肌表的作用，当气虚、阳虚，卫表不固，肌腠不固，或血虚阴虚，阳热亢盛，营阴不守，或脏腑功能失调，里热炽盛、湿热内蕴，或感受六淫之邪，营卫不和，造成阴阳失衡，均会导致卫表不固，营阴外泄，出现异常汗出。

不同季节，六淫邪气不同，侵犯肌表的病变机制亦不同，如太阳伤寒证，寒主收引，主凝滞，营卫郁滞，患病之初常无汗，发热恶寒；太阳中风证，卫强营弱，汗出恶风，为清汗，质地不黏；风热表证，少量汗出，微恶寒，发热，咽喉疼痛；湿温病，汗出质黏，以头部汗出为主，汗出热减，继而复热，难以祛除。外感病引起的汗证，病程较短，病证解除后，其汗自止，临床容易治疗。

内伤杂病引起的汗证，往往病机复杂，常有阴阳气血偏盛偏衰，涉及脏腑功能失调，常虚实寒热并见。如素体气虚，或病久不愈，耗伤气血，卫外不固，腠理疏松，易反复感受外邪，气不固津，营阴外泄，劳累及外感后汗出加重，伴恶风、神疲乏力等症；《素问·阴阳应象大论》谓"阴在内，阳之守也；阳在外，阴之使也"，素体阳虚，卫阳不固，营阴外泄，冷汗淋漓，质地清稀不黏，畏寒恶风，四肢冰凉，小便清长，大便溏泄等；素体阴虚，阳气亢旺，蒸化津液外泄为汗，同时，阴津不足，不能内守，汗出以夜间为甚，不恶风，五心烦热，口干口渴；过食辛辣、劳倦无度、情志失调，脏腑功能失司，郁火炽盛，火热为阳邪，蒸腾津液外泄，汗出质黏，《素问·举痛论》谓"炅则腠理开，营卫通，汗大泄"，以上半身汗出为主，不恶风，心胸烦闷，口苦口干，小便黄，食辛辣之物汗出加重；长期应酬饮酒之人，酿湿生痰，湿热内蕴，热蒸湿动，汗出质黏，头身困重，胸闷脘痞，小便黄赤，大便黏滞不畅；少阳气郁化热，枢机不利，开阖失司，只开不阖，郁热内闭，迫津外泄为汗，以上半身或一侧身体汗出为主，口苦咽干，头晕。可见，汗证有诸多证型及表现，病因病机不尽相同，临床应根据汗出的性质、程度、部位，详加辨识。

张老临床重视阴阳互根互用的关系，治疗汗证首先调整阴阳的偏盛偏衰，使其维持动态的平衡，《素问·生气通天论》谓"阴平阳秘，精神乃治"，使阳不亢，阴不虚，营卫和调；其次，分清外感六淫与内伤杂病，前者多以实证为主，依据病邪性质、侵犯部位及病机，以驱除邪气为第一要务，邪去病解汗止，不可一味敛汗止汗，以免闭门留寇，后患无穷；杂病汗证，病机复杂，常存在气血阴阳亏虚，脏腑功能失调，兼有火热、湿热、痰热等病理因素，使卫表不固，气机不畅，开阖失司，汗出异常，临床常见虚实寒热错杂，或表里同病，治疗棘手，需详审病机，辨证用药，有的放矢。

中医是通过"象思维"模式认识疾病，营卫功能是脏腑功能在外的表现，汗虽出于腠理皮肤，与内在的脏腑功能密切相关，脏腑功能失调，阴阳偏盛偏衰，借助营卫，通过汗出反映于外，详细询问汗出的情况，如汗的性质、出汗的部位、出汗前有无潮热、出汗后有无怕冷以及其他伴见症状，透过外在的表现，推断内在脏腑的病理改变，以外揣内确定病机的实质，判断汗证的阴阳、寒热属性，在表在里，以正虚为主，还是邪实为主，针对病机确立具体治则和方药，不可见汗即用敛汗止汗，病必不除。

二、论治经验

（一）调和营卫

《伤寒论》第12条"太阳中风，阳浮而阴弱。阳浮者，热自发；阴弱者，汗自出。啬啬恶寒，淅淅恶风，翕翕发热鼻鸣干呕者，桂枝汤主之"，仲景论述了太阳中风，卫强营弱，营卫不和，所致汗证，并以桂枝汤解肌祛风、调和营卫治之。《伤寒论》第 53 条"病常自汗出，此为荣气和。荣气和者，外不谐，以卫气不共荣气谐和故而。以荣行脉中，卫行脉外，复发其汗，荣卫合则愈，宜桂枝汤"，第 54 条"患者脏无他病，时发热自汗出而不愈者，此为卫气不和也。先其时发汗则愈，宜桂枝汤"，揭示了内伤杂病，卫外不顾，营阴不守所致汗证的病机，无论太阳中风还是内伤杂病所致汗证，都可表现为反复感冒，汗出怕风，恶寒，伴鼻塞流涕，汗出清稀，舌质淡、苔薄白，脉浮或沉弱，仲景依据营卫不和的病机，以桂枝汤解肌祛风、调和营卫，使营卫各司其职，并强调了桂枝汤的服用方法。

《伤寒论》第 20 条"太阳病，发汗，遂漏不止，其人恶风，小便难，四肢微急，难以屈伸，桂枝加附子汤主之"，揭示了营卫不和兼有卫阳亏虚，卫表不顾的病机实质，以桂枝加附子汤温阳顾表、调和营卫。

"汗为心之液"，张老临床依据汗多易伤阳气、阴津的病机特点，以桂枝加附子汤合用生脉饮加减，温阳固表、调和营卫、益气养阴，并加收敛止汗之品。基础方：桂枝 15 g，白芍 15 g，附子 10 g（先煎），生姜 15 g，大枣 4 枚，生黄芪 50 g，党参 20 g，麦冬 15 g，五味子 10 g，山茱萸 20 g，煅龙骨 20 g（先煎），煅牡蛎 20 g（先煎），乌梅 10 g，麻黄根 15 g，浮小麦 30 g，桑叶 20 g，炙甘草 6 g。通过调和营卫、温阳益气、养阴敛汗、平调阴阳，恢复营卫功能。张老强调桂枝汤以及桂枝加附子汤中，桂枝、白芍必须等量应用才能发挥调和营卫的作用，若桂枝量大则为温阳降逆的桂枝加桂汤，白芍量大则为桂枝加芍药汤，治疗太阴腹痛。可见，药物配伍剂量改变，功效随之而变。汗出伤阳或素体阳虚，卫表不固，依据"有形之血不能速生，无形之气所当急固"，以大剂生黄芪、附子益气温阳、固表止汗，腠理固密，则汗出减少；汗为津液化生，汗出伤津耗气，合用生脉饮益气养阴，麦冬、五味子制约补气药的温燥之性，以防矫枉过正；在辨证的基础上加山茱萸、五味子、麻黄根、乌梅、煅龙骨、煅牡蛎、桑叶等，都有不同程度敛汗止汗作用。

对于反复感冒汗出，恶风，属于气虚卫表不固者，合玉屏风散（生黄芪30 g、炒白术20 g、防风10 g），益气固表，补虚为主，即"正气存内，邪不可干"；兼有风寒外感，常合小柴胡汤疏散表邪，恢复营卫功能；寒邪偏盛者，合麻黄细辛附子汤疏风散寒、温阳顾表。

（二）补气固表

《灵枢·本藏》谓"卫气者，所以温分肉，充皮肤，肥腠理，司开阖者也"，汗证虽发于肌表，责之于营卫不和，但与内在脏腑功能密切相关。从营卫的化生来看，"卫出下焦"，由肾气蒸化津液产生卫气，通过三焦、膀胱输布于体表营卫，故"三焦膀胱者，腠理毫毛其应也"；"卫出中焦"，卫气补充于中焦脾胃化生的气血；"卫出上焦"，卫气通过肺气宣发散布于体表肌腠。由此可见，营卫气血的正常化生、输布、运行，与肺、脾、肾、三焦的功能密切相关。同时肺又主表，肌表营卫的功能与肺气关系最为密切，当肺气亏虚，营卫之气不能正常布散运行于肌表，卫表亏虚，腠理不密，易受风邪，表虚不固，营阴不守，津液外泄，临床表现为反复感冒，动则汗出，汗出清冷无味，怕风畏寒，神疲乏力，每因气候交变感邪，汗出加重，舌质淡嫩、苔薄白，脉弱。治当补气固表为主，益阴敛汗为辅。《证治准绳·自汗》谓"或肺气虚弱，不能宣行荣卫而津脱者"，张景岳云"治汗之法，当以益气为主，但使阳气外固，则阴液内藏，而汗自止"，以玉屏风散合生脉饮加减，并加敛汗之品。处方：生黄芪30~60 g，炒白术20 g，防风10 g，人参10 g（另煎），麦冬10 g，五味子7 g，煅龙骨30 g（先煎），煅牡蛎30 g（先煎），浮小麦30 g，山茱萸15 g，乌梅10 g。玉屏风散益气固表，生黄芪甘温，益气固表；白术健脾益气，助黄芪补气顾表；防风祛风散邪，合则固表不留邪，祛邪不伤正。因汗出耗气伤津，辅以生脉饮益气生津，营卫和调，阴平阳秘，其汗自止。若兼脾虚，神疲乏力，合四君子汤；肾精不足，合六味地黄丸；

肾阳亏虚，合肾气丸加减，协调肺、脾、肾的功能，使营卫气血的化生、输布、运行恢复正常。

（三）滋阴清热

多见于平素血虚、阴虚之人，或因情志不畅，肝郁化火或久食辛辣刺激之品，酿生内热，更伤阴津，阳盛阴虚，火热迫津外泄为汗，火热内扰，阴不内守，证属本虚标实证，常见于更年期综合征、糖尿病、甲亢等病，临床表现为潮热或烘热，夜间汗多，时发时止，不怕风，口干口苦，口渴喜冷饮，心烦易怒，小便黄，舌质红、少苔少津，或薄黄苔，脉细数。证属阴血亏虚、虚火旺盛，张老常以当归六黄汤加减滋阴养血、苦寒泻热、益气固表，邪去正安，阴津内守汗自止。原方出自《兰室秘藏》，为"治疗盗汗之圣药"。处方：当归10 g，生黄芪15 g，熟地黄15 g，生地黄15 g，黄连6 g，黄芩10 g，黄柏10 g，桑叶20 g，山茱萸15 g，浮小麦30 g，乌梅10 g，煅龙骨30 g（先煎），煅牡蛎30 g（先煎），麻黄根10 g。当归、熟地黄、生地黄、山茱萸滋阴养血以制其火；黄芩、黄连、黄柏苦寒泻火坚阴；黄芪益气固表止汗；桑叶、山茱萸、浮小麦、乌梅、煅龙骨、煅牡蛎、麻黄根等有清热养阴，敛汗止汗之功。清代张志聪《本草崇原》云"《本经》盖谓桑叶主治能除寒热，并除出汗也"，陈士铎《辨证奇闻》谓"桑叶……引经止汗"，在治疗汗证时，常加桑叶作为引经药，引诸药入腠理，直达病所。在辨证的基础上，张老善用桑叶清热益阴止汗，常用量为15~20 g。

张老强调不能以自汗、盗汗作为判断阴虚、阳虚的标准，阴虚可见于盗汗，也可见于自汗，反之亦然。《景岳全书·汗证》谓"阳证自汗或盗汗者，但查其脉有火，或夜热烦渴，或便热喜冷之类，皆阳盛阴虚也。宜当归六黄汤为第一"，可见当归六黄汤可以治疗阳盛阴虚的自汗、盗汗证。单纯阴虚无热汗证，以六味地黄丸加减，若火热炽盛还可加栀子、知母、桑白皮等苦寒清热之品；阴虚还可加玄参、沙参、麦冬等甘寒养阴之品；肾精亏虚加女贞子、墨旱莲、黄精；潮热或烘热甚加龟甲、鳖甲、地骨皮、白薇清热养阴等。

（四）清热利湿

多见于经常应酬、饮酒、过食辛辣、或暑天过食生冷，又吹空调，损伤脾胃，湿热内蕴，热邪迫津外泄而为汗，由于湿热胶结，常以胸部以上出汗为主，尤其头项汗出较多，汗出黏腻、有酸臭味、饮酒或吃饭时加重，疲乏无力，口臭口苦，口渴欲饮，头晕目眩，脘腹痞满，小便黄赤，大便黏滞不畅，女子白带黄臭，男子会阴潮湿，舌质红、苔黄腻，脉濡滑数。证属湿热内蕴，治当清热利湿，张老常以茵陈蒿汤、栀子豉汤合黄连温胆汤加减。处方：栀子 10 g，茵陈 15 g，大黄 6 g，龙胆草 10 g，黄连 6 g，黄芩 10 g，淡豆豉 10 g，陈皮 10 g，半夏 12 g，茯苓 15 g，厚朴 12 g，枳实 10 g，竹茹 10 g，生甘草 6 g。方中茵陈、黄芩、黄连、龙胆草清热利湿，栀子清热泻火，通利三焦，使湿热从小便而去，合淡豆豉清透郁热；大黄、厚朴、枳实通腑泄热，通利大便，使湿热从大便而去，陈皮、半夏、茯苓、竹茹、茵陈清热祛湿，分消水湿，厚朴、半夏、枳实、陈皮行气燥湿，气行湿去。全方清热祛湿，湿热祛除，汗出自止，不需要再加敛汗止汗之品。

（五）疏肝解郁

《伤寒论》第 148 条云"伤寒五六日，头汗出，此为阳微结……小柴胡汤主之"，仲景揭示了少阳枢机不利，以小柴胡汤治疗阳微结所致汗证。少阳主枢，肝胆疏泄正常，三焦气血通畅，则气机得以升降出入正常，开阖有度，若情志不畅，肝失疏泄，少阳气机不利，开阖失常，津液代谢失常，气郁化火，热迫汗外出，常表现紧张或吃饭时汗出，头汗明显，胸闷气短，心烦易怒，口苦头晕，舌质淡红、舌苔白，脉弦。此当和解少阳、畅达气机，汗孔开阖有度，其汗自止。方用小柴胡汤合桂枝加龙骨牡蛎汤加减。基础方：柴胡 12 g，黄芩 10 g，桂枝 10 g，白芍 10 g，生黄芪 30 g，党参 20 g，半夏 10 g，生姜 10 g，龙骨 30 g（先煎），牡蛎 30 g（先煎），五味子 10 g，五倍子 15 g，浮小麦 30 g，麻黄根 15 g，炙甘草 6 g。小柴胡汤和解少阳表里之枢机，桂枝加龙骨牡蛎汤调和营卫，龙骨、牡蛎、浮小麦、麻黄根、五味子、五倍子收敛止汗，生黄芪、党参益气固表。若气郁化火，心烦躁扰，汗出不怕冷，加栀子、淡豆豉、川楝子、延胡索清热除烦、疏肝解郁；伴潮热、烘热，加青蒿、桑叶、地骨皮、桑白皮清热益阴。

汗证是临床常见的病证，为多种因素共同作用的结果，张老临床注重辨别阴阳、寒热、表里、虚实，抓住汗证的主要病机，补虚泻实，恢复阴阳的动态平衡，使营卫和调，腠理固密，汗出自止，切不可随意使用收敛止汗之品，以防闭门留寇，加重病情。

病案举例

王某，女，68 岁，2006 年 5 月 6 日初诊。夜间盗汗 2 个月。2 个月前因感冒后，出现夜间盗汗，浸湿衣被，下肢尤甚，汗后怕冷，晨起明显，心烦易怒，手抖耳鸣，口干口苦，大便黏滞不畅，小便黄，舌边尖红、苔白腻，脉濡滑，曾于多家医院就诊，心电图示正常。空腹血糖 7.5 mmol/L，血压 135/80 mmHg，头颅 CT 正常，甲状腺功能正常。既往有高血压 6 年、糖尿病 5 年，口服二甲双胍片（0.5 mg，tid）、硝苯地平片（10 mg，bid）。西医诊断：自主神经功能紊乱、2 型糖尿病、高血压。中医诊断：汗证，证属阴虚火旺、卫外不固。治以滋阴清热、益气固表。处方：当归 10 g，生黄芪 30 g，熟地黄 15 g，生地黄 15 g，黄连 6 g，黄芩 10 g，黄柏 10 g，桑叶 20 g，山茱萸 15 g，浮小麦 30 g，煅龙骨 30 g（先煎），煅牡蛎 30 g（先煎），龙胆草 10 g，炒白术 15 g，防风 10 g。服药 14 剂，夜间出汗、耳鸣、心烦明显减轻，口干口渴，舌边尖略红、苔白腻，脉濡。上方加麦冬 15 g、五味子 10 g、沙参 15 g，益气养阴，加减服药 1 个月，诸证皆去。

慢性荨麻疹的治疗经验

荨麻疹是常见的皮肤过敏性疾病，现代医学称为变态反应性疾病，表现为局部或全身性风疹块，大小不一，骤然发生，迅速消退，不留任何痕迹，属中医"瘾疹"范畴，临床分急性、慢性两大类。急性荨麻疹常有明显诱因，如食鱼虾等荤腥发物，或汗出受风，邪郁皮腠。服抗过敏药，或中药疏风止痒之剂，症状可迅速消失。慢性荨麻疹病机复杂，反复发作，迁延不愈，多由血虚生风，肌肤失养所致，治当养血祛风、标本同治。

一、病因病机

慢性荨麻疹多因禀赋特殊，平素体弱，营血不足，卫表不顾，营卫不和，又遇外邪侵袭，郁于皮腠；或肝郁化火，又食辛辣刺激之物，助热生风，风热搏结于血分，内不疏泄，外不透达，发为瘾疹，久而不去，本虚标实。《素问·评热病论》谓"邪之所凑，其气必虚"，张老认为慢性荨麻疹反复发作，久治不愈，与营卫不足、血虚生风密切相关，血虚为本，遇风则痒，本虚标实为其根本。

慢性荨麻疹时发时止，可骤然发生，又迅速消退，夜间瘙痒加重。张老认为本病以营血亏虚，肌肤失养，卫外不固，血虚生风为本，又受外风邪侵袭，郁于肌肤，营卫不和发为瘾疹，本虚标实。"风为百病之长，善行而数变"，外风为荨麻疹的诱因，或以风热为主，或以风寒为主，治疗时遵循"治风先治血，血行风自灭"的原则，补气养血、祛除外邪、调和营卫，重视营卫气血之虚，兼顾风热、风寒之实，养血祛风，外邪自不伤人。

二、养血祛风贯穿始终

现代医学认为荨麻疹为变态反应性疾病，以抗过敏治疗为主，调节人体免疫功能而获效。张老针对慢性荨麻疹营血亏虚、卫外不顾、风邪侵袭的病机，确立了养血和营、益气固表、疏风止痒的治则，以四物汤合桂枝汤、玉屏风散加减。基本方：生地黄30 g，当归12 g，川芎10 g，白芍15 g，牡丹皮10 g，桂枝10 g，生黄芪30 g，白术15 g，防风10 g，白鲜皮30 g，地肤子30 g，蝉蜕10 g（后下），僵蚕10 g，乌梢蛇10 g，白蒺藜30 g，丹参30 g。

其中四物汤养血活血，大剂生地黄尚有益阴凉血之效，佐制补气疏风药的温燥之性；桂枝汤解肌祛风、调和营卫；玉屏风散益气固表，防止六淫邪气的侵袭；加白鲜皮苦寒，清热解毒、除湿止痒，《本草正义》谓"白鲜皮气味甚烈，故能彻上彻下通利关节，胜湿除热，无微不至"；地肤子苦寒，清热利水、祛湿止痒，《本草原始》言其"去皮肤中积热，除皮肤外湿痒"；僵蚕咸辛平，息风止痉、祛风止痒、化痰软坚；乌梢蛇甘平，祛风止痒、搜风通络；白蒺藜苦辛平，祛风止痒，《名医别录》言其"治身体风痒，头痛"；蝉蜕，质轻性浮，味甘性寒，消散风热，止痒效佳；白僵蚕消散风热止痒；乌梢蛇搜透之力最强，解表止痒，《本草纲目》云其"外彻皮肤，内连脏腑，无处不到"。全方养血益气，疏风止痒，扶正祛邪，标本同治。

若皮疹色淡红，遇风寒则皮疹增多，畏风怕凉，舌淡胖、苔白，脉浮属风寒者，加炙麻黄5 g、羌活10 g、独活10 g、荆芥10 g等以疏散风寒；风团色红，灼热剧痒，心烦口渴，咽干咽痒，舌红苔薄白，脉细数，风热甚者，加金银花10 g、连翘10 g、桑白皮10 g、黄芩10 g等以疏风清热、辛凉透表；伴见鼻塞，流清涕，鼻痒咽痒等，加苍耳子15 g、夏枯草15 g、辛夷10 g等药，现代药理研究发现其具有抗过敏作用，可迅速改善临床症状；顽固性荨麻疹，瘙痒以夜间为甚，奇痒难耐，皮肤抓痕明显，舌质绛红、少苔，脉沉细，为营血亏虚，血行不畅，瘀血阻络，肌肤失养，加益母草 30 g、红花 10 g、姜黄 10 g、泽兰 10 g 以养血活血；皮肤瘙痒，食辛辣油腻后加重，小便黄赤，大便黏滞，女性白带量多腥臭，男子会阴潮湿，舌质红、苔黄腻，脉滑数，加萆薢15 g、生薏苡仁 30 g、龙胆草 10 g、黄连 6 g 以清热利湿止痒。

三、用药心得

重用补气养血之品。针对慢性荨麻疹营血亏虚、卫外不顾的病机，扶正祛邪，以四物汤养血活血，营血充盛，血行畅达，"血行风自灭"，肌肤得养，瘙痒自止；同时合用玉屏风散益气固表，抵御外邪侵袭。补气养血药过于温燥，不宜量大，故方中重用生地黄，加赤芍、牡丹皮、丹参等养血凉血。

轻用疏风宣透之剂。荆芥、防风之味剂量宜轻，取其疏散风邪之意。慢性荨麻疹以营血虚为主，六淫邪气仅为诱因，重在治本，兼治其标。临床依据风寒、风热等具体情况进行加减，外邪祛除，身痒可止，同时养血药可佐制风药的温燥之性。

辅以祛风止痒之剂。张老喜用白鲜皮、地肤子、白蒺藜等药，其善走皮肤，祛风燥湿止痒，药专力洪，可有效改善瘙痒症状。

善用虫类药。虫类药搜风透表止痒，临床治疗顽固性荨麻疹，在辨证治疗基础上加虫类药，如乌梢蛇、地龙等，可以迅速缓解症状、缩短病程。张老常言：若病久不愈，瘙痒难除，风毒壅于血分，虫药有截风之效，非此不能除。

病案举例

李某，女，45 岁，教师，2005 年 3 月 10 日初诊。背部及四肢反复出现风团 2 年，加重 10 天。遇风受凉后加重，发作无定时无定处，风团大小不等、形状不一、色淡红、部分融合成片，有抓痕血痂，服氯雷他定等药症状减轻。

近日发作频繁，背部及四肢风团色淡，有抓痕，瘙痒难耐，夜间加重，烦躁不得卧，纳差少食，二便如常，月经量少，经血色黯，舌红、苔薄黄，脉细数，皮肤划痕试验（+）。西医诊断：慢性荨麻疹。中医诊断：瘾疹，证属营血不足、风热相搏。治宜养血清热、消风止痒。处方：生地黄30 g，当归12 g，川芎7 g，赤芍15 g，白芍15 g，益母草30 g，牡丹皮10 g，丹参30 g，白鲜皮30 g，地肤子30 g，蝉蜕（后下）10 g，乌梢蛇10 g，白僵蚕10 g，荆芥10 g，防风10 g，炙甘草6 g。水煎服，日1剂，禁食荤腥发物及刺激性食物。

二诊（3月18日）：服7剂后，皮肤瘙痒减轻，风团消失，睡眠改善，大便略稀，日2行。前方加白蒺藜30 g、浮萍10 g，继服10剂。

三诊（3月29日）：药后瘙痒消失，3日前受风后，瘙痒加重，背部及四肢淡红色风团，流清涕，汗出怕风，舌质淡、苔薄白，脉浮。证属营卫不和、卫表不固。调整方药，以桂枝汤合玉屏风散加减：桂枝10 g，白芍10 g，赤芍10 g，生黄芪30 g，炒白术15 g，防风10 g，荆芥10 g，苍耳子15 g，白鲜皮30 g，地肤子30 g，蝉蜕10 g（后下），薄荷10 g（后下），乌梢蛇10 g，白僵蚕10 g，夏枯草30 g，炙甘草6 g。继服10剂，症状消失，其后以养血益气、疏风祛湿治疗2个月，未复发。

坐骨神经痛的治疗经验

坐骨神经痛属中医"痹证"的范畴，以腰臀及下肢酸麻疼痛为主证，可放射至足部，以单侧为主，影响腰部及下肢的活动，迁延难愈，中老年多见，发作时疼痛剧烈难忍。张老认为其病机为肾虚寒凝，本虚标实，临床单纯温经散寒，虽可改善症状，但疗效不稳定，常以补肾温经为主，配伍疏经活络、虫蚁搜剔之品，取效颇佳。

一、病因病机

坐骨神经痛表现为单侧腰臀及下肢酸、麻、冷、痛，严重者疼痛沿坐骨神经分布放射至足背部，痛如刀割针刺，或呈放电样，患肢活动受限，常因寒冷、劳累、搬移重物而诱发加重，疼痛部位较固定，沿膀胱经向下肢放射，得温则痛减，畏寒喜暖，局部无红肿，究其病机，肾阳亏虚为内因，寒湿侵袭为外因，《素问·痹论》谓"风寒湿三气杂至，合而为痹也。其风气胜者为行痹，寒气胜者为痛痹，湿气胜者为着痹也"。本病疼痛以腰骶及下肢为主，病邪以寒湿侵袭为主，可夹风邪，湿性黏滞趋下，寒主收引凝滞，寒湿留滞于经脉肌肉，气血不通、筋骨失养，"不通则痛"，疼痛剧烈，得温可减轻。

坐骨神经的部位与足太阳膀胱经的循行路线相吻合，膀胱与肾相表里，肾主骨生髓，肾精不足，肾气亏虚，筋骨失养，膀胱经脉不利，寒湿之邪易于侵犯，病初以寒湿致病为主，病位在肌肤经脉；若失治误治，肾阳亏虚，久病入络，久必及肾，病邪深入筋骨关节，寒湿瘀阻，血行不畅，下肢疼痛固定不移，如刀割针刺，屈伸不利，迁延难愈。

二、临床思路

张老认为坐骨神经痛的辨证首先辨别病因、病机和病邪累及的部位，气血得温则行，遇寒湿则凝，病久必瘀，寒湿瘀阻筋骨，瘀血不去，新血不生，失于濡养则为顽痹。临床单纯温经通络，虽暂时止痛，但易反复发作，张老针对肾阳亏虚、寒湿瘀阻、经气不利的病机，确立温肾散寒、祛湿活血的治则，配合虫类药搜风活络，切中病机，效如桴鼓。基本方：熟地黄 20 g、淫羊藿 15 g、补骨脂 10 g、当归 10 g、桂枝 15 g、制川乌 10 g、伸筋草 30 g、鸡血藤 30 g、威灵仙 30 g、延胡索 30 g、白芍 30 g、木瓜 15 g、乌梢蛇 10 g、土鳖虫 10 g、蜂房 10 g、炙甘草 10 g。

若疼痛剧烈，遇寒加重，痛如针刺，得温则减，可加重川乌、桂枝的剂量，还可加制附子 10~20 g、制草乌 10 g、细辛 10 g，增加温经散寒、蠲痹止痛之效，制附子、制川乌、制草乌有毒，宜从小剂量开始，先煎去毒；若腰膝酸困，神疲乏力，遇劳加重，喜按喜揉，加菟丝子 30 g、桑寄生 30 g、鹿角霜 15 g、怀牛膝 15 g 以补肾壮督；若合并腰椎骨质增生，腰骶疼痛，畏寒怕冷，加骨碎补 10 g、巴戟天 10 g、川续断 15 g、狗脊 15 g 以补肝肾、强筋骨；若下肢放射性刺痛，加乳香 10 g、没药 10 g、全蝎 3 g（冲服）、蜈蚣 1 条以活血搜风、通络止痛。

坐骨神经痛症状缓解后，以填精补肾为主，肝主筋，肾主骨，肝血肾精，乙癸同源，相互化生，精血充盛，筋骨得养，肾阳充盛，脏腑功能正常，筋骨得养。《素问·生气通天论》谓"阳气者，若天与日，失其所，则折寿而不彰"，筋骨需精血濡养，肾阳温煦，方可抵御外邪的侵袭，尤其中老年患者，肾精不足、肾气渐衰是坐骨神经痛的主要根源，因此，缓解期补益精血、温补肾阳为治疗坐骨神经痛的核心，张老喜用熟地黄、当归、淫羊藿、桑寄生、巴戟天、川续断、狗脊、补骨脂、骨碎补等药补肝肾、强筋骨。

三、用药心得

坐骨神经痛以单侧腰骶及下肢疼痛为主，痛势急迫，辨证时必须抓住疼痛这一主症，用药宜量大力专，以迅速缓解疼痛为要旨，药物配伍有以下特点。

（一）温经散寒，蠲痹止痛

《医宗金鉴》谓"治痛痹者散寒为主……大抵参以补火之剂，非大辛大温不能释其凝寒之害也"，张老喜用大剂制川乌、制草乌、制附子、桂枝、细辛温经散寒、蠲痹止痛。寒主收引主凝滞，非大辛大热之品不能温通，同时加熟地黄、当归、白芍、鸡血藤、炙甘草养血活血，缓和温燥之性。

（二）祛湿活络，温补肾阳

寒湿为阴邪，易伤阳气，其性重浊趋下，痹阻筋脉，难以祛除，以大剂威灵仙、伸筋草、木瓜等祛湿通络；以大剂制附子、制川乌、制草乌、细辛等温经散寒止痛；肾主骨生髓，淫羊藿、补骨脂、鹿衔草可滋补肾精、温补肾阳。

（三）滋补精血，温补肾阳

肝主筋，肾主骨，肝肾乙癸同源，坐骨神经痛多见于中老年，肾精不足，肾气亏虚，筋骨失养。因此，补肝肾、强筋骨、温肾阳贯穿于疾病的始终，尤其在缓解期，可以预防六淫邪气的侵袭，肝血、肾精为功能活动的物质基础，大剂熟地黄、当归、白芍、淫羊藿、补骨脂、鹿衔草可滋补肾精、温补肾阳，使阴阳平衡，不至于矫枉过正。

（四）善用虫药，搜风活血

久病入络，久病必瘀，失治误治，病及筋骨，非草木之品所能除，加乌梢蛇、土鳖虫、蜂房、地龙等虫类药血肉有情之品，搜剔筋骨间的病邪及瘀血等病理产物，对于病程长，疼痛部位固定，疼痛剧烈，缠绵不愈者，虫类药为必用之品。虫类药多辛温性燥，需佐养血之品制其燥性。

坐骨神经痛属于痹证的范畴，其发病多见于中老年，肾气渐虚，抗邪无力，寒湿痹阻，久病入络，兼夹瘀血阻络，其病机肾精不足，肾阳亏虚，寒湿瘀阻，筋脉失养，不通则痛，病机复杂，证属本虚标实，临证需权衡邪正的主次，有的放矢，方可取效。

病案举例

赵某，男，68岁，2005年1月20日初诊。右侧腰骶及下肢刺痛半年，加重20天。患者右侧腰骶及下肢放射性疼痛，不能转侧俯仰，下肢屈伸时疼痛可放射至足背，夜间加重，不能行走活动，遇寒加重，按摩、牵引、理疗、服腰痛宁等药无效，神疲乏力，心情烦闷，舌淡、苔薄白，脉沉细。直腿抬高试验（+），既往有冠心病1年，高血压3年。X片提示：4~5腰椎骨质增生、椎体滑脱。血沉、抗"O"、类风湿因子正常。针灸及中西药治疗疼痛无明显缓解。西医诊断：腰椎骨质增生、坐骨神经痛。中医诊断：痛痹，证属寒湿痹阻、瘀血阻络。治宜温经散寒、祛湿通络、活血止痛。处方：制川乌10 g（先煎），桂枝15 g，白芍15 g，伸筋草30 g，鸡血藤30 g，威灵仙30 g，延胡索30 g，木瓜15 g，熟地黄15 g，当归10 g，乌梢蛇10 g，地龙10 g，蜂房10 g，土鳖虫10 g，菟丝子30 g，淫羊藿15 g，炙甘草6 g。服7剂，右侧腰骶及下肢疼痛减轻，治疗有效。原方加生黄芪30 g，继服14剂，下肢疼痛明显减轻，右下肢可屈伸，下地行走。继服15剂，活动如常人，随访3个月未复发。

温阳祛痰活血法治疗胸痹

胸痹为中老年人常见病、多发病，包括冠状动脉粥样硬化性心脏病、风湿性心脏病、心肌梗死等病，以胸闷气短、喘息不得卧、心痛彻背为主要临床表现，《灵枢·厥病》谓"真心痛，手足青至节，心痛者，旦发夕死，夕发旦死"，详细描述了胸痹的症状及预后。心主血脉，心血充盛，依赖于阳气推动有力，血脉循行正常。《素问·生气通天论》谓"阳气者，若天与日，失其所，则折寿而不彰，故天运当以日光明"，阳气对人体生理病理的影响不容忽视，人体进入中老年以后，阳气逐渐衰减，心阳亏虚，主血脉之功能减弱，气血运行无力，瘀血阻滞，同时，阳虚气化无力，阴寒内生，痰浊水饮内停，痰浊上犯，痹阻心阳，不通则痛，成胸痹之证，《素问·调经论》谓"血气者，喜温而恶寒，寒则泣而不能流，温则消而去之"，指出血脉得温则行。

张仲景进一步揭示了胸痹的主证、病机及治疗主方，《金匮要略》云"夫脉当取太过不及，阳微阴弦，即胸痹而痛……今阳虚知在上焦，所以胸痹心痛者，以其阴弦故也""胸痹不得卧，心痛彻背者，瓜蒌薤白半夏汤主之"，病机实质为上焦心阳亏虚，下焦阴寒痰浊上乘，痹阻胸阳，血脉不通则为胸痹，并以温阳祛痰法治疗胸痹，创立了瓜蒌薤白半夏汤、乌头赤石脂丸等方。清代王清任善用活血化瘀法治疗胸痹，创制血府逐瘀汤等方，为后世医家应用温阳祛痰活血法治疗胸痹奠定了理论依据。

张老认为胸痹病机为心阳亏虚，阴寒内生，痰浊上乘，痹阻胸阳，心脉不畅，瘀血阻滞。痰瘀既为病理产物，又是致病因素，本虚标实，久而不愈，临床表现为发作时胸闷胸痛，心痛彻背，心悸气短，缓解时神疲乏力，形寒肢冷，舌质紫暗、苔薄白，脉沉无力。治以温阳宣痹、豁痰活血，使心阳充盛，痰浊瘀血祛除，血脉通畅，脏腑得养。以瓜蒌薤白半夏汤、麻黄细辛附子汤、丹参饮、四逆散合方加减。基础方：瓜蒌15 g，薤白 15 g，半夏 12 g，制附子 6 g，炙麻黄 5 g，细辛 5 g，丹参 30 g，降香 7 g，砂仁 6 g（后下），桂枝 10 g，柴胡 10 g，枳壳 10 g，赤芍 15 g，炙甘草 6 g。瓜蒌、半夏开胸涤痰；薤白、桂枝通阳散结；白酒宣痹通络；麻黄为太阳发汗之药，凡阴寒之气凝聚，也可借麻黄之力从阴出阳得汗而解；附子味辛性温，为少阴之药，温肾散寒，回阳救逆第一品；细辛气味辛温香窜，也为肾经少阴之药，桂枝温通心阳，合则温阳宣痹，散寒止痛。其中附子与瓜蒌、半夏配伍，温阳化痰，虽属于十八反禁忌，长期应用，未发生不良反应。丹参饮、四逆散活血行气、通利血脉。

若心血瘀阻较甚者，胸痛如针刺，频繁发作，舌质瘀暗，爪甲口唇发绀，合桃红四物汤；情志抑郁，善太息，心情烦闷，胸痛无定处，隐隐作痛，纳差少食，脉弦细，合逍遥散疏肝解郁；痰浊痹阻，胸闷气短严重，头晕恶心，脘腹痞闷，舌苔厚腻，脉濡，合温胆汤。

病案举例

纪某，女，54 岁，2005 年 3 月 2 日初诊。反复胸部憋闷疼痛 3 年，加重 20 天。2002 年因工作劳累，加之家庭变故，出现心前区憋闷疼痛，自服速效救心丸 10 粒，15 分钟缓解，他院确诊为冠心病、稳定型心绞痛。长期服用硝酸异山梨酯（10 mg，tid），症状时轻时重，多次住院治疗。20 天前因受凉后出现心前区剧烈疼痛，恐惧不已。心电图示：ST-T 改变，心率 48 次/分。24 小时动态心电图示：偶发性室性期前收缩。心肌酶正常，心脏彩超正常，静滴丹参注射液，口服硝酸甘油等药，症状无明显减轻。刻下：胸闷胸痛，恐惧不安，心悸心慌，神疲乏力，入睡困难，眠中易醒，汗出怕冷，四肢麻木，胃脘胀满，纳食欠佳，小便频，无尿痛，晨起颜面浮肿，舌质淡暗、苔薄白腻、舌下脉络迂曲，脉沉无力。中医诊断：胸痹，证属心肾阳虚、痰瘀阻滞。治当温振心阳、祛痰活血，以瓜蒌薤白半夏汤、血府逐瘀汤加减。处方：瓜蒌 15 g，薤白 15 g，半夏 12 g，柴胡 10 g，枳实 10 g，赤芍 15 g，当归 12 g，熟地黄 12 g，桃仁 10 g，红花 10 g，桔梗 10 g，牛膝 10 g，炙甘草 6 g。服药 10 剂后，胸痛减轻，仍感胸部憋闷，夜间加重，神疲乏力，少气懒言，舌质暗淡、苔白，脉沉，心率 48 次/分。前方加桂枝 10 g（先煎）、细辛 3 g、生黄芪 30 g、党参 20 g 以温阳益气。本方加减治疗 2 个月，病情稳定。

健脾疏肝祛湿法治带证

女子进入青春期后，出现生理性的白带，量不多，为无色透明或乳白色，蛋清样液体，无异常气味，有润泽外阴、滑润阴道、抗御外邪入侵的功能。《女科证治约旨》谓"若外感六淫，内伤七情，酝酿成病，致带脉纵弛，不能约束诸脉经，是阴中有物，淋漓下降，绵绵不断，即所谓带下也"。育龄期女性，因劳累、过食辛辣或房事不节，出现白带量多，色、质、气味异常，则为带下病。此为妇科常见病，临床表现为白带清稀或黏稠，色白或黄白相间，或呈浓浊样，气味腥臭，兼腰酸腹胀，神疲乏力，小便不利等，多见于阴道炎、盆腔炎、附件炎、子宫内膜异位症、子宫内膜炎等病，抗生素治疗有效，但易产生耐药性，迁延难愈。

《傅青主女科》谓"夫带下俱是湿症，而以'带'名者，因带脉不能约束而有此病……加以脾气之虚，肝气之郁，湿气之侵，热气之逼，安得不成带下之病哉！故妇人有终年累月下流白物，如涕如唾，不能禁止，甚则臭秽者，所谓白带是也。夫白带乃湿盛而火衰，肝郁而气弱，则脾土受伤，湿土之气下陷，是以脾精不守，不能化荣血以为经水，反变成白滑之物，由阴门直下，欲自禁而不可得也。治法宜大补脾胃之气，稍佐以疏肝之品，使风木不闭塞于地中，则地气自升腾于天上，脾气健而湿气消，自无白带之患矣"，强调带证久治不愈，乃脾虚肝郁、湿浊下注所致。《素问·至真要大论》谓"诸湿肿满，皆属于脾"，脾主运化精微，喜燥恶湿，若素体脾气亏虚，运化失司，则水谷不化精微，反生痰浊水湿，水湿内停，气机阻滞。肝喜调达，调畅气血，肝失疏泄，肝郁克脾，脾虚更甚，水湿困脾。湿浊既是病理产物，又是致病因素，湿浊下注，带脉失约，则见白带绵绵不绝。

傅青主认为"诸带不离湿""脾气之虚，肝气之郁，湿气之侵"，脾虚肝郁、湿浊下注为病机实质，故创制完带汤。处方：炒白术 30 g，炒山药 30 g，人参 6 g，苍术 9 g，车前子 9 g，白芍 15 g，陈皮 2 g，荆芥 2 g，柴胡 2 g，甘草 6 g。重用白术、山药健脾祛湿止带；人参、甘草健脾益气；苍术、车前子燥湿利湿；肝为刚脏，体阴用阳，白芍柔肝养肝，使肝气疏泄有度，同时制约健脾燥湿药的温燥之性；少量陈皮、荆芥、柴胡疏肝理气，助脾气升举清阳。全方配伍严谨，健脾疏肝、祛湿止带，为后世治疗带证提供了理论依据。

张老认为随着社会的发展，人们饮食结构改变，过食辛辣刺激之物，损伤脾胃，加之女性工作及生活压力增大，情志不畅者日益增多，肝失疏泄，肝气克脾，脾虚运化失司，带脉约束无力，湿浊下注则为带证。脾气亏虚为本，肝郁湿阻为标，本虚标实，加之久用抗生素或清热解毒之品，更伤脾气，湿邪困脾，缠绵难愈，临床表现为白带量多清稀、气味腥臭，小腹胀满或隐痛，会阴瘙痒，倦怠乏力，大便溏泄，舌质淡、苔薄白，脉濡弱。张老治疗上注重健脾益气、疏肝解郁、祛湿止带，因湿为阴邪，易伤阳气，辅以温阳，标本同治，脾气旺盛，肝气条达，湿邪祛除，带证可愈。基础方：白术 30 g，炒山药 30 g，党参 20 g，苍术 10 g，白芍 15 g，车前子 10 g，陈皮 6 g，荆芥穗 6 g，柴胡 6 g，椿根白皮 15 g，芡实 15 g，菟丝子 20 g，龙骨 30 g，牡蛎 30 g，炙甘草 6 g。若带下清稀量多，腰膝酸软，加川续断、狗脊、桑寄生补肾强腰；若肾阳不足，带脉失约，带下清冷，绵绵不绝，小便频数，加淫羊藿、仙茅、附子、肉桂等温补肾阳；若小腹冷痛，加小茴香、乌药、炮姜；若病久湿郁化热，带下黏稠、量多秽臭味，带黄或黄白相间，腹痛隐隐，口干口苦，舌质红、苔白腻或黄腻，加生地黄、龙胆草、黄柏；若湿热成毒，带下黄绿如脓、气味臭秽，阴部瘙痒，小便黄赤，加土茯苓、败酱草、蒲公英、鱼腥草清热解毒。

病案举例

刘某，女，32岁，2005年2月12日初诊。带下量多3年，白带清稀量多，时有水样白带，气味腥臭，神疲乏力，舌质淡、苔薄白，脉沉无力。妇科诊为：盆腔炎、子宫内膜异位症。口服抗生素，外用甲硝唑，症状无缓解。证属脾气亏虚、肝郁湿盛、湿浊下注，治以健脾疏肝、祛湿止带，停用抗生素及外用药，张老以基础方加减治疗月余，白带正常。

从血虚论治斑秃

斑秃俗称"鬼剃头""油风"，为突然发生的局限性脱发。随着生活工作节奏加快，人们工作学习压力加大，精神因素成为主要致病因素，外受风邪作为诱因，引起头部血管舒缩机能紊乱，局部血供发生障碍出现斑秃。

"发为血之余"，头发生长需要精血的濡养，精血充盛，则头发茂密有光泽，肝血肾精不足，发失所养，则易受风邪侵袭，《外科正宗》谓"油风乃血虚不能随气荣养肌肤，故毛发根空，脱落成片，皮肤光亮，痒如虫行，此皆风热乘虚攻注而然"，《诸病源候论》谓"人有风邪至于头有偏虚处，则秀发落，肌肉枯死，或如钱大，或如指大，发不生，亦不痒，故谓之鬼舐头"，揭示了阴血亏虚，发失所养，或情志不畅，受到惊吓，五志化火生风，或外受风邪，易致毛发成片脱落，局部痒如虫行。

张老临床以血虚风燥论治斑秃。急性发病，多与风邪有关，常兼面色晦暗、情志不畅、烦躁不安等症状，与精血不足有关。肝藏血，主疏泄，肾主藏精，其华在发，肝血肾精同源，以养毛发。脾统血，主运化水谷精微，化生精血，并输布于全身，濡养脏腑百骸，因此，毛发的枯荣与脾、肝、肾密切相关。若素体肝血肾精亏耗，脾气不运，精血化生不足，血不养发，肝体阴用阳，肝血亏虚，肝体失养，加之情绪紧张，或遭遇惊吓，肝气疏泄失常，易化热生风，又受风邪侵袭，上扰清阳，则出现脱发或斑秃。张老临床在养血祛风的基础上，健运脾气、疏肝解郁，标本同治，取效较佳，方以四物汤、二至丸合逍遥散加减。基础方：熟地黄 15 g，当归 12 g，炒白芍 12 g，川芎

10 g，女贞子15 g，墨旱莲15 g，制何首乌15 g，柴胡10 g，郁金10 g，黄芩10 g，茯苓15 g，白术15 g，荆芥穗10 g，防风5 g，生黄芪15 g，炙甘草6 g。并以梅花针局部叩击，使斑秃处充血，再以生姜片擦拭，局部潮红发热为宜，促进血液循环，改善毛囊血供，以利于头发再生。

《素问·阴阳应象大论》谓"精不足者，补之以味"，方中四物汤、二至丸、何首乌滋补肝肾、养血益精、濡养毛发；黄芪、白术、茯苓益气健脾，以滋生血之源，其中黄芪配伍当归，益气以生血；荆芥穗、防风、柴胡祛风止痒；柴胡、郁金、黄芩疏肝清热。全方配伍严谨，标本同治。若心烦气躁，口干口苦，加龙胆草10 g、栀子12 g、淡竹叶10 g清解郁热；若头部胀痛，眼目干涩，加桑叶12 g、菊花12 g、侧柏叶12 g清利头目。

张老临证遵循中医辨证论治的法则，善抓主症，四诊合参，审证求因，依据患者体质、病史、诱发因素，区分病机的标本虚实，精于辨证，依证立法，遣方用药，强调用药如用兵，"有是证，用是方"，有的放矢。

病案举例

谭某，女，40岁。因家庭不睦，洗澡受风，左侧头顶部出现4 cm×4 cm大小头发脱失，皮肤油光，无发红，神情焦虑，烦躁易怒，夜寐不安，眠中易醒，神疲乏力，二便正常，月经量少色暗，舌边尖略红、苔薄白，脉弦细。张老辨证为血虚风燥、肝郁化火、血不养发形成斑秃，治当养血祛风、疏肝清热。张老以基础方去茯苓、白术温燥之品，加炒栀子10 g、郁金10 g、川楝子10 g、黄芩10 g，并以梅花针局部叩刺，使之充血，生姜片擦拭，加减治疗月余而愈。

养血祛风化痰法治疗面瘫

面神经炎又称周围性面神经麻痹，是面神经急性非化脓性炎症引起的局部神经缺血麻痹及面部肌肉运动障碍。本病的病因尚不清楚，部分患者发病前有面部受凉的病史，属中医"面瘫"范畴，以口眼歪斜、闭目露白、患侧面肌抽搐、眼睑变小、鼻唇沟加深为主要特征。个别可见反复面瘫，遗留口眼歪斜，影响美观。

《素问·评热病论》谓"邪之所凑，其气必虚"，《素问·风论》谓"风者，百病之长也""善行而数变"，《诸病源候论·风口候》谓"风邪入于足阳明、手太阳之经，遇寒则筋急引颊，故使口僻"，《金匮要略》谓"浮者血虚，络脉空虚，贼邪不泻，或左或右，邪气反缓，正气即急，正气引邪，㖞僻不遂"，中医认为面神经麻痹多由血络空虚，风寒侵袭面部阳明、少阳之经，气血不和，经气阻滞所致。

张老认为年老体虚之人，脾胃素虚，气血亏虚，血脉失充，经脉失养，易受风寒侵袭，风痰上扰，瘀滞经脉，经筋失养，肌肉弛缓不收，而形成面瘫，尤其反复多次发生面瘫者，血络空虚为其根本，风痰阻络为其标证，治疗时强调扶正祛邪，补气养血、祛风化痰合用，可以迅速缓解症状，控制病情，预防复发。

面瘫临床表现为单侧面颊麻痹，口眼歪斜，言语不利，鼓腮漏气，进食时患侧咀嚼受限，流口水，额纹消失，头痛耳痛，汗出怕风，神疲乏力，口干口苦，伸舌向一侧歪斜，苔白腻，脉浮滑。《医方发挥治风剂》谓"阳明内蓄痰浊，太阳外中于风，风痰阻于头面经络则筋遂不利……缓为急者牵引故口眼斜"，张老认为病变部位以头面部为主，累积太阳、少阳、阳明。因此，在辨证基础上，依据侵袭的经脉不同，加入不同的引经药，使药物直达病所，常以桃红四物汤、玉屏风散、牵正散加减。基本方：白附子7 g，僵蚕10 g，全蝎3 g（冲服），桃仁10 g，红花10 g，当归10 g，川芎10 g，生地黄15 g，白芍15 g，生黄芪30 g，白术20 g，防风10 g，荆芥穗10 g，蜈蚣10 g，地龙10 g。若面颊麻木不仁，口干口渴，心情烦躁，加柴胡、黄芩疏解少阳；若耳后及枕部头痛，加细辛、羌活、独活疏散太阳；若额头胀痛，加白芷、蔓荆子、藁本等；若咽喉疼痛，加金银花、连翘、牛蒡子清利咽喉。

方中荆芥、防风疏风通络；白附子、全蝎、僵蚕、蜈蚣、地龙搜风祛痰，尤其白芥子善去皮里膜外之风痰；桃红四物汤养血活血；玉屏风散益气固表；甘草和中。全方共奏疏风祛痰、养血通络之效。从现代医学的角度看，本方能增强病灶局部微循环的血液量，又能消除代谢产物的刺激，改善受损面神经和面肌营养状况，促进面神经炎症和水肿的吸收，从而有利于病损面神经功能的恢复。

面瘫虽然以颜面神经麻痹为主，但中医认识疾病着眼于整体辨证。《素问遗篇·刺法论》云"正气存内，邪不可干"，正气亏虚、气血不足、经脉失养是面瘫发病后迁延难愈的根本原因，风寒侵袭是面瘫的诱发因素，治疗时加益气养血治其本，疏风祛痰治其标。

现代医学认为面瘫急性期不宜过早针刺拔罐，以免加重面神经水肿，张老在辨证论治，口服汤剂的基础上，喜以马钱子等药外敷相关穴位，改善症状。具体方法：马钱子10 g、白附子5 g，研末醋调，置于伤湿止痛膏上，贴敷患侧地仓、颊车、太阳等穴位，2小时后去掉，可以改善局部血液循环，消肿散结，通络止痛，缩短病程。马钱子有剧毒，但《医学衷中参西录》言"其开通经络，透达关节之力，实胜于他药也"。

病案举例

李某，女，61 岁，2005 年 2 月 12 日初诊。右侧面部口眼歪斜 2 天，右侧眼睑无法闭合，右侧鼻唇沟变浅，嘴角向左侧歪斜，鼓腮时漏气，自觉面部肿胀麻木不仁，头晕目眩，神疲乏力，双手指尖麻木，伴恶风恶寒、口苦欲呕，二便正常，舌质红、苔薄白，脉沉无力。头颅 CT 正常。血压130/80 mmHg。心电图示：ST-T 改变。确诊为面神经麻痹，肌肉注射维生素 B_{12}，口服泼尼松（20 mg，tid）。证属营血亏虚、风痰阻滞，治当养血活血、化痰通络，以桃红四物汤、牵正散、玉屏风散加减。处方：桃仁 10 g，红花 10 g，当归 10 g，川芎 10 g，生地黄 15 g，白芍 15 g，白附子 7 g，僵蚕10 g，全蝎 3 g（冲服），生黄芪 30 g，白术 20 g，防风 10 g，荆芥穗 10 g，蜈蚣 2 条，地龙10 g。服药 1 周后，症状减轻，辅助针灸治疗，本方加减治疗 30 天，口眼歪斜恢复，鼓腮不漏气，面部肿胀麻木消失，临床治愈。

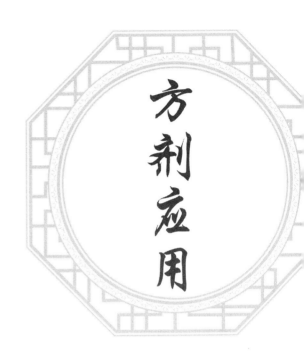

方剂应用

全真一气汤的应用

全真一气汤由熟地黄 30 g、牛膝 12 g、麦冬 9 g、五味子 6 g、人参 9 g、附子 6 g、白术 9 g 组成，出自《冯氏锦囊秘录》。原书记载"凡初病轻病，或一脏或一腑受伤，久病重病，必脏腑牵连俱困。脏为阴，可胜纯阳之药；腑为阳，必加阴药制其僭热。务使五脏调和，互为灌溉……用此方以使火降，水土健运如常"，揭示了疑难重证涉及多个脏腑功能失调，症状繁多，病机复杂，尤以脾肾不足、阴阳两虚为主，寒热兼有，虚实并见。"脾肾阴阳两虚，上焦火多，下焦火少，脾阴不足，肾阴虚损"，《张山雷医集》谓"阴虚不能涵敛，以致阳无所附而外浮"，脾肾阴阳俱虚，阴不敛阳，阳气浮越，若不及时养阴敛阳、益气固脱，必至阴阳离决。冯氏从补益脾肾入手，以全真一气汤益阴敛阳、保全真气，扶正以祛邪。

《素问·生气通天论》谓"阴平阳秘，精神乃至，阴阳离决，精气乃绝"，生理状态下，阴阳互根互用，水火相济，五脏六腑功能调和，气血化生有源，气机升降有序。人体气血为生命活动的物质基础，血为阴、为物质基础，气属阳、为脏腑气化功能的具体体现。气为血帅，血为气母，气血互根互用、相互制约，维持动态平衡。人体元气源于肾，肾为先天之本，精气来源于父母，封藏于肾，肾阴为脏腑阴气之根、肾阳为脏腑阳气之源，精气补充于后天脾胃，脾胃为后天之本、气血生化之源，可濡养脏腑百骸。

若先天禀赋不足，或多种慢性病、疑难病失治误治、迁延不愈，导致多个脏腑虚损、功能低下，累及脾肾，肾气衰微，脾气亏虚，"五脏之伤，穷必及肾",脾肾阴阳俱虚,气血化生乏源,脏腑失于濡养,功能失调,气化不利,尚可产生多种病理产物,如痰浊、湿热、瘀血等,常虚实并见,寒热错杂,使病机更为复杂,究其根本原因,乃脏腑虚损所致。随着疾病的发展,可出现阴损及阳、阳损及阴、阴阳两虚等证,尤其脾肾阴阳亏虚为主,治当脾肾双补、阴阳同调。

《难经》谓"损其肾,益其精",《素问·阴阳应象大论》谓"形不足者,温之以气;精不足者,补之以味",可见五脏虚损,以补虚扶正为主,补益先天肾气、后天脾胃尤为重要。全真一气汤治疗脾肾阴阳俱虚,尤其出现肾精不足,阳气亏虚,阳气浮越的病机,以全真一气汤滋阴敛阳、益气固脱、补偏救弊,使肾精充盛,上亢之阳潜藏,正气恢复,方可祛邪外出。《章次公医术经验》评价本方"温阳而无升浮之弊,育阴而有气化之功",此乃冯氏设立本方意旨。方中熟地黄味甘性温,入肝肾经,滋阴补血、益精填髓;牛膝助熟地黄滋补肝肾,引虚火归元;"有形之血不能速生,无形之气所当急固",附子、人参合为参附汤,温阳益气,防止虚阳暴脱;白术健脾益气;五味子、麦冬养阴敛液,助熟地黄、牛膝补益肾精,合人参为生脉饮,益气养阴,同时佐制温阳益气药的温燥之性。可见全真一气汤治疗阴阳俱虚,阳气欲脱,病情危重诸证,症见神疲乏力,喘促气短,动则加重,汗出较多,纳差少食,舌质淡红、苔薄白,脉浮数或沉无力,在滋补肾精的基础上,收敛欲脱之阳气,预防阴阳离决之势。

《冯氏锦囊秘录》谓"燥涸则熟地倍之,肺热则麦冬多用,脾虚则白术重投,阳虚则附子多加,元气大虚则人参大进,气浮气散则牛膝五味略多……倘假阳在上者,去参用之",在具体运用时,冯氏详细列举全真一气汤的加减,要视其病机的演变,随证加减,方可取效。

张老临床诊治各种疑难杂症,多从脾肾先后天入手,兼顾他脏,平调阴阳,同时祛除病理产物,以全真一气汤加减治疗阴阳两虚的疑难杂病,如慢性阻塞性肺疾病、冠心病、慢性心衰、肾功能不全、肿瘤晚期等，只要符合脾肾两虚，阴精亏虚，阳气浮越的病机，出现心悸怔忡，胸闷气短，喘促汗出，神疲乏力，少气懒言，反复感冒，舌质淡、苔薄白或少苔，脉沉弱等临床表现，都可以全真一气汤加减治疗。本方药性平和，滋阴温阳，摄纳元气，扶正祛邪，可使阴阳调和，脏腑功能恢复正常。

张老强调全真一气汤治疗脾肾阴阳亏虚证，以正虚为主，若兼夹病邪或病理产物，临床需依据病机的演变进行加减，忌盲目使用，以防闭门留寇。若肾阳亏虚较甚，小便清长，颜面及下肢浮肿，畏寒怕冷，舌质淡嫩、苔薄白或水滑，常合真武汤、二仙汤以温补肾阳、化气利水；若肾精不足，腰膝酸软，头晕头胀，眼目干涩，五心烦热，舌质绛红少苔，合六味地黄丸、二至丸加减以滋补肾精、养阴敛阳；若中气亏虚，神疲乏力，少气懒言，头晕头昏，动则气喘汗出，纳差少食，舌质淡苔薄白，脉沉无力，加生黄芪50 g、党参30 g、升麻10 g、柴胡6 g以益气升阳；若血虚面色萎黄，四肢无力，四肢麻木，头晕眼花，舌质红少苔，脉沉细，加当归15 g、白芍20 g、何首乌15 g以补血养血；若瘀血阻滞，胸闷胸痛，气短气憋，口唇爪甲色暗，舌质瘀暗，苔薄白，脉沉，合丹参饮、血府逐瘀汤以养血活血；若心悸怔忡，神疲乏力，汗出怕冷，脉缓或结代，心动过缓或房室传导阻滞，合桂枝甘草汤以温振心阳；若痰浊闭阻心阳，头蒙头昏，胸闷气短，舌质淡、苔白厚腻，脉濡，合瓜蒌薤白半夏汤以豁痰宽胸；若肝郁气滞情志不畅，喜太息，烦躁不安，合四逆散以疏肝行气；若肝郁化火，口苦心烦者，合金铃子散以清肝疏肝等。本方药性温和，火热炽盛者禁用。

病案举例1

龚某，男，63岁，2003年6月2日初诊。突发晕厥，1个月内发作2次，持续2秒可苏醒，四肢厥冷，头昏头痛，头重脚轻，胸闷心悸，气短乏力，心中恐惧不安，纳差少食，腰膝酸软，入睡困难，眠中易醒，下肢轻度浮肿，夜尿 3 次，大便正常，舌质淡红、苔薄白，脉结代。心电图示：Ⅱ度房室传导阻滞，结性逸搏。24 小时动态心电图示：窦性心律不齐，窦性停搏，夜间最长间歇 3.71 秒，结性逸搏伴逸搏心律，ST-T 改变。中医诊断：怔忡，证属阴阳亏虚、气血不足。以全真一气汤合真武汤加减。处方：制附子 10 g（先煎），茯苓 15 g，白术 17 g，生姜 10 g，赤芍 10 g，桂枝 10 g，白芍 10 g，黄芪 30 g，人参 10 g（另炖），丹参 20 g，麦冬 12 g，熟地黄 24 g，淫羊藿 15 g，五味子 6 g，怀牛膝 15 g，当归 12 g，炙甘草 6 g。7 剂，冷水煎服，日 1 剂，分 2 次服。以本方加减治疗 3 个月，诸证缓解，未再发生晕厥，未装心脏起搏器。

按：患者为严重的心律失常，窦性停搏，出现晕厥，现代医学以植入心脏起搏器治疗，费用昂贵，易受电磁波的干扰。中医辨证为怔忡，为心肾精血不足，血脉失养，阳气亏虚，推动无力所致。《素问·生气通天论》谓"阴平阳秘，精神乃至，阴阳离决，精气乃绝"，阴阳互根互用，阴阳和合，百病不生，阴阳两虚，阴不敛阳，阳气浮越，则阴阳离决。《伤寒论》第 337 条谓"反厥者，阴阳气不相顺接，便为厥。厥者，手足厥冷是也"，阴精阳气不能顺接，脏腑失养，气化功能低下，则发生厥逆，心悸怔忡，胸闷气短，恐惧不安，下肢浮肿，小便不利，以全真一气汤加减，养阴敛阳，益气固脱，温阳化气。"有形之血不能速生，无形之气所当急固"，其中人参、附子温阳补气，熟地黄、人参、麦冬、五味子益气养阴；真武汤温阳化气，合方则阴阳同调，脾肾同治。

病案举例 2

赵某，男，81 岁，2005 年 3 月 17 日初诊。反复胸闷乏力气促 20 年，加重 1 个月。患慢性阻塞性肺疾病、肺心病 20 余年，每到冬春季节咳嗽、气喘加重，口服氨茶碱、静滴抗生素，咳喘可以减轻。1 个月前外感诱发，胸闷气憋，端坐呼吸，喘促不宁，动则加重，时有咳嗽，痰白质稀，门诊静滴头孢唑林钠，咳嗽减轻，胸闷气憋不减，汗出怕冷，口干口渴，喜热饮，烦躁不安，神疲乏力，纳食不佳，小便不利，尿频尿急，排尿无力，大便稀溏，日3~4行，甲唇发绀，舌质淡暗、苔白腻，脉沉弱无力。中医诊断：喘证，证属脾肾两虚、气化不利。以全真一气汤合真武汤加减。处方：制附子 6 g（先煎），生姜 10 g，白芍 10 g，白术 15 g，茯苓 15 g，桂枝 8 g，黄芪 30 g，人参 6 g，五味子 6 g，丹参 30 g，当归 12 g，益母草 30 g，仙鹤草 30 g，熟地黄 24 g，麦冬 15 g，牛膝 10 g，炙甘草 6 g。上方加减 60 余剂，诸症减轻。

按：肺主气，通过宣发肃降司呼吸，肾主纳气，肺肾金水相生，共同完成吐故纳新的功能。患者久患咳喘，迁延不愈，肺肾虚损，功能低下，卫外不固，易招致外邪侵袭，肺气宣发肃降失司，肾精亏虚，肾不纳气，导致肺气上逆，发为咳喘重症，加之肾阳亏虚，气化不利，水饮停聚，水饮随气机上凌心胸，加重喘促诸症。本案肺肾气虚，饮邪上犯，气机上逆，本虚为主，张老以全真一气汤补益肾精、温补肾阳，真武汤温阳化气，使肾精充盛，气化恢复，浮越之阳气纳气归肾，肺气宣肃正常，喘促减轻。

应用小青龙汤治疗咳喘的经验

　　小青龙汤见于《伤寒论》第40条，"伤寒表不解，心下有水气，干呕发热而咳，或渴，或利，或噎，或小便不利，少腹满，或喘者，小青龙汤主之"。《金匮要略·痰饮咳嗽病脉证并治第十二》谓"咳逆倚息不得卧者，小青龙汤主之"，书中多个条文阐述了小青龙汤临床症状、病因。病机实质为素有痰饮内蕴，外受风寒，引动内饮，外寒内饮相搏，气机升降失调，肺失宣肃，肺气上逆，发为咳喘等证，见咳嗽，喘促不得卧，咯清稀痰液、多为泡沫样，颜面四肢浮肿、晨起明显，口不渴，胸闷气短，小便不利，舌质淡嫩、苔薄白或水滑，脉浮数，多见于急、慢性支气管炎、哮喘、肺气肿、肺心病等病。宁夏地处西北，寒冷多风，咳喘为冬春季最为常见的疾病，许多咳喘患者长期应用抗生素及解痉平喘药，虽然可以改善症状，但易产生耐药性，停药后病情反复发作。张老认为其病机尚存在正气亏虚，以肺肾气虚为主，外寒内饮相搏，肺失宣肃，肾不纳气，肺气上逆，在小青龙汤外散风寒、温肺化饮的基础上，加用补气纳气之品，顾护正气，扶正祛邪，常收佳效。

一、外寒内饮，肺肾两虚

　　《类证治裁》谓"肺为气之主，肾为气之根"，肺主气，司呼吸，主宣发肃降，肾主纳气，肺肾金水相生，共同完成吐故纳新的功能。若先天禀赋不足，或咳喘反复发作，脏腑功能低下，气化功能失司，津聚为痰，停痰留饮充斥于内，气机不畅，肺失宣降，发为咳喘，久而不去，肺气亏虚，腠理疏松，卫外不固，稍遇风寒，即可引动伏痰旧饮，挟感而发，使病情加重。咳喘久治不愈，"五脏之伤，穷必及肾"，肾不纳气，元气浮越为喘，气化无权，水饮停聚，随气机上逆，水寒射肺，肺失宣肃，导致咳喘频发，逐年加重，本虚标实。急性发作期，外寒内饮，以邪实为主，痰饮阻肺，肺气不降，兼有肾不纳气；缓解期脏腑虚损、功能低下，以肺肾两虚为主，肺失宣肃，肾不纳气，兼夹痰饮、水湿等病理产物，久治不愈，尚有气滞血瘀等证。

张老临床从痰饮论治咳喘，痰饮为阴邪，易伤阳气，阳气亏虚，气化失司，水饮停聚，更伤阳气，卫外不固，遇气候交变时易感邪而加重，咳喘难卧，痰声辘辘，多数患者长期使用抗生素及支气管扩张剂，易出现耐药，继发厌氧菌感染，对相关药物不敏感，病情严重时，需要气管切开，呼吸机辅助通气，治疗棘手。

张老在咳喘急性加重期，喜用小青龙汤加减散寒解表、温肺化饮，可迅速改善症状，控制病情，但停药后易复发，探究其原因，痰饮停聚为患，饮为阴邪，易伤阳气，肺肾两虚。《金匮要略·痰饮咳嗽病脉证并治第十二》第15条谓"病痰饮者，当以温药和之"，因此，治疗外寒里饮的咳喘病，张老强调肺肾同治，以小青龙汤温肺化饮，加入熟地黄、肉苁蓉、淫羊藿、山茱萸等补肾纳气，标本同治，外寒内饮祛除，肺气宣肃正常，肾气摄纳恢复，咳喘平息。缓解期则强调补肾纳气、温阳化饮，扶正以祛邪，常以肾气丸合玉屏风散、二陈汤加减，若见咳痰清稀，形寒肢冷，小便清长，仍需合小青龙汤以温肺化饮，饮邪祛除有利于疾病的恢复，提高患者生存质量，预防复发。

二、诊治策略

（一）重视四诊

小青龙汤治疗外寒内饮、水寒射肺的咳喘证。痰饮为有形之邪，易阻气机，其为阴邪，易伤阳气，因此，临床辨析寒痰水饮至关重要。张老强调四诊的重要性，咳喘常随季节的变化反复发作，追问病史及加重的原因很重要。平素形寒怕冷，尤其后背冰冷，喜温喜暖，小便清长，大便略稀等，望诊所见端坐呼吸，张口抬肩，平卧或活动后咳喘加重，汗出怕冷，颜面庞肿，面色黧黑或有"水斑"，爪甲色淡或暗，下肢浮肿，咳痰清稀有泡沫，或如蛋清状透亮，舌质淡嫩或淡暗，苔薄白或水滑；闻诊则气息不能顺接，喉间痰声辘辘，或有喉间吹哨声，咳声频频，痰多易咳出；切诊见浮滑数，或沉滑脉等，以上均为寒痰水饮的证候特点。四诊可以获取特异性的病证资料，是诊断疾病、确立治则、遣方用药的依据，也是判断预后的标准，对指导临床辨证论治有积极的指导意义。

（二）重视兼夹证候

张老临床善抓主证，识病机。痰饮为阴邪，易伤阳气，变动不居，随气机升降，四处为患，临床常有许多兼夹证，主证常反映疾病的主要病机，兼夹证可以反映病机变化的方向，张老强调兼夹证对主证的有效补充，痰饮上犯，肺气上逆，出现咳喘等主症外，尚可伴多个兼证，如头昏头晕、头脑不清爽，乃水饮上犯，清窍阻滞；胸闷气短、气憋喘促、心悸怔忡，反映水饮阻滞气机，胸阳不振，凌心射肺；恶心呕吐清涎、胃脘胀满、胃中有振水声、纳食减少，反映水阻中焦，脾气不升，胃气不降；小便不利、口干不欲饮，为水饮阻滞气机，膀胱气化不利，津液不能上承所致；发热恶寒、无汗、口不渴、身体酸困疼痛、鼻流清涕，乃外受风寒较重。

可见，围绕主证，广泛收集兼夹证，可以全面搜集证据，使辨证论治更为准确，提高临床疗效。主证与兼夹证在疾病的不同时期可以相互转换，如急性发作期，以咳喘气憋、难以平卧、咳吐大量清稀泡沫痰、恶寒发热为主证；缓解期，以神疲乏力、喘促等为主证，伴活动后加重、咳痰减少、汗出怕风等，临床只要符合寒饮犯肺病机，都可应用小青龙汤加减。

(三) 加减化裁技巧

小青龙汤是治疗寒饮咳喘的名方，由炙麻黄、桂枝、芍药、细辛、干姜、五味子、半夏、炙甘草组成。方中用炙麻黄发散风寒、平喘利水，配伍桂枝，加强宣散风寒的作用；干姜、细辛、半夏可温化寒饮、祛痰降逆；五味子、白芍酸收，佐制辛散温化药的燥烈之性，同时收敛肺气，不致过于耗气；甘草益气，调和药性。张老强调干姜、细辛、五味子需等量应用，以温肺化饮、止咳平喘。白芍、甘草酸甘化阴，制约麻黄、桂枝等温燥之性，现代药理研究表明，白芍可缓解气管痉挛，尚有抗过敏的作用，张老炒白芍用至 30 g 有效。

临床观察发现单纯以小青龙汤治疗外寒内饮的咳喘，疗效难以维持，停药或减药易复发。张老认为这与病史、患者体质及兼夹证有关，临床应用本方有以下技巧。

首先，辨证确属外寒里饮、无化热倾向者，症见反复咳嗽气喘，痰稀量多、色白或呈泡沫样，颜面浮肿，小便清长，舌质淡嫩、苔薄白或水滑，脉沉，均可以小青龙汤治疗，应注重方中剂量的调配，否则收不到预期的治疗效果。基础方：麻黄10 g，桂枝 10 g（后下），芍药 30 g，姜半夏 12 g，细辛 6 g，五味子 6 g，干姜 6 g，炙甘草6 g，淫羊藿 15 g，熟地黄 20 g，肉苁蓉 15 g。其中桂枝、白芍初用等量，以疏散外邪、调和营卫，后期恐温燥伤及肺阴，白芍剂量倍于桂枝；张老常将五味子、细辛、干姜等量应用，以免温燥伤阴；对年老体弱伴喘促，可以麻黄绒代替麻黄，以免发散太过，不必先煎去沫。

其次，对于表证减轻、痰饮内蕴者，以喘促、咳大量清稀白痰为主，尚有许多兼夹证，临证应依据病情加减化裁。如汗多怕冷，气短难续，神疲乏力，加生黄芪 30 g、党参30 g、防风 5 g、炒白术 15 g 以益气固表；若四肢及后背怕冷，小便清长，加制附子 10 g、蜂房 10 g、菟丝子 20 g 以温补肾阳；若痰涎壅盛，喉间痰鸣，加入葶苈子 15 g、苏子10 g、莱菔子 10 g 以祛痰降气；若痰黏色黄，咳吐不利，加黄芩 10 g、瓜蒌 15 g、鱼腥草 20 g 以清肺化痰；若咽痛咽痒，加牛蒡子 15 g、射干 10 g、僵蚕 10 g 以清利咽喉；若四肢爪甲发绀，胸闷气憋，舌质青紫，加绛香 7 g、丹参 20 g、桃仁 10 g、红花 10 g 等以活血化瘀。

应用小青龙汤加减治疗后，痰饮渐去，咳喘减轻，晨起痰多，动则喘甚，神疲乏力，汗出怕冷，应加强补肾健脾以杜生痰之源，"脾为生痰之源，肺为贮痰之器"，肺脾同调，以健脾化痰、培土生金。《类证治裁》谓"肺为气之主，肾为气之根"，肺肾金水相生，肺肾同治以善其后，预防复发，临床常以六君子汤、二陈汤、金匮肾气丸等汤方加减，充分体现了中医"急则治标，缓则治本"的原则。

张老常言小青龙汤经历了数千年的临床实践，治疗外寒内饮的咳喘病，行之有效，君臣佐使配伍精当，临床需领悟其制方思路，依据证候的演变，进行加减化裁，尤其加入补肾纳气之品，可谓创新之举，巩固疗效，预防复发。

病案举例

王某，男，62 岁，退休教师，2006 年 2 月 12 日初诊。反复咳嗽伴喘息 10 年，加重 10 天。10 年前因大叶性肺炎住院治疗，其后秋冬季节交替时，咳嗽反复发作，遇寒则咳剧，晨起痰多，长期服止咳化痰之品，多次住院治疗，确诊为慢性阻塞性肺疾病，长期口服氨茶碱、复方甘草片等药。10 天前因受凉出现咳嗽，喘息加重，喉间痰鸣，咳痰量增多，白色清痰、容易咳出，神疲乏力，汗出怕冷，无发热，二便正常，口唇爪甲发绀，舌质淡暗、苔白腻，脉濡。左下肺可闻及湿性啰音。胸部 X 片示：气管炎、肺气肿。静滴头孢美唑等药，症状不缓解。患者有咳喘宿疾，痰浊内伏，壅滞于肺，10 天前感受寒邪，引动伏痰，阻塞气道，肺失宣肃，肺气上逆发为咳喘，依据"急则治标"的原则，以小青龙汤合二陈汤、三子养亲汤加减疏散表邪、温化水饮，辅以降气止咳，兼以健脾燥湿，以杜生痰之源。处方：炙麻黄 6 g，桂枝 8 g，白芍 15 g，半夏 10 g，五味子 6 g，细辛 6 g，干姜 6 g，陈皮 12 g，茯苓 15 g，紫苏子 10 g，莱菔子 10 g，白芥子 10 g，葶苈子 10 g，生黄芪 20 g，浙贝母 10 g，制百部 10 g，炙甘草 6 g。6 剂，日 1 剂，冷水煎服。

二诊（2 月 20 日）：咳嗽咳痰、喘息明显减轻，晨起痰多为白色黏痰，气短纳差，乏力汗出、动则加重，二便正常，舌质淡暗、苔白腻，咳喘减轻。方去葶苈子、浙贝母、枇杷叶、三子养亲汤，加防风 5 g、炒白术 20 g、熟地黄 20 g、淫羊藿 15 g、肉桂 6 g 以益气固表、补肾纳气。其后以金匮肾气丸、二陈汤、玉屏风散加减善后。

越鞠丸的应用

随着社会的发展，人们工作及生活压力不断增大，情志致病的发病率日渐增高；不良的情绪，加之起居无常，以及饮食结构的改变，如过食辛辣油腻、过度饮酒应酬，对身体也会造成伤害。情志、饮食成为慢性病加重的主要诱因。

《素问·六微旨大论》谓："出入废则神机化灭，升降息则气立孤危。故非出入，则无以生长壮老已；非升降，则无以生长化收藏。是以升降出入，无器不有。"人体以气血为物质基础，气和则升降不失其度，血和则运行不失其常，人体气机升降出入有序，脏腑气化功能正常，百病不生。肝为刚脏，体阴用阳，主藏血，寄相火，主疏泄，调畅全身气机的升降，气血的运行。若情志不调，肝失疏泄，肝气郁滞，血行不畅，则瘀血阻滞，导致血郁；气郁日久，五志化火，肝火横逆，导致火郁；肝失疏泄，克伐脾土，脾胃升降功能失调，清气不升，浊气不降，水谷不化精微反生痰湿，湿郁化热，湿热阻滞气机，影响脾胃腐熟运化功能，必致饮食停滞，导致痰、湿、食郁等，有形病理产物蓄结，必然加重气机郁滞，气血运行不利，恶性循环，气机升降出入失司，脏腑气化功能失调，久治不愈。

追本溯源，气郁是"六郁"的核心，可引起一系列连锁反应，肝郁气滞是病机的关键。越鞠丸行气解郁，调畅气机，同时祛除有形病理产物，兼顾清热、化痰、祛湿、活血、消食等治法，湿化痰消，气畅血行，诸郁可解。

越鞠丸出自《丹溪心法》，又名六郁丸，由香附、川芎、栀子、苍术、神曲组成，治疗气、血、火、痰、湿、食郁所致的"六郁证"，临床表现为情志不畅，心烦易怒，郁郁寡欢，胸胁脘腹胀满，恶心嗳气，纳差少食，夜寐不安，舌质红、苔白腻，脉弦滑。原方香附疏肝理气，以解气郁；川芎为血中之气药，行气活血，以解血郁；栀子清热泻火，以解火郁；苍术燥湿运脾，以解痰湿之郁；神曲消食导滞，以解食郁。"六郁"得解，气机通达，气血运行正常。

"六郁"致病见于多种疾病过程中，情志致病为病机的关键，气机郁滞对疾病的发生发展至关重要。张老认为气机不畅、肝脾不和是"六郁"的根源，肝主疏泄，调畅气机升降，脾主升清、胃主降浊，脾胃为气机升降之枢。肝脾不和，肝失疏泄，气机升降失调，木郁克土，脾失运化，三焦不畅，水谷精微的运化及输布不畅，导致气、血、火、痰、湿、食胶结不去，病机以标实为主。张老喜用越鞠丸加减，治疗"六郁"所致的内科杂病，尤其是情志及精神类疾病，如郁证、不寐、胁痛等，以行气解郁为主，兼顾清热、化痰、祛湿、活血、消食等治法，祛除"六郁"的病因，畅达气机，气顺诸郁可解。

张老通过研习朱丹溪相关理论，对越鞠丸的相关证候进行了深入研究，领悟其病机实质及其演变规律，认为越鞠丸组方虽然简单，但其制方思路及药物的配伍关系反映了病机演变的不同方向。张老临床依据"六郁"不同的发展趋势，在原方基础上加减变化，圆机活法，取效颇佳。如气郁较甚者，因工作压抑，情志抑郁，郁郁寡欢，张老常加四逆散，白芍柔肝养肝，配甘草酸甘化阴，缓急止痛，肝体得养，疏泄正常；柴胡、枳实疏肝解郁，调节气机的升降，以助肝用；若气郁化火，情绪激动，烦躁易怒，口干口苦，合金铃子散，川楝子、延胡索疏肝清热；血郁甚者，出现胸闷气短，或胸胁疼痛，或脘腹疼痛，加桃红四物汤养血化瘀；热郁甚者，加栀子豉汤清宣郁热；痰湿甚者，脘腹痞满，头脑昏蒙，加温胆汤化痰行气；食滞甚者，加山楂、麦芽、谷芽、莱菔子消食导滞；气虚甚者，神疲乏力，纳差少食，加六君子汤等健脾益气。

张老依据病因病机的变化、证候的兼夹，在越鞠丸的基础上加减变通，治疗多种内科疾病，如慢性胃炎、胆囊炎、冠心病、失眠症、焦虑症、抑郁症、乳腺增生症、甲状腺结节等病。只要符合"六郁"致病的病机，均以越鞠丸加减治疗，异病同治，拓展了越鞠丸的应用范围，提高了临床疗效。

病案举例

鲁某，女，40 岁，2005 年 5 月 30 日初诊。心胸烦闷，心慌心悸 2 年，加重 5 天。既往有"阵发性心动过速"2 年，长期服酒石酸美托洛尔（12.5 mg，bid），稳心颗粒（1 袋，tid），反复发作，时轻时重。5 天前，因与家人生气，出现心胸烦闷，心慌心悸，惶惶不安，心烦易怒，情绪紧张，坐卧不宁，口干口苦，头面汗出，纳差多梦，眠中易醒，小便黄，大便正常，舌质边尖红、苔白腻，脉滑数。心电图示：心率 96 次/分，血压 128/75 mmHg，动态心电图示：阵发性心动过速。中医诊断：心悸，证属肝郁化火、痰热阻滞。治当疏肝解郁、清热祛痰、安神定志。以越鞠丸合黄连温胆汤加减。处方：香附12 g，川芎 10 g，苍术 15 g，炒栀子 10 g，淡豆豉 10 g，郁金 10 g，黄连 6 g，黄芩 10 g，陈皮 10 g，半夏 10 g，茯神 15 g，竹茹 12 g，枳实 10 g，龙骨 30 g（先煎），牡蛎 30 g（先煎），炙甘草 6 g。7 剂，冷水煎服。以本方加减治疗月余，复查动态心电图均正常。

六味地黄丸的应用经验

六味地黄丸来源于《小儿药证直诀》，钱乙依据小儿稚阴稚阳之体的特点，将肾气丸减去温阳的附子、桂枝而成。历代医家认为六味地黄丸是滋补肾阴之方，可用于肾阴亏虚诸证，如小儿五迟五软、盗汗、骨蒸潮热、腰膝酸软、头晕耳鸣等证。《素问·六节藏象论》谓："肾者，主蛰，封藏之本，精之处也。"肾为先天之本，主藏精，先天之精来源于父母，后天之精来源于五脏六腑之精，先天之精依赖于后天之精气的不断补充，以保障脏腑气化功能正常。《素问·上古天真论》谓"肾者主水，受五脏六腑之精而藏之，故五脏盛，乃能泻"，疑难杂病迁延不愈，病机复杂，涉及多个脏腑，"五脏之伤，久必及肾"，最终导致肾之精气受损伤、脏腑功能低下、气化失司。张老临床重视虚损治肾的理论，强调肝血肾精是脏腑气化的物质基础，临床喜用六味地黄丸加减，滋补肝肾，恢复脏腑气化。

一、补益肾精

《灵枢·本神》谓"故生之来谓之精，两精相搏谓之神"，肾精、肾气来源于先天父母之精，补充于五脏六腑化生的后天之精。《素问·上古天真论》谓"女子七岁，肾气盛……八八则齿发去。肾者主水，受五脏六腑之精而藏之"，肾之精气的盛衰与人体生长壮老密切相关，肾精是生命活动的物质基础，肾气是脏腑气化的体现，肾精、肾气充盛，脏腑气化旺盛，气机升降有序，人体健康无病。随着年龄增加，肾精、肾气衰退，患病后久治不愈，

"五脏之伤，穷必及肾"，五脏六腑的功能低下，气化无力，阴阳失衡。可见肾精、肾气的衰微决定了人体的衰老与疾病的预后。

六味地黄丸由金匮肾气丸减附子、桂枝而成，其与肾气丸共同形成滋补肾阴、温补肾阳的经典名方。王冰谓"壮水之主，以制阳光；益火之源，以消阴翳"，揭示了两方的主旨功效的区别。肾乃水火之脏，肾之阴精是物质基础，肾之阳气是气化功能的体现，肾之阴阳平衡，五脏六腑的气化功能才能维持正常，若肾精不足，肾气亏虚，则变证丛生。

六味地黄丸以补益肾精为主，方中熟地黄滋阴补肾、填精益髓，山茱萸滋补肝肾、收敛精气，山药健脾补气、固精缩尿，重用"三补"以治本，补益肝、脾、肾之阴；泽泻淡渗利水以泻肾火，牡丹皮凉血活血以清肝火，茯苓泻脾湿，轻用"三泻"以治标。全方补中有泻、补而不滞，可见六味地黄丸注重滋补肾阴，兼去邪气，只有肾精充盛，脏腑气化功能才有保障。

二、切中病机，灵活配伍

张老深谙六味地黄丸制方之意，强调虚损治肾，补益肾精为其重要环节，尤其对于老年病、慢性病、疑难病的治疗，从补益先天之精入手，强调肾精、肾气在疾病发生发展过程中的重要作用。以六味地黄丸为基础，治疗多种虚损性内科杂症，在辨证基础上依据患者体质、兼夹证，进行加减化裁，擅长以合方形式治疗多个系统的病证，如咳嗽、眩晕、汗证、慢性咽炎、更年期综合征、癃闭、痤疮、耳鸣、腰痛、便秘等证。如六味地黄丸合玉屏风散、小柴胡汤或桂枝汤治疗肾虚感冒、汗证，扶正祛邪；合二陈汤、温胆汤治疗肾虚兼有痰湿、痰热的咳嗽、不寐诸证；合二仙汤、二至丸治疗肾虚所致更年期综合征、月经病、前列腺增生症等；合金锁固精丸治疗遗精、阳痿、带下证；合清胃散治疗肾阴不足，胃火上炎的口疮、牙痛、咽喉肿痛等；合芍药甘草汤治疗肢体拘挛麻木等症；合交泰丸治疗心肾不交的失眠、口疮等；

合生脉饮治疗肾虚兼有气阴两伤的心悸、胸痹；合龙胆泻肝丸治疗肾精不足，兼有湿热内蕴、化燥伤阴的耳鸣、口疮、眩晕等；合大补阴丸治疗肝肾阴虚的遗精、淋证等。张老针对疑难杂症，注重从肾论治，以六味地黄丸补益肾精为基础，依据病机的变化进行加减，以求方证相应，提高临床疗效。

三、领会方义，圆机活法

《素问·阴阳应象大论》谓"形不足者，温之以气；精不足者，补之以味""气归精，精归化"，人体精气相互化生，保障新陈代谢的正常进行。张老强调肾精充盛，气化功能正常，脏腑百骸得以濡养，肾精亏虚，气化无力，百病丛生，可见，补益肾精势在必行，六味地黄丸补益肾精，兼去浊邪，以治本为主。

在应用六味地黄丸时，首先要把握患者病史、年龄、证候及病因病机。抓主症、辨证候、审因论治最为关键，从辨证论治的角度出发，保证理法方药的一致性，符合肾精不足的病机，如年老病久，腰膝酸软，神疲乏力，耳鸣头晕，口干口渴，潮热盗汗，舌质红、少津少苔，脉沉无力等表现，皆可以六味地黄丸加减。

其次，临床病证常错综复杂，在肾精不足的基础上，可兼夹病理产物，如痰浊、湿热、瘀血阻滞气机等，本虚标实，若单纯补益肾精，势必壅滞气机，闭门留寇。《素问·标本病传论》谓"谨查间甚，以意调之，间者并行，甚者独行"，在补益肾精的基础上，祛除病理产物，兼顾化痰、清热、利湿、行气活血等，采取合方形式，扶正祛邪，使气机通畅，补而不滞。

再次，肾为水火之脏，内藏元阴元阳，阴阳互根互用，孤阴不生，孤阳不长，肾阴是肾气、肾阳的物质基础，贵在阴阳调和，维持动态平衡。肾精不足者，当用六味地黄丸滋补肾精，但不能长期单用本方，以免矫枉过正；若以肾阳亏虚为主，温补肾阳应建立在补益肾精的基础上，如六味地黄丸加附子、桂枝则为肾气丸，滋补肾精，温补肾阳，阴中求阳。《景岳全书》谓"善补阳者，必于阴中求阳，则阳得阴助，生化无穷；善补阴者，当于阳中求阴，则阴得阳升，源泉不竭"，阴阳平衡是治疗的目的，慢性虚损性疾病，病及于肾，常常阴损及阳、阳损及阴，导致阴阳两虚。因此，张老常以六味地黄丸加淫羊藿、仙茅、菟丝子、枸杞子、女贞子、墨旱莲等药，以求阴阳平衡。

最后，对于老年或病久不愈者，要顾及"久病必虚""穷必及肾"等因素，肾精、肾气在疾病发生、发展过程中起决定性作用，临床观察许多患者并无典型肾阴虚证，张老每以六味地黄丸加减治疗，反取佳效，反映了张老"虚损治肾"的学术观点，肾藏五脏六腑之精，只有肾精充盛，脏腑得养，气化功能才能正常，这样才能真正提高辨证论治的水平，提高临床疗效。

时下药物广告泛滥成灾，尤其对六味地黄丸的宣传更是如此，常误导患者消费，将六味地黄丸神话为老少皆宜、百病皆治的灵丹妙药，无论男女老幼、内伤外感，不加辨证，盲目服用六味地黄丸已蔚然成风。本方性平，偏于补益肾阴，肾精不足者尚能有效，若火热、湿热、阳虚、寒凝等证，久服不但无益，势必加重病情，适得其反。张老常告诫我们，六味地黄丸虽为补肾之佳品，但患者的病证各不相同，不能以一方治百病，用之不当亦会贻害无穷，不可不知。

因此，临床辨证确属肾精亏虚证，有是证用是药，可使用六味地黄丸，同时依据病史、证候、体质、兼夹证，进行加减化裁，圆机活法，才能扩大六味地黄丸的应用范围，提高临床疗效。

病案举例1

李某，女，54岁，2004年10月3日初诊。头晕目眩，阵发性烘热汗出，烦躁易怒，心悸少寐，疲乏纳差，腰膝酸软，畏寒怕冷，头痛欲裂，月经紊乱5月余。西医诊断为更年期综合征，曾用雌激素及更年康等药，无明显疗效，故前来寻求中医治疗。现舌质红、苔薄白，脉细弦而数。证属肝肾阴虚、虚阳上亢，治宜滋补肝肾、兼清虚热。方用六味地黄丸加味。处方：熟地黄24 g，山药 12 g，山茱萸 12 g，牡丹皮 9 g，茯苓 9 g，泽泻 9 g，女贞子 15 g，墨旱莲 12 g，仙茅 10 g，淫羊藿 15 g，柴胡 10 g，黄芩 10 g，桑叶 15 g，菊花15 g，黄芪 30 g。服上方 10 剂后，烘热汗出、烦躁减轻，夜能安寐，守上方加减调理月余，诸症消失。嘱服用六味地黄丸巩固疗效。半年后随访，无明显不适。

病案举例 2

席某，女，67 岁，2005 年 2 月 23 日初诊。口疮反复发作 2 年余，口腔医院诊断为口腔溃疡，服维生素等药无效。就诊时舌边及舌下可见三处大小不等之溃疡，色鲜红、灼热疼痛、进食尤甚，伴口干口渴，大便干燥，舌赤、苔黄少津，脉弦细。显系阴虚火旺，治当滋肾养阴、清泻内热，以六味地黄汤加味。处方：生地黄 24 g，山茱萸 12 g，山药 12 g，泽泻 9 g，牡丹皮 9 g，茯苓 9 g，黄柏 10 g，知母 10 g，细辛 6 g，生石膏 30 g，白芷 10 g，防风 6 g，黄芩 10 g。服 7 剂，口舌疼痛大减，溃疡面变小变浅，再进 5 剂，口疮已愈，为巩固疗效，予知柏地黄丸善后。

应用小建中汤的经验

小建中汤来源于《金匮要略·血痹虚劳病脉证并治第六》，"虚劳里急，悸，衄，腹中痛，梦失精，四肢酸痛，手足烦热，咽干口燥，小建中汤主之"，《伤寒论》第102条谓"伤寒二三日，心中悸而烦者，小建中汤主之"，仲景以小建中汤治疗阴阳两虚的腹痛、心悸、遗精等病证，多篇论述小建中汤的主证、病机，其病机的关键是正气不足，阴阳两虚，以阳虚为主。

小建中汤为桂枝汤的变方，具有调和阴阳、温中补虚、和里缓急等功效。张老深研小建中汤的病机及组方规律，临床将小建中汤、黄芪建中汤、当归建中汤合为一方使用，可补气养血、调和阴阳、和里缓急，临床依据主证、病机的变化进行加减，可治疗多种内科杂病。

一、立足后天，协调阴阳

人体生理状态下，阴阳互根互用，相互制约。《素问·生气通天论》谓"凡阴阳之要，阳密乃固……阴平阳秘，精神乃至"，阴阳维持动态平衡，新陈代谢正常。脾胃位居中州，为后天之本，气血化生之源，气机升降的枢纽。脾胃腐熟运化正常，则气血化生有源，气机升降有序，五脏六腑皆得所养，阴平阳秘，百病不生。

若人体禀赋不足，年老体弱，或饮食不节，起居无常，或慢性虚损性疾病，久病体虚，缠绵不愈，气血亏虚，阴阳失调，多个脏腑功能低下，脉证错综复杂，临床很难以某一个脏腑功能失常，来归纳其病机，治疗上常顾此失彼。《金匮要略心典》评价小建中汤："是方,甘与辛合生阳,酸得甘助而生阴,阴阳相生,中气自立,是故,求阴阳之和者,必于中气,求中气之立者,必以建中也。"张老治疗内科杂病,常以阴阳为纲,注重建立中气,恢复脾胃运化的功能,使气血化生有源、气机升降有序,则脏腑得养,脏腑气化功能恢复,对疾病的康复有积极的意义。

小建中汤配伍严谨,为桂枝汤倍芍药加饴糖而成,属于甘温之剂。方中饴糖为君,温中补虚、和里缓急;桂枝温阳散寒,白芍养血止痛,调和阴阳为臣;炙甘草甘温益气,与桂枝配伍,辛甘化阳、温补中焦,与白芍配伍,酸甘化阴、缓急止痛;生姜辛温暖胃;大枣甘温补脾;黄芪健脾益气,当归补血养血,二者配伍又为当归补血汤,补气生血。全方合用阴阳兼顾,实乃调和之剂,补而不腻,温而不燥,使脾胃健运,营卫调和,阴阳平衡,生化有源。

张老强调,虚损性疾病为多个脏腑功能低下、气血阴阳均不足,治在脾胃,针对脾胃亏虚、气血阴阳失和的病机,将三个建中汤合而为一。多种慢性虚损性疾病,如体虚外感、慢性胃炎、消化道溃疡、慢性结肠炎、心律失常、低血压、贫血、肿瘤放化疗后、痛经、更年期综合征等,临床表现为面色萎黄,神疲乏力,气短懒言,心悸心慌,自汗盗汗,头晕目眩,腹满隐痛,食纳减少,舌质淡红、苔薄白,脉沉弱者,只要符合脾胃亏虚、气血阴阳失和的病机,均可加减应用,不可拘于病名及诊断。

二、严守法度,灵活化裁

小建中汤药味虽少,但配伍严谨,调和阴阳,补益气血,建立中气,可以治疗阴阳两虚的虚损性疾病。基础方:生黄芪 30 g,当归 12 g,党参 20 g,桂枝 10 g,炒白芍 20 g,饴糖 30 g,生姜 10 g,红枣 4 枚,炙甘草 6 g。临床应用时依据患者的体质、病位及兼夹证进行加减化裁,若偏于脾胃气虚,湿阻气机，脘腹胀满，神疲乏力，纳食减少，舌质淡、苔白微腻，脉沉无力等，合六君子汤健脾益气、化湿行气；若脾胃虚寒，胃脘或腹部隐痛，喜温喜暖，肠鸣，大便溏薄，形寒肢冷，合良附丸、附子理中丸温中健脾、行气止痛；若气血两虚，神疲乏力，头晕头痛，面色萎黄，合四物汤养血活血；若脾虚肝郁，木郁克土，胸脘痞闷，情志不畅，腹部胀满，矢气频频，合四逆散、金铃子散疏肝解郁；若瘀血阻滞，脘腹疼痛剧烈，得温不减，舌质瘀暗、苔薄白，脉沉细，合失笑散、丹参饮等活血祛瘀等。

小建中汤治疗阴阳两虚，气血不足，脾胃虚寒所致的病证，以本虚为主，实邪阻滞不宜单用本方，否则会加重病情。本方甘温性燥，火热或阴虚体质者慎用。

病案举例

赵某，女，54岁，2005年2月27日初诊。腹痛腹泻半年，加重1个月，6个月前因饮食不慎出现腹痛隐隐，大便呈糊状，日4~6行，无脓血，无发热，自服诺氟沙星、肠复康等药，症状改善，其后每因饮食不慎而诱发加重，胃镜、肠镜检查均正常。1个月前因聚餐进食寒凉之品，泻下无度，日6~8行，无里急后重，无脓血，脘腹胀满疼痛，喜食热饮，恶心欲呕，面色萎黄，心悸气短，舌质淡嫩、苔白微腻，脉沉无力。证属脾胃阳虚，治宜温补脾肾、缓急止痛，以黄芪建中汤、附子理中丸、四神丸加减。处方：桂枝10 g，炒白芍20 g，生姜10 g，饴糖30 g，当归10 g，黄芪30 g，党参20 g，制附子6 g，干姜10 g，炒白术15 g，补骨脂10 g，肉豆蔻10 g，吴茱萸6 g，五味子6 g，炙甘草6 g。7剂后，腹痛减轻，大便次数减少，日2~3行。上方制附子加至15 g（先煎），继服15剂，大便成形，腹痛消失，以参苓白术散、四神丸继服1个月，巩固疗效。

应用当归四逆汤的经验

当归四逆汤源于《伤寒论》第351条"手足厥寒，脉细欲绝者，当归四逆汤主之"，揭示了当归四逆汤的脉证及病机，原方由当归、桂枝、芍药、细辛、大枣、通草、炙甘草组成，温经散寒，养血通脉，治疗血脉失充，寒邪凝滞，阳气不同，气血运行不畅，血虚寒凝证。方中当归味甘辛温，养血活血，使血脉充盛，血行畅通，脏腑经脉得养；白芍味苦酸微寒，养血柔肝，合甘草酸甘化阴、缓急止痛；桂枝味辛甘温，温经通脉，《本经疏证》谓"桂枝性温，故所通者血脉中寒滞"；细辛味辛性温，温经祛寒，有较强的温经散寒、止痛等作用，《神农本草经校注》谓其"治头痛脑动，百节拘挛，风湿痹痛"；通草味甘淡性寒，通利血脉，配伍细辛、桂枝辛温通阳；炙甘草味甘性平，益气补中，大枣味甘性平，补脾益气。诸药合用，养血散寒，通阳止痛。

仲景当归四逆汤创立了养血散寒的治法，后世医家多有发挥。张老潜心研究当归四逆汤的病机及组方思路，临床以当归四逆汤加减，治疗血虚寒凝所致的多种内科杂病，如风湿性关节炎、糖尿病周围神经病变、末梢神经炎、急慢性胃炎、神经性头痛、雷诺氏病、痛经等病证。以关节筋骨疼痛、麻木，活动受限，形寒肢冷，或腹痛隐隐，或头痛恶风，舌质淡嫩、苔薄白，脉沉弱为主证，病机属血虚寒凝、本虚标实者，皆可应用当归四逆汤。临床依据患者体质、兼夹病证、病机的趋势，进行加减化裁，不断扩大本方的应用范围。

一、痹证

人体筋骨关节活动自如有力依赖肝血肾精的濡养，肝主筋、肾主骨，肝血、肾精相互化生，濡养筋骨。若肝血肾精匮乏，脉道不充，血行涩滞，经脉失养，抗邪能力下降，易感受寒邪，内外合邪，痹阻经脉关节，气血阻滞不通，《素问·痹论》谓"痛者，寒气多也，有寒故痛也"。轻则肢体麻木沉重，重则关节筋骨疼痛，活动受限，怕冷喜暖，得温则减，舌质淡暗、苔薄白，脉沉细，常见于风湿或类风湿性关节炎、强直性脊柱炎、糖尿病周围神经病变、骨关节病等。证属血虚寒凝者，张老常以当归四逆汤加减养血通脉、温阳散寒。基础方：当归20 g，桂枝15 g，白芍15 g，通草6 g，细辛6 g，制附子10 g（先煎），鸡血藤30 g，威灵仙20 g，生黄芪30 g，炙甘草6 g。

若血虚血行不畅，瘀血阻滞，痛如针刺，舌质淡暗、苔薄白，脉沉细，合桃红四物汤以活血通脉；若寒凝经脉，痹阻不通，筋骨关节剧痛，加川乌、草乌等以温经散寒止痛；若兼湿邪阻滞，关节重着或肿胀，加薏苡仁、萆薢、羌活等以祛风胜湿；若痰瘀阻滞，关节疼痛剧烈，屈伸不利，活动受限，加地龙、蜈蚣、全蝎、僵蚕等虫类药以搜剔经络、祛痰活血等。

病案举例

常某，女，55岁，2003年2月18日初诊。手足麻木疼痛2年，加重3个月。患有2型糖尿病10年，长期口服二甲双胍片（0.5 mg，tid）、消渴丸（5粒，tid），血糖控制不佳，空腹血糖10 mmol/L，餐后血糖15.2 mmol/L。3个月前手足对称性麻木、时有疼痛，夜间加重，确诊为糖尿病周围神经病变。行针灸治疗，口服甲钴胺（1粒，tid），症状无改善。刻下：四肢怕凉，遇冷麻木疼痛加重，神疲乏力，小便频，大便正常，舌质淡暗、苔白，脉细涩。证属消渴痹证，辨为消渴日久，耗气伤津，精血亏虚，寒邪侵袭，筋脉不通。治以养血通脉、温经散寒，以当归四逆汤加减。处方：当归20 g，桂枝15 g，白芍15 g，通草6 g，细辛6 g，制附子10 g（先煎），制川乌10 g（先煎），鸡血藤30 g，威灵仙 20 g，地龙 10 g，生黄芪 30 g，炙甘草 6 g。间断治疗 3 个月，手足麻木疼痛消失，随访半年未复发。

按：患者为糖尿病并发周围神经病变，四肢末端对称性麻木疼痛，形寒肢冷，证属血虚筋脉失养，寒邪侵袭，痹阻筋脉，阳气不达四末，以养血通脉、温经散寒而效。

二、虚寒胃痛

《伤寒论》第 352 条谓"若其人内有久寒者，宜当归四逆加吴茱萸生姜汤"，揭示了素体阳虚血虚，阴寒内生，经脉失养，脏腑气机逆乱，表现为经脏两寒证，腹痛隐隐、得温则减，恶心欲吐，头痛头晕，手足麻木，小便清长，舌质淡嫩、苔薄白，脉沉弱，以当归四逆加吴茱萸生姜汤养血散寒、温中降逆，仲景为后世应用本方治疗杂病提供了示范。

张老依据当归四逆加吴茱萸生姜汤的组方思路，进一步加减化裁，治疗阳虚寒凝证胃痛，素体阳虚，饮食不节，过食生冷，败伤脾胃，脾胃虚寒，气血化生无源，胃脘隐隐作痛，或剧烈疼痛，得温可减，脘腹胀满，午后加重，恶心呕吐，口吐清涎，四肢冰冷，大便稀溏，小便清长，头晕目眩，神疲乏力，纳差少食，舌质淡嫩、苔薄白，脉沉细弦。证属阳虚寒凝、气血亏虚、本虚标实，以当归四逆加吴茱萸生姜汤加减。基础方：当归 20 g，桂枝 15 g，白芍 15 g，通草 6 g，细辛 6 g，吴茱萸 5 g，生姜 15 g，黄芪 30 g，党参 15 g，柴胡 10 g，枳实 10 g，炙甘草 6 g。方中当归、白芍以养血活血、缓急止痛，还可佐制补气行气药的温燥之性。若寒邪偏盛，合良附丸、大乌头煎以温中散寒、行气止痛；若疼痛剧烈，痛如针刺刀割，舌质瘀暗或有瘀斑，合失笑散以化瘀止痛等。本方辛温性燥，肝火炽盛或阴虚火旺者禁用。

病案举例

朱某，男，57 岁，2004 年 5 月 10 日初诊。胸骨后及胃脘疼痛 1 年，加重

1 周，时发时止，喜温喜按，恶心未吐，无泛酸嗳气，手汗较多，神疲乏力，气短懒言，大便稀溏，小便正常，面色萎黄，形体消瘦，舌尖红根部瘀暗、苔薄白腻，脉沉缓无力。胃镜示：浅表性胃窦炎、多发性溃疡、HP（+）。高血压 10 年，长期服依那普利、异山梨酯等药。心电图示：窦性心动过缓 55 次/分，房性期前收缩。动态心电图示：阵发性心动过速。胸部 X 片示：双肺间质性改变。尿酸 561 μmol/L，甘油三酯 1.85 mmol/L。西医诊断：慢性胃炎、胃溃疡、心律失常、窦性心动过缓、高尿酸血症。中医诊断：胃痛，证属寒凝血瘀。治当温经散寒、活血化瘀，以当归四逆汤加吴茱萸生姜汤、丹参饮、失笑散加减。处方：当归 15 g，桂枝 15 g，白芍 15 g，通草 3 g，细辛 8 g，吴茱萸 5 g，生姜 15 g，丹参 17 g，降香 7 g（后下），砂仁 6 g（后下），五灵脂 10 g（包煎），蒲黄 10 g（包煎），桃仁 10 g，红花 10 g，九香虫 10 g，黄芪 20 g，炙甘草 6 g。6 剂，冷水煎。

二诊（5 月 17 日）：胃脘及胸骨后疼痛减轻，汗出较多，后背怕冷，大便稀溏，日 2~3 行，舌质瘀暗、苔白腻，脉结代。前方去五灵脂、蒲黄，加炒白术 20 g、炒山药 30 g，健脾止泻，14 剂。

三诊（6 月 5 日）：偶有胃脘隐痛，无反酸嗳气，午后腹胀，纳食正常，神疲乏力，舌质淡暗有齿痕、苔薄白，脉沉细。以黄芪建中汤、六君子汤加减，处方：陈皮 10 g，半夏 10 g，茯苓 15 g，山药 20 g，炒白术 20 g，党参 20 g，生黄芪 30 g，桂枝 10 g，炒白芍 20 g，淫羊藿 15 g，肉桂 5 g，当归 10 g，九香虫 10 g，生麦芽 30 g，炙甘草 6 g。4 剂。

四诊（6 月 10 日）：晨起稀便 2 次，肠鸣，无胃脘疼痛，神疲乏力，手汗略多，血压 125/85 mmHg，舌质瘀暗、苔白微腻。以四神丸、六君子汤、痛泻要方加减，治以温中健脾、化湿行气。处方：补骨脂 10 g，肉豆蔻 10 g（去油），莲子须 15 g，山药 30 g，陈皮 7 g，半夏 10 g，党参 20 g，生黄芪 20 g，茯苓 15 g，炒白术 20 g，桂枝 10 g，炒白芍 10 g，防风 5 g，柴胡 10 g，炙甘草 6 g。加减治疗月余，胃痛消失，大便正常，复查胃镜示：慢性胃窦炎。

按：病机为脾胃虚寒，瘀血阻滞，以当归四逆汤加吴茱萸生姜汤合丹参饮、失笑散加减，温经散寒、养血活血、降逆和胃、标本同治。症状缓解后，以黄芪建中汤、六君子汤、四神丸加减，温补脾肾以善后。

三、神经性头痛

《素问·阴阳应象大论》谓"清阳出上窍，浊阴出下窍"，清窍依赖五脏六腑化生的精气濡养。若平素气血不足，清窍失养，寒邪易于侵袭，痹阻经脉，既有不荣则痛，又有不通则痛，本虚标实。血虚寒凝所致头痛，临床表现为疼痛部位固定，时轻时重，痛如针刺，遇冷加重，得温缓解，形寒肢冷，神疲乏力，舌质淡嫩、苔薄白，脉沉弦。《灵枢·脉要精微论》谓"头者，精明之府，头倾视深精神将夺矣"，此类头痛常见于血管神经性头痛、三叉神经痛、高血压等。张老常以当归四逆汤合川芎茶调散加减，处方：当归 20 g，桂枝 15 g，白芍 15 g，通草 6 g，细辛 6 g，川芎 15 g，荆芥穗 10 g，防风 10 g，白芷 10 g，薄荷 10 g，羌活 10 g，炙甘草 6 g。若风寒侵袭太阳、少阳经，以颞侧、枕部疼痛为主，常合柴胡桂枝汤疏散风寒；风湿偏盛，合选奇汤等，并依据头痛的部位，选用引经药，如颞侧疼痛加柴胡、巅顶疼痛加吴茱萸等。

病案举例

赵某，男，42 岁，司机，2004 年 3 月 2 日初诊。头部跳痛 2 个月。2 个月前因外出拉货，旅途劳顿，日夜兼程，淋雨受凉后出现头疼，以枕部、颞侧、巅顶阵发性疼痛为主，昏昏沉沉，神疲乏力，无发热无汗，恶心烦躁。头颅 CT、脑电图结果正常，血压 120/75 mmHg，诊断为血管神经性头痛，口服脑立清、头风灵等药，症状无减轻，舌质淡、苔薄白，脉弦滑。中医诊断：头痛，证属血虚寒凝。以当归四逆汤合柴胡桂枝汤加减。处方：当归 15 g，桂枝 15 g，白芍 15 g，通草 6 g，细辛 6 g，川芎 15 g，柴胡 15 g，黄芩 10 g，吴茱萸 6 g，芥穗 10 g，防风 10 g，羌活 10 g，炙甘草 6 g。连续服药 20 剂，头痛痊愈。

按：患者系血虚受寒所致头痛，疼痛剧烈，病及太阳、少阳，以当归四逆汤养血通络、温经散寒；柴胡桂枝汤疏散风寒，并加入引经药，如川芎、柴胡、羌活等，使药达病所，标本同治。

四、痛经

《金匮要略·妇人杂病脉证并治第二十二》云"妇人之病，因虚、积冷、结气，为诸经水断绝，至有历年，血寒积结，胞门寒伤，经络凝坚"，仲景概括了血虚、寒凝、气滞是妇科病最常见的病机。妇女一生经历了经、带、胎、产、乳的生理过程，气血损伤在所难免，肝主藏血，通过疏泄功能，调节经血；脾主运化，主统血，为气血生化之源；肾主藏精，精血同源，相互化生。若平素阳气亏虚，脏腑功能低下，气血化生乏源，肝肾精血不足，血海空虚，肝失疏泄，或食生冷受凉，血虚寒凝，气滞血瘀，临床表现可见经期前后小腹疼痛，隐隐作痛，喜温喜按，经血色淡量少，四肢冰冷，面色暗黄无泽，气短懒言，舌质淡，苔薄白，脉沉细。张老常以当归四逆汤合温经汤合桃红四物汤加减温经散寒、养血活血。基础方：当归 15 g，桂枝 15 g，白芍 15 g，细辛 6 g，通草 6 g，吴茱萸 6 g，川芎 10 g，炮姜 10 g，香附 10 g，阿胶 10 g（烊化），桃仁 10 g，红花 10 g，乌药 10 g，小茴香 10 g，炙甘草 6 g。

若神疲乏力，头晕头昏，少气懒言，纳差少食，经血量少色淡，合补中益气汤加减健脾益气；若经期乳房胀痛，情志不畅，烦躁易怒，或小腹憋胀，合逍遥散、金铃子散疏肝解郁；若夜寐不安，入睡困难，眠中易醒，合酸枣仁汤安神定志。

以上所述各证均由肝血亏虚、寒邪凝滞所致，部位不同，证候不同。如寒邪凝滞筋脉者，则四肢关节疼痛；若寒邪凝滞于胞宫，则月经不调，月经延期，经来腹痛，量少色暗；若血虚清窍失养，寒邪痹阻经脉，则头痛头晕，以巅顶、颞侧等部位疼痛。临床表现虽然各有不同，但血虚寒凝的病机一致，均以当归四逆汤加减治疗，养血通脉、温经散寒为其大法，充分体现了中医异病同治的特色，扩大了经方的治疗范围。

阳和汤的应用经验

阳和汤出自清代王洪绪《外科证治全生集》，具有温阳补血、散寒祛痰之效。原方主治阳虚血弱、寒凝痰阻的阴疽、痰核等病，临床常用于治疗骨结核、慢性骨髓炎、骨膜炎、慢性淋巴结炎、坐骨神经炎、血栓闭塞性脉管炎等外科疾病。原方组成为熟地黄 30 g、鹿角胶 9 g、肉桂 5 g、麻黄 2 g、炮姜 3 g、白芥子 6 g、生甘草 3 g，药物剂量悬殊，以温阳补血为主，兼散寒祛痰。《成方便读》云："夫痈疽流注之属于阴寒者，人皆知用温散之法，然痰凝血滞之证，若正气充足者，自可运行无阻，所谓邪之所凑，其气必虚，故其所虚之处，即受邪之处。疽因于血分者，仍必从血而求之。故以熟地大补阴血之药为君；恐草木无情，力难充足，又以鹿角胶有形精血之属以赞助之；但既虚且寒，又非平补之性可收速效，再以炮姜之温中散寒，能入血分者，引领熟地黄、鹿角胶直入其地，以成其功；白芥子能祛皮里膜外之痰，桂枝入营，麻黄达卫，共成解散之勋，以宣熟地、鹿角胶之滞；甘草协和诸药。"冯氏强调"所虚之处，即受邪之处"，以精血亏虚、阳气不足为主，兼有寒邪痰浊痹阻，因此，方中重用熟地黄滋补阴血、填精益髓；以血肉有情之鹿角胶补肾助阳、益精养血；炮姜、肉桂温肾散寒；白芥子祛痰散结；麻黄发越阳气，开宣腠理、通络散寒，使阳气通行周身；甘草解毒调诸药。全方温阳补血治其本，散寒化痰治其标。

《素问·生气通天论》谓"阳气者若天与日，失其所，则折寿而不彰，故天运当以日光明"，自然界阳光普照，才能驱散阴霾，呈现朗朗乾坤，人体

"阳生阴长""阴平阳秘"，脏腑气化功能才能正常进行，阳气具有化生阴精、温分肉、肥腠理等作用，若阳气不足，寒湿、痰浊内生，六淫邪气易于侵犯，寒为阴邪，更伤阳气，恶性循环。

张老常以阳和汤加减治疗多种疑难杂病，如类风湿性关节炎、痛风性关节炎、骨关节病、慢性胃炎、冠心病、慢性支气管炎、甲状腺结节、甲状腺功能减退症、乳腺增生等，病机符合阳虚血弱、寒凝痰滞，均可以阳和汤加减治疗，通过温阳养血、散寒祛痰而取效。

一、痹证

痹证包括类风湿性关节炎、肩周炎、痛风性关节炎、骨关节病、糖尿病周围神经病变等，多由素体阳气亏虚，精血不足，卫外不固，寒湿侵袭，痹阻经脉，寒湿为阴邪，易伤阳气，气血不畅，不通则痛，病程较长，关节局部疼痛，屈伸不利，喜温怕冷，活动受限，舌质淡暗、苔薄白，脉沉无力。治疗以阳和汤温阳补血、散寒祛湿。《素问·阴阳应象大论》谓"形不足者，温之以气；精不足者，补之以味"，肝藏血主筋，肾藏精，主骨生髓，肝血肾精相互化生。若素体阳虚，精血不足，筋骨失养，寒湿易于侵袭，久治不愈，阳和汤中熟地黄、鹿角胶养血补精生髓、强筋健骨，炮姜、肉桂、麻黄、白芥子温经止痛、散寒祛湿。

阳和汤虽温阳养血、散寒祛湿，但药力缓和。针对久治不愈的顽痹，疼痛剧烈者，张老在阳和汤的基础上，加制川乌、制草乌、制附子、桂枝、细辛等辛温燥烈之品以温经散寒、蠲痹止痛，迅速缓解症状，控制病情；若湿浊偏盛，关节沉重疼痛，局部肿胀，常加羌活、独活、薏苡仁、萆薢、苍术等以祛风胜湿；若年老体弱，病史较长，腰膝酸软，则以补益肝肾、强筋健骨为主，加桑寄生、菟丝子、巴戟天、淫羊藿、蜂房等，使正胜邪祛；关节僵硬变形，疼痛剧烈，活动受限，证属痰瘀痹阻筋骨，加蜈蚣、全蝎、土鳖虫等虫类药以搜剔经络痰瘀。

病案举例

蔡某，男，56 岁，2005 年 3 月 12 日初诊。腰骶部疼痛 2 年，加重 1 个月。2 年前因搬重物，出现腰骶部疼痛，牵及臀部会阴，弯腰活动时加重，夜间疼痛剧烈，翻身受限，确诊为骶髂关节炎，口服双氯芬酸、壮腰健肾丸等药，症状缓解。1 个月前受凉后腰骶部疼痛加剧，放射至臀部，痛如针刺，翻身受限，针灸及口服药物不缓解，局部怕冷，夜尿频多，大便正常，纳食欠佳，舌质淡嫩、苔薄白，脉沉无力。中医诊断：痹证，证属肾阳亏虚、寒湿痹阻。急则治标，先祛寒湿痹阻，以阳和汤合甘姜苓术汤加减。处方：熟地黄 20 g，鹿角胶 10 g，肉桂 5 g，麻黄 5 g，炮姜 6 g，白芥子 6 g，茯苓 20 g，白术 15 g，制附子 15 g（先煎），制川乌 10 g（先煎），细辛 6 g，白芍 30 g，桑寄生 30 g，独活 20 g，生甘草 6 g。加减治疗 2 月余，症状消失，后以补肾填精之品善后。

二、痉挛性疼痛

痉挛性疼痛常见于慢性胃炎、胃溃疡、痛经等病，起病急，变化快，《素问·举痛论》谓"寒气客于肠胃之间，膜原之下，血不得散，小络急引故痛"。若素体阳气不足，寒自内生，或过食生冷，或寒邪侵袭，寒主收引，主凝滞，气机不畅，"不通则痛"，出现突然上腹或小腹疼痛，得温可减，面色萎黄，口淡不渴，舌质淡、苔薄白，脉沉，证属阳虚寒凝、本虚标实，张老以阳和汤合当归四逆汤加减温阳散寒、养血止痛。处方：熟地黄 15 g，鹿角胶 10 g，肉桂 5 g，炙麻黄 5 g，炮姜 6 g，白芥子 6 g，当归 12 g，桂枝 10 g，白芍 20 g，细辛 6 g，通草 3 g，炙甘草 6 g。若平素脾胃虚寒，胃脘隐痛，神疲乏力，纳食减少，合黄芪建中汤、良附丸以温中散寒；若腹痛剧烈，四肢冰冷，爪甲色暗，舌质淡暗、苔薄白，合丹参饮、桃红四物汤；若受寒痛经，小腹隐痛，经血色暗，月经量少，合温经汤等。

病案举例

张某，女，26 岁，2004 年 10 月 12 日初诊。间歇性上腹部疼痛 1 年，加重 3 天。1 年前因饮食生活不规律，减肥节食，上腹部剧烈疼痛，反酸呕吐，经胃镜检查确诊为胃溃疡、慢性胃炎，口服果胶铋、斯达舒等药，症状缓解。饮食稍有不慎则上腹部痉挛性疼痛，如针刺样，牵及两胁，饮热水略减轻，反酸呃逆，心情烦闷，纳差少食，神疲乏力，月经量少，痛经腰酸，白带量多，舌质淡嫩、苔薄白，脉沉无力。中医诊断：胃痛。证属脾胃虚寒、寒邪阻滞。治当温中健脾、散寒止痛，以阳和汤、良附丸、黄芪建中汤加减。处方：熟地黄 15 g，鹿角胶 10 g，肉桂 5 g，炙麻黄 3 g，炮姜 6 g，白芥子 3 g，高良姜 10 g，香附 10 g，生黄芪 30 g，桂枝 10 g，白芍 30 g，黄连 3 g，吴茱萸 6 g，炙甘草 10 g，7 剂，冷水煎。

二诊（10 月 20 日）：疼痛明显缓解。加减治疗月余，症状消失，以香砂养胃丸温中健脾善后。

三、增生性疾病

随着社会的发展，人们生活及工作压力加大，甲状腺结节、乳腺增生、子宫肌瘤、肺结节、肠化生等增生性疾病的发病率日渐增多，以女性多见，情志不畅为常见的致病因素之一。肝气郁结，气机不畅，津聚为痰；其次素体阳气亏虚，寒自内生，《素问·阴阳应象大论》谓"阳化气，阴成形"，阳气不足，阴寒内盛，阻滞气机，气化不利，津聚为痰，终成痰瘀阻滞，凝结成块，如瘿瘤、乳癖、石瘕、癥瘕积聚等，《灵枢·水胀》谓"石瘕生于胞中，寒气客于子门，子门闭塞，气不得通"。因此，阳气亏虚，寒自内生，气化不利，津聚成痰，痰瘀阻滞是增生性疾病的根本病机，张老强调温阳散寒、化痰活血、标本同治，在阳和汤的基础上，依据兼夹证进行加减。

甲状腺结节或囊肿，常与饮食、情志等因素有关，以阳和汤为基础方，加浙贝母、半夏、柴胡、川楝子、延胡索等药以疏肝理气、化痰散结；乳腺增生常伴乳房疼痛，与肝气不疏密切相关，加荔枝核、橘核、郁金、乳香、没药、柴胡等以疏肝解郁、软坚散结；子宫肌瘤常伴月经失调，痛经，血块色暗，小腹胀满，加三棱、莪术、益母草、茯苓、桂枝等以养血活血、温经止痛等；胃黏膜肠化生、肺结节等增生性病，只要辨证符合阳虚寒凝、血虚痰阻均可应用阳和汤加减。

病案举例

杨某，女，23 岁，2005 年 7 月 12 日初诊。双侧乳房疼痛 3 年，加重 1 个月。患者为大学生，性情孤僻，少言寡语，3 年前因双侧乳房疼痛，确诊为乳腺纤维瘤、乳腺增生，先后 3 次手术，术后神疲乏力，头晕头昏，乳房胀痛、经期加重、不能触碰，形体消瘦，郁郁寡欢，神情焦虑，四肢冰冷，恐再次手术，求治于中医。刻下纳差少食，二便正常，舌质淡嫩、苔薄白微腻，脉沉。证属阳气不足、痰气阻滞。治疗温阳益气、化痰软坚，以阳和汤合四逆散加减。处方：熟地黄 20 g，鹿角胶 10 g，肉桂 5 g，炙麻黄 3 g，炮姜 6 g，白芥子 3 g，柴胡 10 g，枳壳 10 g，赤芍 15 g，白芍 15 g，郁金 10 g，荔枝核 15 g，橘核 15 g，半夏 12 g，香附 10 g，炙甘草 10 g。本方加减治疗 3 个月，症状消失，未行手术治疗。

小柴胡汤加减治疗习惯性便秘的经验

习惯性便秘为功能性便秘，多发于老年人或久坐少动者，排便困难或排便次数减少，腹部胀满，食少纳差。多数患者因久服泻药，败伤脾胃，脾胃失和，升降失司，腑气不通，加之工作压力大，情志不畅，气机枢转不利，气结为患，使便秘久治不愈。张老临床以疏肝和脾、调畅气机为主，辅以益气、养血、润肠，善用小柴胡汤加减治习惯性便秘。

一、对习惯性便秘的认识

习惯性便秘泛指功能性便秘，与结肠、直肠功能紊乱有关。中医认为病位在大肠，与多个脏腑功能失调有关。《素问·灵兰秘典论》谓"大肠者，传道之官，变化出焉"，大肠为传导之腑，传输糟粕，以通为顺。《素问·经脉别论》谓"食入于胃，散精于肝……水精四布，五经并行"，饮食入于胃，经胃的腐熟、脾的运化输布、小肠泌别清浊，水谷糟粕传至大肠，通过大肠的传导排出体外，维持人体吐故纳新功能。

大肠传导功能与肝、脾、肾、肺的功能密切相关。肝主疏泄，调畅气机的升降出入，利于精微的布散、糟粕的排出；脾主升清，胃主降浊，使水谷化生的精微，输布于脏腑百骸，饮食代谢的糟粕，通过降浊传导于大肠；肺与大肠相表里，肺的肃降有利于大肠传导糟粕；肾主开阖，司二便；《素问·灵兰秘典论》谓"心者，君主之官也，神明之府也……主不明则十二官危，使道闭塞不通，形乃大伤"，心为脏腑气化功能的主宰。《素问·阴阳应象大论》谓"魄门亦为五脏使",可见大肠传导功能,依赖于五脏功能的协调,气机升降有序,出入正常。《素问·六微旨大论》谓"故非出入,则无以生长壮老已;非升降,则无以生长化收藏。是以升降出入,无器不有",若脏腑功能失调,脏病及腑,大肠传导失司,则出现便秘或泄泻。

张老认为习惯性便秘中热结腑实证少见,究其原因与现代生活习惯密切相关,比如饮食过于精细、嗜食肥甘厚味、应酬较多、工作压力大、久坐少动、精神压力大、情志不畅,导致气机升降失调,影响脏腑功能,传导失司,出现便秘。

许多便秘患者,长期服用苦寒通便药,虽可暂时通便,但日久败伤脾胃,纳运失司,使气机升降失调,气机郁滞更为严重,同时,市售通便药多含有大黄、芒硝、番泻叶等苦寒泻下之味,长期服用产生耐药。《丹溪心法》谓"如妄用峻利药逐之,则津液走,气血耗,虽暂通而即秘矣",停药后便秘依旧,严重者因久服通便药,引起结肠黑变病。

张老认为便秘的治疗虽以通为顺,但多数患者经历了苦寒攻下,使脏腑亏虚,气血不和,升降失调,病机复杂,病机虽以腑气不通为主,可兼肝郁脾虚、脾肾阳虚、血虚肠燥等,虚实并见,寒热错杂,治疗棘手。临床若一味以芒硝、大黄通腑泻下治之,虽可解一时之急,初用有效,停药便秘更加严重,同时,单纯使用苦寒之剂,损伤阳气,阳气亏虚,不能蒸化津液,阴寒凝结,出现阳虚寒实便秘,气机郁滞,升降失司,恶性循环。张老强调必须辨清证候,审查病因,从病机入手,补虚泻实,通补兼施,调畅气机,综合施治,恢复大肠传导功能,达到通便的目的。

张老认为当今社会,人们工作及生活压力增大,情志不畅居多,加之体力活动减少,肝失疏泄,气机阻滞,少阳枢机不利,是造成糟粕内结肠道的常见原因。由于久服寒凉,中气不足,失于健运,气血生化乏源,血虚肠燥津枯,气虚推动无力,大肠传导失司,导致便秘;久服寒凉通便之剂,"五脏之伤，穷必及肾"，开阖失司，使便秘久治不愈。

二、辨证思路及用药特点

张老认为习惯性便秘以肝失疏泄、气机郁滞、大肠传导失司多见，兼有气虚、阳虚、血虚等病机，临床重视疏解少阳之气机，调畅脾胃升降，恢复大肠传导功能，辅以益气健脾、温阳补肾、养血润肠之法，以小柴胡汤加减治疗习惯性便秘，效如桴鼓。

《金匮要略·妇人产后病脉证治》谓"大便坚，呕不能食，小柴胡汤主之"，《伤寒论》谓"阳明病，胁下硬满，不大便而呕，舌上白苔者，可与小柴胡汤。上焦得通，津液得下，胃气因和，身濈然汗出而解"，此为少阳枢机不利，气机升降失调，津液输布失常，肠道失润，糟粕久留肠腑，腑气不通，导致大便秘结难出，应用小柴胡汤调畅气机，使上焦肺气宣降有序，肝气疏泄有度，脾胃升降正常，肠道得润，传导恢复，大便正常。

张老领悟仲景应用小柴胡汤治疗便秘的思路，在实践中不断积累经验，认为习惯性便秘久治不愈与少阳枢机不利密切相关，气机升降失调，魄门开阖不利，患者久服苦寒通便之品，败伤脾胃，气血化生无源，肠道失润，因此，以疏解少阳气机为主，辅以健脾益气、养血润肠等治法，依据证候进行加减。基本方：柴胡 10 g，黄芩 10 g，半夏 10 g，党参 15 g，生姜 10 g，生黄芪 20 g，生白术 60 g，当归 20 g，火麻仁 20 g，肉苁蓉 20 g，炙甘草 6 g。

方中小柴胡汤和解少阳、调畅气机，使"上焦得通，津液得下，胃气因和，身濈然汗出而解"。张老生白术常用 60~120 g，滋脾健运，使干燥大便变软，易于排出，却不引起腹泻。现代药理研究证明，白术能使胃肠分泌旺盛，并增强胃肠蠕动功能。黄芪益气健脾，增强鼓动荡涤之力；当归养血润便；火麻仁润肠通便；肉苁蓉温肾润便。诸药合用，使气血调和，气机升降有序，便秘自通。

兼有气阴两虚，疲乏倦怠，排便无力，加人参 8~10 g、黄精 15 g 等；兼血虚，面色萎黄，头晕健忘，加何首乌 15 g，熟地黄 15 g；湿热内蕴，口舌黏腻，苔白腻者，加陈皮 10 g、茯苓 15 g、半夏 15 g；兼肾阳不足，手足不温，腰膝酸软，舌淡白或瘀暗，加制附子 5 g、淫羊藿 15 g；若气滞明显，嗳气腹胀，加大腹皮 15 g、炒槟榔 10 g、旋覆花 10 g（包煎）；兼有胃热口渴，便结难下，加酒大黄 5 g、厚朴 10 g、枳实 15 g；兼气短乏力，咳喘难卧，排便无力，加杏仁 10 g、紫菀 30 g 等。

张老强调辨证是中医的灵魂，要注重整体辨证，若仅以现代医学的诊断、简单的辨病论治、对号入座，难以取效。

病案举例

程某，男，84 岁，2004 年 5 月 12 日初诊。大便秘结 30 余年，初服果导、便秘舒、麻仁丸有效，长期泡饮番泻叶。近一年服上药无效，临厕努挣，排便困难，大便 5~7 天一行，服芦荟胶囊出现腹痛腹泻，泻后疲乏无力、多汗、纳差，痛苦不堪。就诊时 7 日未便，腹胀满，无矢气，头晕、气短，因畏惧泻药而来诊，舌质瘀暗、苔白腻，脉沉细。此乃老年习惯性便秘，病史长，久服泻药，久坐少动，脾肾两虚，肠燥津枯，气机郁滞，升降失司。治当枢转气机、补脾益肾、养血润肠。处方：柴胡 10 g，黄芩 10 g，人参 8 g，半夏 10 g，生姜 10 g，炙甘草 6 g，黄芪 20 g，生白术 80 g，当归 20 g，火麻仁 20 g，肉苁蓉 15 g，酒大黄 6 g，淫羊藿 15 g，焦三仙各 15 g。每日 1 剂，早晚分服，服 2 剂大便通畅，腹胀减轻，纳食增加，连服 7 剂，大便日 1 行。守方调理 20 天，停药后大便正常，随访 6 个月未复发。

清眩平肝汤治疗更年期综合征的经验

现代医学认为，更年期综合征是妇女卵巢功能紊乱，体内雌激素水平降低导致的一系列以内分泌紊乱为主的综合征。由于体质的不同，症状多种多样，可涉及多个系统，属中医"脏躁""汗证"等范畴，表现为阵发性周身潮热或烘热，颜面潮红，汗出较多，心烦心悸，急躁易怒，郁郁寡欢，善太息，口干咽燥，腰膝酸软，神疲乏力等。现代医学主张长期补充雌激素，但有严格的适应证。

张老认为女性经历了经、带、胎、产、乳等生理过程，易损伤肝血肾精，阴血亏虚，肝阳偏亢，导致阴阳失衡。临床以清眩平肝汤加减养血活血、清肝平肝，标本同治，取效较佳。

一、病机实质

《素问·上古天真论》谓"女子七岁……七七，任脉虚，太冲脉衰少，天癸竭，地道不通，故形坏而无子也……七八，肝气衰，筋不能动，天癸竭，精少，肾脏衰"，揭示了人体生长壮老与精血、肾气、天癸等因素密切相关，若精血正常，肾气旺盛，人体阴阳平衡，生理功能正常，则健康无病。《素问·阴阳应象大论》谓"年四十，阴气自半也，起居衰矣"，随年龄的增加气血渐亏，肾精不足，尤其女性经历了经带胎产，损伤肝血肾精，阴精不足，冲任虚损，阳气必然亢盛，阴阳失衡，脏腑功能低下，逐渐衰老，容易患病。

张老认为，女子七七（49岁左右）、男子七八（56岁左右）天癸渐竭，冲任虚损，肝血肾精不足，脏腑失于濡养，功能失调，阴阳失和，步入更年期，尤其女性经历了经、带、胎、产、乳，精血亏虚更甚，肾藏精，主生殖发育，肝藏血，体阴用阳，主疏泄，调节气血运行，肝肾乙癸同源，相互化生。

若肝血肾精亏虚，水不涵木，相火妄动，则烘热汗出，口干口苦，头晕目眩；"女子以血为用"，冲任虚损，气血不足，肝失所养，肝气郁结，疏泄失调，"五志化火"，见胸闷烦躁，急躁易怒，抑郁焦虑等精神症状；肾精不足，不能上济于心，心火亢盛，见心悸心烦，汗出较多；肝血肾精不足，心神失养，同时肝火、心火亢盛，扰动神明，神魂不藏，则失眠多梦，入睡困难，眠中易醒，心神不安等，可见，更年期综合征的症状繁多，可涉及多个系统，持续数月至数年，其病机实质为肝肾精血亏虚，相火妄动，本虚标实。

二、组方用药特点

肝肾乙癸同源，若精血充盛，五脏得养，阴阳平衡，脏腑功能正常。随着年龄的增加，肝血肾精渐亏，肝失所养，疏泄失司，肝郁化火，火热上炎，迫津外出，故见周身潮热或烘热、汗出怕冷、烦躁易怒等。更年期综合征涉及系统病证，临床不可被表面现象所迷惑，需结合年龄及证候特征，认真辨析病机，其病及实质以肝肾精血亏虚为主，兼有相火妄动，本虚标实，以本虚为主，治当滋补肝肾、清肝降火。基础方：生地黄15 g，当归12 g，白芍15 g，川芎10 g，桃仁10 g，红花10 g，女贞子15 g，墨旱莲12 g，桑叶15 g，菊花15 g，黄芩15 g，牛膝10 g。方中以桃红四物汤，养肝血，助肝用，调补冲任，二至丸滋补肝肾，肾水充足，肝木得养，疏泄正常，不至上亢而扰动神明；桑叶、菊花、黄芩清利头目，泻火平肝；牛膝引上亢之火下入肾水，诸药合用，精血得养，相火得清，阴平阳秘，诸症自消。

张老强调临床根据患者体质及兼夹证进行加减。若潮热汗出，怕冷乏力，往来寒热，心情烦闷，胸满口苦，舌质淡红、苔薄白，脉沉无力，合柴胡桂枝汤，并加生龙牡各 30 g，和解少阳、调和营卫；心脾两虚，神失所养，脏躁，精神恍惚，心神不定，心烦不眠，心悸，舌红、苔薄白，脉细弱，合甘麦大枣汤，补益心脾；肾精亏虚，腰膝酸软，耳鸣耳聋，合六味地黄丸，生地黄、熟地黄常并用，滋阴养血；肾阳亏虚，神疲乏力，畏寒肢冷，腰膝酸软，四肢发冷，夜尿频繁，合二仙汤并加狗脊、川续断、炒杜仲、菟丝子等，温补肾阳；肝郁化火，情志不畅，心烦意乱，舌质红、苔薄黄，脉弦滑，加大生地黄用量至 30 g，并加龙胆草、栀子、黄芩、黄连等以清肝泻火；胸闷胸痛，善太息，舌质瘀暗，脉沉细，加丹参、绛香等以活血化瘀；眩晕，头痛头胀，加天麻、钩藤、龙骨、牡蛎等以平肝潜阳；气短懒言，神疲乏力，汗出怕风，反复感冒，加生黄芪、党参、防风、炒白术等以益气固表；夜寐不安，眠中易醒，醒后难以入睡，加合欢皮、炒枣仁、柏子仁、龙骨、牡蛎等以安神定志。

张老认为男女均可患更年期综合征，女性多于男性，伴有情志、感觉、行动异常，自感周身不适，症状繁杂，可涉及多个系统，相关检查多无异常，患病时间可长短不一，时轻时重，严重时出现精神异常，影响家庭生活。

临床不能以年龄来判断更年期综合征，随着社会的发展，女性的工作生活压力日渐增大，子宫肌瘤、妇科肿瘤、卵巢早衰等发病率不断攀升，许多年轻女性行子宫或卵巢切除后，即出现更年期相关症状，临床依据病史、证候进行辨证用药，不可拘泥于年龄。

更年期综合征虚实夹杂、本虚标实，其实质是血虚肝旺，阴虚阳亢，以清眩平肝汤补益肝血为主，兼清肝热。张老强调不可过用寒凉，以免更伤肝血肾精，症状缓解后可减少清肝泻火之品。

病案举例

赵某，女，47 岁，会计，2004 年 9 月 18 日初诊。周身疲乏 2 个月，时有面部烘热，头胀痛，多汗，忽冷忽热，时发时止，性情急躁，易怒，胸闷心悸，便秘，2~3日1行，月经紊乱半年、时有时无，曾在他院做心电图、CT等多项检查，结果均正常，诊断为更年期综合征。舌质红、苔薄白，脉弦细。证属冲任虚损，肝肾不足，相火亢旺，阴阳失调。拟养血活血、调补冲任、滋肾平肝，以清眩平肝汤加减服10余剂，症状明显减轻，唯汗出较多，上方加桂枝10 g、浮小麦30 g、生龙牡各30 g，继服7剂汗出减轻。后服六味地黄丸半年，随访未复发。

苍耳子散加减治疗慢性鼻炎

　　慢性鼻炎以持续鼻塞鼻痒、打喷嚏、鼻腔分泌物较多、鼻流清涕或黄涕、嗅觉功能下降为主症，常伴头痛或昏闷，反复发作，迁延难愈，合并感染引流不畅时，鼻流黄绿色脓涕，鼻塞气短，张口呼吸，不闻香臭，头钝痛，严重影响患者生活质量。

　　肺为娇脏，肺主气，司呼吸，开窍于鼻。生理状态下，肺气通过宣发肃降，将水谷精微布达于全身及清窍，肺气宣发于皮毛、鼻窍，称之为卫气，卫气有温分肉、肥腠理、司开合的功能，抵御外邪侵袭，维持机体正常生理功能。《灵枢·脉度》谓"肺气通于鼻，肺和则能知香臭"，肺卫功能正常，鼻窍通畅，无浊涕，能闻香臭。《灵枢·本神》谓"肺气虚则鼻塞不利，少气"，素体气虚，或起居无常，饮食不节，则脏腑功能损伤，卫外失司，易感受六淫邪气。《素问·评热病论》谓"邪之所凑，其气必虚"，临床以风寒多见，内舍于肺，宣降失常，表现为清窍不利，出现鼻塞流涕、不闻香臭、头痛头蒙等症状。若正气亏虚，无力抗邪，正虚邪恋，缠绵难去，病情迁延，六淫邪气不能及时祛除，则郁而化热成脓，潴留鼻窍，鼻流黄涕，或黄绿色脓样鼻涕，嗅觉丧失，张口呼吸，记忆力减退，终日昏昏欲睡，严重影响患者生活质量。

　　张老依据正虚邪恋的病机特点，临床采取疏风通窍、益气固表法治疗，以苍耳子散、辛夷散、玉屏风散加减。基本方：苍耳子 10 g，辛夷 10 g，白芷 10 g，薄荷 10 g（后下），细辛 6 g，川芎 10 g，防风 10 g，荆芥穗 10 g，黄芩 10 g，黄芪 30 g，炒白术 20 g，甘草 10 g。其中苍耳子散出自《重订严氏济生方》，治疗风邪上扰，清阳不升，浊阴上犯，鼻窍阻滞。《温病条辨·卷四杂说·治病法论》谓"治上焦如羽，非轻不举"，苍耳子、辛夷、白芷、荆芥穗、细辛、防风味辛质轻，疏风散邪、宣通鼻窍；川芎善走头面，疏风行气；薄荷辛凉疏散风热，黄芩苦寒清肺泻火；黄芪味甘性微温，归肺、脾经，《本草汇言》谓其"补肺健脾，实卫敛汗，祛风运毒之药也"；甘草清热解毒，调和诸药。

张老临床依据病证的寒热进行加减。若鼻涕黄稠，咽干咽痛，头胀痛，加金银花、连翘、天花粉、桑叶、菊花等以辛凉宣透、疏散风热；鼻涕白稠或黄稠，量较多质黏，头蒙头痛，鼻塞不通，嗅觉减退，伴肢困乏力，不思饮食，心下痞满，舌淡体胖大、苔白腻或黄腻，脉濡，此为素体肝胆湿热内蕴，缠绵难愈，如《素问·气厥论》谓"胆移热于脑，则辛频鼻渊，鼻渊则浊涕不止"，合龙胆泻肝丸以清利湿热、宣通鼻窍；若伴气短乏力，记忆力下降，鼻流清涕，反复感冒，形寒肢冷，舌质淡、苔薄白，脉缓，合二仙汤或阳和汤以标本同治、补肾助阳；若清涕如水，嗅觉减退，小便不利，加桑螵蛸、益智仁、山药以补肾收敛。

过敏性鼻炎是由于吸入或接触变应原引起变态反应，又称为"变应性鼻炎"，临床表现为鼻流清涕，鼻痒鼻塞，喷嚏连连，眼睛、鼻、咽喉、耳奇痒。病属于鼻鼽，多因素体阳气亏虚，卫表不固，感受风寒，或特定季节吸入粉尘、刺激性气味有关，仍以苍耳子散合麻黄细辛附子汤、玉屏风散加减，并加羌活、桂枝、柴胡、蝉蜕、鹅不食草、乌梅等药益气温阳、宣通鼻窍，现代药理研究证实蝉蜕、乌梅、防风等药具有抗组胺样作用。

由于慢性鼻炎病程较长，病机复合，临床辨证宜紧扣本虚标实的病机，分清寒热主次，扶正祛邪，提高疗效，缩短病程。

病案举例

杨某，女，20 岁，学生，2004 年 9 月 13 日初诊。半年来反复感冒，鼻塞流黄色脓涕，量多质黏，嗅觉迟钝，头昏头痛，记忆力下降，心情烦闷，大便干，小便黄，舌红、苔微黄腻，脉滑数。耳鼻喉科查：鼻腔黏膜充血、鼻甲肥大。X 片诊断为上颌窦炎。证属肺热蕴结、鼻窍不利，治当清热通窍。处方：苍耳子 10 g，辛夷 10 g（包煎），白芷 10 g，薄荷 10 g（后下），金银花 20 g，连翘 15 g，黄芩 15 g，龙胆草 10 g，川芎 10 g，生薏苡仁 30 g，天花粉 15 g，甘草 6 g。7 剂，水煎服，日 1 剂，忌辛辣刺激、油腻之品。服药后诸症减轻，再服 7 剂症状大减。

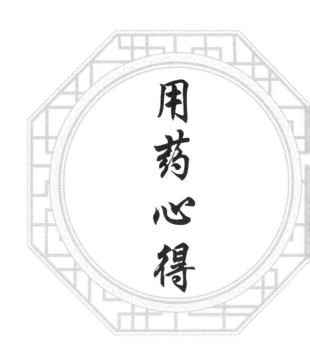

用药心得

应用附子的经验

附子为毛茛科乌头的子根，味辛甘，性大热，归心、肾、脾经。其性走而不守、温阳散寒、除湿止痛。《本草正义》谓"附子，本是辛温大热，其性善走，故为通行十二经纯阳之要药，外则达皮毛而除表寒，里则达下元则温痼冷，彻内彻外，凡三焦经络，诸脏诸腑，果有真寒，无不可治"，可见，附子的应用范围很广。临床善用附子者首推张仲景，以附子回阳救逆、温中散寒、温阳利水，创制四逆汤、附子泻心汤、麻黄细辛附子汤、附子粳米汤、大黄附子汤等经方，为后世医家应用附子奠定了理论基础，后世郑钦安、祝味菊等名家以善用附子而著称。

当今医生畏惧附子的毒性及特殊的煎煮方法，附子的应用日渐减少。张老临证善用附子，强调附子大剂量祛寒止痛、回阳救逆；中等剂量温补脏腑阳气；小剂量引火归元。临床应用附子需先煎以去其毒，并加蜂蜜、干姜、炙甘草等，制约附子温燥之性。临床依据病证进行配伍加减，治疗阳虚或寒凝所致的疑难杂症，如阳气亏虚，脏腑功能低下，出现胸痹、咳喘、腹痛、痞满、呕吐、泄泻、汗证等；阳虚气化失司，津液代谢失调，出现水肿、眩晕、癃闭、劳淋等；寒湿痹阻经脉，如痹证、头痛、痛经等病证。

一、温阳利水

《素问·经脉别论》谓"饮入于胃，游溢精气，上输于脾，脾气散精，上输于肺，通调水道，下输膀胱。水精四布，五经并行"，机体内水液代谢与肺、脾、肾、三焦的功能密切相关，肺为水之上源，通调水道，下输膀胱；脾为后天之本，运化水谷水湿，通过升清输布精微于全身；肾为先天之本，肾阳为一身阳气之根，主气化，司开阖，《素问·上古天真论》言"肾者主水，受五脏六腑之精而藏之"。肾阳在水液代谢中起主导作用，肾阳亏虚，五脏之阳皆不足，气化失司，水液停聚，随气机升降，无处不到，水饮之邪性寒，水饮停聚更伤阳气，加重病情，若水寒射肺凌心，则临床表现为咳喘心悸，咳吐清涎，气短胸闷，头昏头重，颜面及下肢浮肿，小便不利，或小便频数，畏寒喜暖，舌质淡嫩、苔水滑，脉沉。《伤寒论》第316条谓"少阴病，二三日不已，至四五日，腹痛，小便不利，四肢沉重疼痛，自下利者，此为有水气，其人或咳，或小便不利，或下利，或呕者，真武汤主之"，仲景以真武汤温阳利水、恢复气化，治疗水饮上犯所致的腹痛、呕吐，眩晕等病证，其中附子温补肾阳、化气行水。

张老临床喜用真武汤温阳化气，强调附子温补肾阳的重要性。肾阳充盛，气化功能才能恢复正常，配伍茯苓、白术、泽泻健脾利水，使水液从小便而去，生姜助附子散寒化饮，白芍益阴利水，佐制温阳渗利药的温燥之性。张老应用真武汤加减，治疗肺心病、冠心病所致心衰、慢性肾脏疾病、甲状腺功能减退症、特发性水肿等病。附子辛温燥烈，过量会伤阴耗气，张老临床常合麦冬、五味子、党参、黄芪等益气养阴。

临床依据病证及体质进行加减，如肾阳亏虚，水液停聚，血脉不畅，瘀血阻滞，胸闷胸痛，手足肿胀麻木，舌质瘀暗、苔水滑，脉沉弱，以真武汤合血府逐瘀汤加减温阳利水、活血化瘀，《金匮要略·水气病脉证并治第十四》第19条言"血不利则为水"，加用活血化瘀药，加强活血利水之力，血脉通畅，则津液代谢及输布正常；若素体阳虚，内有寒饮，卫外不固，稍遇风寒即可引动伏饮，挟感而发，阳虚痰饮导致咳喘、咳痰清稀、形寒肢冷，此为本虚标实，张老以真武汤合小青龙汤以温阳利水、化饮平喘、标本同治；

若心肾阳虚，水气凌心，心悸怔忡，惕惕不安，心神不宁，注意力不集中，舌质淡嫩、苔薄白，脉结代，张老常以真武汤合桂枝加龙骨牡蛎汤加减温阳化气、镇心安神；若肾阳亏虚，气化无力，开而不阖，尿频、尿急，小便不利，或阖而不开，淋漓不尽，或小便点滴而下，小腹憋胀，腰骶酸困，张老以真武汤合五苓散加减温补肾阳、恢复气化；若肾阳亏虚，水饮上犯，阻滞清窍，出现头晕恶心，呕吐清涎，小便不利，口渴不喜饮，以真武汤、泽泻汤合苓桂术甘汤加减以温阳利水、健脾化湿等。

二、温阳解表

《素问·生气通天论》谓："阳气者，若天与日，失其所，则折寿而不彰。"阳气是生命活动的动力，若素体阳虚，或过服寒凉之品损伤阳气，则易受寒邪侵袭，太少两感，表里同病。临床以老年或体弱者多见，正气不足，缠绵难愈，《伤寒论》谓"少阴之为病，脉微细，但欲寐"，临床表现为发热轻，恶寒重，四肢冰冷，周身沉重，少气懒言，神疲嗜睡，反应迟钝，声低息短，口淡不渴，喜热饮，食纳不佳，鼻塞流清涕，舌质淡嫩、苔薄白，脉沉无力等，此时单纯散寒解表，必然损伤正气，若强调温补肾阳，易闭门留寇，治疗棘手。

《素问·标本病传论》谓"谨察间甚，以意调之，简则并行，甚者独行"，张老常温阳散寒并用、表里同治，以麻黄细辛附子汤加减，治疗阳虚兼外感风寒证。《本草汇言》云"附子，回阳气，散阴寒，逐冷痰，通关节之猛药也，凡属阳虚阴极之候，肺肾无热证，服之有起死回生之功"，制附子温振肾阳，兼散风寒，配伍麻黄、细辛以温阳散寒，表里两解。常依据病情发展的趋势进行加减，偏于表寒证，合柴胡桂枝汤攻补兼施、扶正祛邪；偏于里虚寒者，常合四逆汤温补肾阳、表里同治。

现代药理研究表明，麻黄、细辛、附子均有提高心率、改善窦房结功能的作用，张老还以麻黄细辛附子汤加减，治疗心悸怔忡、神疲乏力、头晕目眩，甚者晕厥等病证，包括窦性心动过缓、病窦综合征、房室传导阻滞等病，配伍炙甘草汤、桂枝甘草汤等方振奋心阳，鼓动气血循行，提高生活质量。

三、温阳止汗

《素问·阴阳应象大论》谓"阴在内，阳之守也；阳在外，阴之使也"，《素问·生气通天论》谓"阳因而上，卫外者也。阳者卫外而为固也"，揭示了阴阳互根互用，阳气循行于表，顾护卫表，阴津固守于里，维持动态平衡。若阴阳失和、营卫失和则为病态，若卫阳亏虚，不能顾护肌表，肌腠疏松，易感外邪为患，导致营阴不能内守，汗液外泄，汗出更伤津气，临床表现为汗液清稀，动则加重，恶寒怕风，神疲乏力，反复感冒，舌质淡，苔薄白，脉沉弱。《伤寒论》第20条谓"太阳病，发汗，遂漏不止，其人恶风，小便难，四肢微急，难以屈伸，桂枝加附子汤主之"，阳虚卫外不顾，营卫失和是病机的根本，汗出不愈，易耗气伤津。张老以桂枝加附子汤合玉屏风散、生脉散加减温阳固卫、调和营卫。处方：桂枝 10 g，白芍 10 g，制附子 15 g（先煎），生姜 15 g，生黄芪 30 g，防风 10 g，炒白术 20 g，党参 20 g，麦冬 15 g，五味子 6 g，浮小麦 30 g，龙骨 30 g（先煎），牡蛎 30 g，山茱萸 12 g，炙甘草 6 g，大枣 4 枚。其中附子温阳固表，阳气充盛，腠理固秘，津液不至外泄；桂枝汤调和营卫；玉屏风散益气固表；生脉散益气养阴，兼制附子、桂枝、黄芪、防风、白术等药的温燥之性，卫阳恢复，营阴内守，营卫调和，阴平阳秘，汗出自止。

四、温中散寒

脾胃为后天之本，气血生化之源，主腐熟运化水谷，为气机升降的枢纽，脾主升清，胃主降浊，可输布精微于全身，濡养脏腑百骸。若素体脾阳亏虚，或过食生冷，损伤脾阳，阳虚寒自生，纳运失司，精微不布，清阳不升，浊阴不降，清浊不分，阻滞气机。《伤寒论》第273条云"太阴之为病，腹满而吐，食不下，自利益甚，时腹自痛"，临床表现为恶心呃逆，脘腹胀满或隐痛，得温则减，午后加重，大便稀溏，完谷不化，食少纳差，形体消瘦，神疲乏力，舌质淡嫩、苔薄白，脉沉。张老强调温中散寒、健脾益气，脾阳恢复，脾气健运，清升浊降，气机升降正常，诸证可去，张老临床喜用附子理中汤、黄芪建中汤、良附丸加减，治疗脾胃虚寒所致腹痛、痞满证。处方：制附子10 g（先煎），干姜10 g，党参20 g，炒白术20 g，桂枝10 g，炒白芍20 g，黄芪30 g，炒山药30 g，高良姜6 g，香附10 g，炙甘草6 g。方中附子配伍干姜、桂枝、乌药、高良姜温中散寒、脾肾双补，黄芪、党参、白术健脾益气；白芍、甘草酸甘化阴、缓急止痛；乌药、香附温中行气。治疗阳虚寒凝证，张老强调治病求本，以温补阳气为主，阳气旺盛，寒湿自去，脾胃气机升降有序，不可滥用行气之品，以免更伤阳气。

五、温阳化气

肾为先天之本，主藏精，司二便，肾精为生命活动的物质基础，肾气为功能活动的体现，若年老体虚，或病久不愈，"五脏之伤，穷必及肾"，阴阳俱虚，肾精不足，脏腑功能低下，气化不利，如慢性肾炎、尿道综合征、前列腺增生症、泌尿系感染等，临床表现为小便不利，夜尿频多，尿有余沥，神疲乏力，腰膝酸软，头昏耳鸣，舌质淡、苔薄白，脉沉弱。《素问·阴阳应象大论》谓"形不足者，补之以气，精不足者，补之以味"，肾阴阳两虚者，治以滋补肾精、温补肾阳。张老临床重视补益肾精、温阳化气，使阴阳维持动态的平衡，以恢复气化功能。《景岳全书·传忠录》谓"善补阳者，必于阴中求阳，阳得阴助而生化无穷；善补阴者，必于阳中求阴，阴得阳升而泉源不竭"，张老临床以肾气丸合五苓散加减，其中六味地黄丸补益肾精，五苓散通阳化气。处方：制附子 6 g，肉桂 6 g，熟地黄 24 g，山茱萸 12 g，山药 12g，茯苓 10 g，牡丹皮 10 g，泽泻 15 g，白术 10 g，猪苓 10 g，桂枝 6 g。肉桂、桂枝同用，温补肾阳、通阳化气，附子需小剂量使用，常用量为 3~6 g，以求"少火生气"，偏于肾精不足加二至丸或左归丸；偏于肾阳虚加二仙汤或右归丸，肾精充盛，肾阳恢复，气化如常，开阖有度，二便正常。

六、平调寒热

慢性病、疑难病，久治不愈，病证、病机复杂，常寒热错杂，虚实并见，或兼夹病理产物，阻滞气机，升降失调，本虚标实。张老临证强调八纲辨证，首分寒热虚实。对于寒热错杂者常寒温并用，如素体阳虚，寒湿内生，过服辛辣刺激之品，出现郁热寒湿互结，阻滞气机，中焦斡旋失司，表现为脘腹胀满，痞塞不通，胃脘胀满灼热，怕凉喜热，嘈杂反酸，恶心欲呕，小便黄赤，大便稀溏，舌质红、苔黄腻，脉濡滑，治疗棘手，张老常以附子泻心汤合左金丸加减。处方：制附子 10 g，黄芩 10 g，黄连 6 g，酒大黄 6 g（后下），吴茱萸 6 g，干姜 6 g，川楝子 10 g，延胡索 10 g，柴胡 10g，炙甘草 6 g。辛开苦降，寒热并用，平调阴阳，恢复脾胃斡旋功能。

若中阳不足，饮食积滞阻滞肠道，日久化热，本虚标实，阳虚腑实，腹痛腹胀，大便不通畅，或干燥，喜热饮，若单纯以大黄通腑泄热，则更伤阳气；若温阳益气，则加重腹痛腹胀等，以大黄附子汤温阳通便，附子、细辛汤温阳散寒，大黄泻下积滞，寒温并用。

又如前列腺增生、慢性前列腺炎、泌尿系感染等，多为肾阳亏虚，湿浊停聚，郁久化热，气化不利，证属寒热错杂，正虚邪恋，遇劳则发。《诸病源候论·诸淋病候》谓"肾虚膀胱热"，表现为尿频尿急，尿有余沥，小便黄赤，会阴潮湿，小腹及腰骶坠胀，形寒怕冷，舌质淡、苔黄腻，脉滑数。单纯温补肾阳反助湿热，单纯清利湿热更伤肾阳，张老临床温补肾阳、清利湿热并行，以薏苡附子败酱散、滋肾通关丸、肾气丸加减。基本方：制附子 10 g（先煎），薏苡仁 30 g，败酱草 20 g，知母 12 g，黄柏12 g，肉桂 6 g，熟地黄 24 g，山茱萸 12 g，山药 12 g，牡丹皮 9 g，泽泻 9 g，茯苓 9 g，萹蓄15 g，瞿麦 15 g，甘草 3 g。标本同治，寒温并用，攻补兼施，附子、肉桂温补肾阳，恢复气化。

七、温阳蠲痹

附子善走十二经，温阳散寒，蠲痹止痛，可治疗寒湿侵袭或阳虚寒凝，经脉痹阻所致的痛痹，如类风湿性关节炎、坐骨神经痛、肩周炎、骨质增生等病，张仲景善用附子治疗痹证，创制桂枝附子汤、甘草附子汤、附子汤等经典名方。张老反复研习《伤寒论》，针对寒湿痹证出现四肢关节或肌肉剧烈疼痛，部位固定不移，活动受限，形寒肢冷，小便清长，舌质淡、苔薄白，脉沉弱，常以附子汤合乌头汤加减。处方：制附子 10~20 g（先煎），制川乌 7~10 g（先煎），制草乌 6~9 g（先煎），桂枝 10 g（后下），细辛 3~10 g，炙麻黄 10 g，威灵仙 30 g，羌活 10 g，独活 30 g，乌梢蛇10 g，土鳖虫 10 g，炙甘草 6 g。

方中附子、川乌、草乌、细辛、桂枝等药，温阳蠲痹，散寒止痛，有效祛除寒湿之邪，温振阳气，其中附子、川乌、草乌有大毒，必须从小剂量开始使用，逐渐加量，必须先煎 1 小时以去其毒，尤其对年老、体虚者还需加蜂蜜、生姜、炙甘草、红枣以制其燥烈之性，煎出汤汁不麻口为度；桂枝必须后下，取其辛温通阳散寒之效，不可久煎。对于顽痹疼痛者又加细辛 3~10 g，温经散寒，止痛效果颇佳。方中大温、大毒之药同用，加强温阳止痛之功，只要辨证准确，煎服得当，无不良反应。

张老常言有斯证用斯药，据某些症状、病机的消长，进行君臣药的调整或次要药物的取舍，用药还须集中优势攻顽克坚，不可模棱两可，否则病必不除。《素问·五常政大论》谓"大毒治病，十去其六……无使过之伤其正也"， 当症状缓解或寒湿祛除，减量或停用附子、川乌、草乌、细辛等药，以免矫枉过正。

八、引火归元

肾阳亏虚，阴寒内盛，阳不制阴，虚阳上浮，真寒假热，临床出现火热证，如顽固性口腔溃疡、慢性咽炎、虚火牙痛、头痛眩晕等。张老认为虽有火热之证，必兼神疲乏力，形寒肢冷，腰膝酸软，口渴喜热饮，小便清长，大便稀溏，头晕目眩，口腔溃疡色淡，久不愈合，咽峡暗红，牙痛隐隐等，若误用泻火解毒之品，必然败伤阳气，病必不除。《景岳全书》谓"凡病有不可正治者，当从阳引阴，从阴引阳，各求其属而衰之……又如引火归元，纳气归肾，从阴引阳也"， 张老在学习前人经验基础上，强调辨寒热真假，不可妄投苦寒，常在辨证的基础上，加少量肉桂、附子，热因热用，引火归元。

《景岳全书》谓"虚火病源有二，盖一曰阴虚者能发热，此真阴亏损，水不制火也；二曰阳虚者亦能发热，此以元阳败竭，火不归元也"，素体阴虚阳亢，出现五心烦热、潮热盗汗、小便黄赤、头晕目眩、腰膝酸软，乃肾精不足，水不涵木，肝阳上亢，虚火上炎，治疗时滋补肾精、兼清虚热，同时加少量附子、肉桂、牛膝引火归元，寒温并用。

张老临床善用附子，是基于辨证论治的基础上，有是证用是药，临床不可追求"火神派"，盲目使用，适得其反。

应用黄芪的经验

黄芪性平，味甘，微温无毒，归肺、脾、肝、肾经，气薄味厚，《本草备要·草部》言"黄芪生用固表，无汗能发，有汗能止，温分肉，实腠理，泻阴火，解肌热，炙用补中，益元气，温三焦，壮脾胃，生血生肌，排脓内托，疮疡圣药"。张老认为黄芪为补气之要药，功效众多，临床通过配伍，使功效主治有不同的趋势。

一、益气固表

肺主气，外合皮毛，宣发卫气于体表，顾护肌表，抵御外邪，若肺气亏虚，卫表不固，六淫邪气易侵袭，正气亏虚，驱邪无力，常使病情迁延不愈，导致反复感冒，汗出怕风，动则加重，神疲乏力，少气懒言，纳差少食，舌质淡，脉沉无力。《素问·评热病论》谓"邪之所凑，其气必虚"，此时不可一味驱邪，以免更伤正气，需扶正祛邪，标本同治。《素问遗篇·刺法论》谓"正气存内，邪不可干"，张老临床强调扶助正气的重要性，尤其年老体虚者，喜以玉屏风散合柴胡桂枝汤加减，治疗肺卫虚损证，如气虚感冒、汗证、血痹病等，《金匮要略·血痹虚劳病脉证并治第六》言"夫尊荣人，骨弱肌肤盛，重因疲劳汗出，卧不时动摇，加被微风，遂得之"，治当益气固表、调和营卫。处方：生黄芪30 g，炒白术20 g，防风10 g，桂枝10 g，炒白芍10 g，荆芥10 g，羌活10 g，柴胡10 g，黄芩10 g，党参20 g，蜂房10 g，炙甘草6 g。方中黄芪、党参甘温益气固表，《本草汇言》言"黄芪补肺健脾，实卫敛汗，驱风运毒之药也",配防风能固表不留邪,防风得黄芪能祛邪不伤正,白术健脾扶正,以资生化之源,使卫气振奋,腠理致密;桂枝汤加荆芥、防风、羌活,祛风散寒,调和营卫,小柴胡汤疏散表邪。全方以扶助正气为主,兼以驱邪,标本同治。

二、益气养血

气血为生命活动的物质基础,互相依存,相互化生,气为血帅,血为气母,气旺生血、行血。脾胃为后天之本,气血化生之源。素体脾虚,或饮食不节损伤脾胃,气血化生乏源,气虚则血无所运,血虚则气无所依,气血失去正常的依存关系,尤其气虚无力运血,《素问·逆调论》言"营气虚则不仁,卫气虚则不用,营卫俱虚,则不仁且不用",出现面色萎黄,倦怠乏力,记忆力减退,长期低热,纳食减少,手足麻木,严重者遇寒则痛,月经色淡量多,舌质淡、苔薄白,脉沉细。病证以气血两虚为主,张老强调气以生血,气旺血行,"有形之血不能速生,无形之气所当急固",喜用以当归补血汤合八珍汤加减益气养血,治疗气血两虚所致虚劳、崩漏、失眠、眩晕等证。处方:生黄芪 50 g,党参 30 g,炒白术 15 g,茯苓 15 g,熟地黄 15 g,当归 12 g,川芎 15 g,炒白芍 15 g,何首乌 15 g,阿胶 10 g(烊化),桂枝 10 g,炙甘草 6 g。重用黄芪 30~120 g,配伍党参、茯苓、白术等健脾益气,以有形之血不能骤复,无形之气可速回,熟地黄、白芍、川芎、何首乌等养血,气血同补。

三、益气升阳

脾胃为后天之本,气机升降之枢纽,气血生化之源。脾气通过运化升清,将水谷精微布达于全身,濡养脏腑百骸。若脾气亏虚,清阳不升,清窍失养,或脾气下陷,精微下泄,如《灵枢·口问》所言,"上气不足,脑为之不满",

可出现头晕目眩，神疲乏力，长期低热，少气懒言，多汗怕风，大便稀溏，小便频多，崩漏带下，脱肛，子宫下垂，胃下垂等，舌质淡嫩、苔薄白，脉沉弱等。张老常以补中益气汤、举元煎为主方，强调补益中气、升举清阳。处方：生黄芪 30 g，党参 30 g，当归 10 g，炒白术 15 g，茯苓 15 g，升麻 6 g，柴胡 6 g，葛根 24 g，炒山药 30 g，炙甘草 6 g。方中以黄芪、党参为主，益气健脾，配伍柴胡、升麻、葛根升举阳气，《本草疏证》谓"黄芪味甘性温，为补气诸药之最"，脾气旺盛，气血化生有源，清气得升，浊气自降。《素问·六微旨大论》言"非升降，则无以生长化收藏"。黄芪、党参等补气升阳之品，甘温性燥，需合养血之味佐制其温燥之性，若热象明显则不宜大剂量使用。

四、补气建中

脾胃位居中焦，为气血生化之源，气机升降之枢纽，若脾素虚，或饮食不节，或过食寒凉之品，损伤脾胃，脾胃气虚，腐熟纳运失司，水谷不化精微，脾气不升，胃气不降，斡旋失司，气机不畅，可见胃脘隐痛或胀满，饭后加重，得温则减，食欲减退，神疲乏力，大便稀溏，舌质淡暗、苔薄白，证属脾胃气虚，运化无力，气机阻滞，张老以香砂六君子汤合黄芪建中汤加减健脾益气、温中散寒，治疗胃痛、痞满、泄泻等证。处方：陈皮 10 g，半夏 10 g，党参 20 g，炒白术 15 g，茯苓 15 g，生黄芪 30 g，桂枝 10 g，炒白芍 20 g，当归 12 g，焦三仙各 15 g，鸡内金 30 g，炙甘草 6 g。对于慢性病及疑难杂病，病情迁延日久，正虚邪恋，以黄芪健脾益气为主，恢复正气方能驱邪外出。

五、益气利水

人体气血同源，当气血亏虚，尤其气虚无力运血，脏腑气化功能失调，水湿不得运化，易泛溢肌肤为水肿，尤以肺、脾、肾、三焦功能失调为主，如《素问·经脉别论》谓"饮入于胃，游溢精气，上输于脾。脾气散精，上归于肺，通调水道，下输膀胱"。张老喜用防己黄芪汤合当归芍药散加减，大剂黄芪配伍益母草益气活血利水，临床加鸡血藤、车前子、泽泻等药，从不同的渠道给水湿以出路。对于肺心病、冠心病、心力衰竭、慢性肾病、甲状腺功能减退症、特发性水肿等病，证属气虚血瘀、本虚标实者，皆可加减运用。

六、益气活血

气为血帅，血为气母，气行血行。若营血亏虚，气虚无力运血，必致血运不畅，瘀血阻滞，痹阻血脉，且正气亏虚，脏腑百骸失养，无力御邪，更易感外邪。张老强调"因虚致瘀"的病机，如久治不愈的面瘫或偏瘫，影响患者生活质量，气虚无力运血，单纯活血化瘀难以起效，张老喜用王清任补阳还五汤加味，使气旺血行，黄芪用量为 60~120 g，可益气生血，推动血运；桃红四物汤养血活血，地龙祛风通络。本方加减还可以治疗气血亏虚、风寒侵袭经脉所致的产后血痹，糖尿病周围神经病变、末梢神经炎等病。

综上所言，张老应用黄芪，法度严谨，圆机活法，生黄芪量少升压、量大降压，在治疗低血压或高血压性眩晕时，辨证常常加入不同剂量生黄芪以补益正气。生黄芪益气固表、炙黄芪补益脏腑之气，临床依据不同病证选择使用。

应用川乌的经验

川乌为毛茛科乌头的母根，辛、苦，热，有大毒，具有祛风除湿、散寒止痛之效，因煎煮方法特殊，易引起乌头碱中毒，目前临床应用较少。《伤寒杂病论》多处应用乌头治疗杂病，如乌头赤石脂丸、乌头汤、大乌头汤、抵当乌头桂枝汤等，以温经散寒、蠲痹止痛之法治疗寒凝经腑的疼痛诸证，如胸痹、腹痛、寒疝、痹证等病。张老认为川乌可温经散寒、通络止痛，通过久煎破坏乌头碱，并加入生姜、大枣、蜂蜜、炙甘草等以减毒增效。临床针对阳虚或寒凝所致痹证、腹痛、胸痹、头痛等病，以剧烈疼痛为主者，张老在辨证的基础上合用川乌，可迅速改善临床症状，控制病情。

一、祛除寒湿

《长沙药解》谓"乌头，温燥下行，其性疏利迅速，开通关腠，驱逐寒湿之力甚捷"，《神农本草经》谓"川乌，除寒湿痹"，《药性论》谓"其气锋锐、通经络、利关节，寻蹊达径而直抵病所"，可见川乌长于温经散寒、祛湿蠲痹，治疗寒湿痹阻筋脉的痹证，包括各种骨关节病、风湿性关节炎、类风湿性关节炎、坐骨神经痛、老年性退行性骨关节病等，证属寒湿痹阻，"不通则痛"，出现四肢关节剧烈疼痛，或僵硬变形，活动受限，遇寒加重，得温则减，畏寒喜暖，舌质淡嫩、苔薄白，脉沉，以邪实为主。川乌可迅速祛除寒湿之邪，使经脉畅通，气血得行，关节得养，疼痛减轻。《金匮要略·中风历节病脉证并治第五》谓"病历节，不可屈伸，疼痛，乌头汤主之"，仲景以乌头汤温阳散寒、蠲痹祛湿，治疗寒湿历节病。

张老临床喜以乌头汤合桂枝加附子汤加减，治疗寒湿痹证。处方：制附子 15 g（先煎），制川乌 10 g（先煎），炙麻黄 10 g，细辛 6 g，桂枝 15 g，羌活 10 g，独活 15 g，威灵仙 20 g，淫羊藿 15 g，狗脊 15 g，川续断 15 g，炒白芍 15 g，炙甘草 6 g。方中附子、川乌、细辛、桂枝、独活、麻黄、羌活可温阳散寒、蠲痹祛湿，淫羊藿、狗脊、川续断、白芍等可补益肝肾、缓急止痛。若寒湿痹阻严重者，疼痛剧烈，关节屈伸不利，活动受限，加草乌 9~12 g（先煎）、苍术 15 g，加强散寒除湿之功。附子、草乌、川乌辛温大热，均含有乌头碱，若辨证失误、煎煮不当、药物过量，都可引起乌头碱中毒，危及生命，医生多畏惧其毒性，较少使用。

张老临床应用川乌时强调以下几方面。首先，川乌性热，阳虚或寒湿性疾病方可使用，湿热或阴虚火旺者禁用；其次，在辨证基础上加生姜、蜂蜜、大枣、炒白芍、炙甘草同煎，可缓和毒性及温燥之性；再次，川乌的用量宜从小剂量（5~7 g）开始，逐渐加量（10~15 g），以开水煎煮，文火先煎 60 分钟，这样既可祛其毒，又可存其性，常嘱咐患者以煎煮汤汁不麻口为度。张老强调病证减轻，川乌可以逐渐减量或停用，防止药物蓄积中毒。正如《素问·五常政大论》所云"大毒治病，十去其六，常毒治病，十去其七"，川乌属于大毒之品，中病即止，若寒凝重证，疼痛剧烈，常配合制附子、细辛、草乌、桂枝等，加强温经散寒、祛湿止痛之功效。

张老临床治疗痹证善用川乌。寒痹、尪痹多以素体阳虚为主，其易感寒湿之邪，致筋脉痹阻，气血运行受阻，阳气不通，"不通则痛"，症见关节疼痛剧烈，屈伸不利，严重者关节肿胀变形，活动受限。此时张老强调"甚者独行"，在辨证的基础上，加川乌、草乌、附子、细辛等以温经散寒、蠲痹止痛，可以迅速改善症状。若病证迁延不愈，"久病入络""久病必瘀"，病机复杂，非草木之品可以祛病，常加全蝎、蜈蚣、乌梢蛇、地龙、土鳖虫等虫类药以搜剔经络之邪，可活血化瘀、祛痰通络。缓解期则补益肝肾，顾护脾胃，温经散寒，活血通络，扶正祛邪，不可盲目使用温燥之品，以免克伐正气。可见，治疗痹证必须从多角度认识病机，病证结合，圆机活法，不可拘于一方一药。

二、温阳止痛

《金匮要略·胸痹心痛短气病脉证治第九》谓"心痛彻背，背痛彻心，乌头赤石脂丸主之"，《金匮要略·腹满寒疝宿食病脉证治第十》谓"寒疝绕脐痛，若发热则白汗出，手足厥冷，其脉沉紧者，大乌头煎主之"，仲景善用乌头治疗阳虚寒凝证，如素体阳虚，阴寒内盛，阳气郁遏不通，出现胸痹心痛、寒疝腹痛，冷汗淋漓，四肢厥冷，舌质淡嫩，苔薄白，脉沉弦，以大乌头煎温阳散寒止痛，为后世医家治疗阳虚寒凝证做出示范。

张老反复领悟仲景制方的思路，依据阳虚寒凝的病机，以川乌为主药，治疗冠心病心绞痛、肋间神经炎、慢性胃炎、慢性结肠炎、痛经等病证，温阳散寒，缓急止痛。张老强调川乌有毒，不宜用丸散剂型，汤剂煎煮可减毒增效。如治疗阳虚寒凝，痰瘀阻滞的冠心病，以瓜蒌薤白白酒汤、血府逐瘀汤为主方，加附子、川乌温振心阳，豁痰宣痹，行气活血，并借酒以行药势。川乌、附子、瓜蒌常常同用，峻逐寒邪，温阳豁痰，未发生不良反应；若虚寒腹痛，常以黄芪建中汤、良附丸合大乌头煎，益气温阳，散寒止痛；血虚寒凝的痛经、血痹证，以当归四逆汤合桃红四物汤，加入川乌、附子温经止痛、养血活血等。

张老告诫学生临证治病，犹如行军作战，胆大心细，又要善于出奇兵，只要辨证准确，当果断用药，这样才可以迅速控制病情，减轻患者痛苦，缩短病程，提高临床疗效。治疗有效，病证缓解后，不可恋战，效必更方，以免矫枉过正，克伐正气。

病案举例

刘某，男性，52 岁。周身关节疼痛 5 年余，天气变化时加重，畏寒肢冷，四肢关节疼痛游走不定，腰部酸痛，背部寒冷，喜热，纳食尚可，二便正常，舌质淡、边有齿痕，脉沉细。服多种抗风湿药均无效。确诊为风湿性关节炎，证属风寒湿邪阻滞经脉，不通则痛，治当温经散寒、祛风除湿、缓急止痛。处方：制川乌 9 g（先煎），制附子 20 g（先煎），细辛 6 g，桂枝 10 g，生姜 10 g，羌活 10 g，独活 15 g，川续断 15 g，桑寄生 20 g，狗脊 15 g，当归 12 g，生黄芪 30 g，淫羊藿 15 g，蜂房 15 g，乌梢蛇 10 g，炙甘草 6 g。3 剂，温水煎服。

二诊：药后关节疼痛明显减轻，畏寒肢冷有所改善，腰部酸困，舌脉如前，以上方加全蝎 3 g，分 2 次冲服。

三诊：服上方 10 剂，关节疼痛减轻，背部寒冷缓解，前方去川乌、附子、细辛，加熟地黄 15 g、肉苁蓉 15 g、鹿角霜15 g、仙茅 10 g、巴戟天 10 g 以补益肾精、温阳壮督。

应用细辛的经验

细辛味辛、性温，有小毒，具有散寒祛风、通络止痛、温肺化饮等多种功效。《神农本草经》言："细辛，味辛小温，主治咳逆，头痛脑动，百节拘挛，风湿痹痛死肌，明目，利九窍。"现代药理研究表明，其含有致癌的黄樟醚等成分，临床医生畏其戒律，很少应用。张老善用细辛，并积累了丰富的临床经验，通过不同的配伍，可治疗多种内科杂病。

一、配伍规律

（一）善走头面，散寒止痛

细辛辛温，发散力强，可祛风散寒，有较好的镇痛作用，又为厥阴、少阴的引经药，善走头面。张老深谙细辛之性，以细辛为主药，治疗神经性头痛、牙痛、三叉神经痛、过敏性鼻炎、复发性口腔溃疡等头面疾患，取效较佳。如太少两感的神经性头痛，表现为疼痛剧烈，恶寒无汗，形寒肢冷，神疲乏力，舌质淡嫩、苔薄白，脉沉，常以麻黄细辛附子汤加减，表里两解，配伍川芎、藁本、荆芥穗、防风、羌活、白芍等药以温阳散寒、缓急止痛。钱天来云："麻黄发太阳之汗，以解在表之寒邪；附子温少阴之里，以补命门之真阳；又以细辛之气温味专走少阴，以助其辛温发散，三者合用，温散兼施。"细辛兼走表里，针对阳虚寒凝的病机，助麻黄疏散风寒，助附子温阳散寒，全方表里同治。《本草纲目》谓："细辛，辛温能散，故诸风寒风湿头痛……宜用之。"

临床应用时，细辛不仅可温阳散寒，治疗阳虚寒凝证，又为厥阴、少阴的引经药，善走头面。治疗多种头面部疾患时，在辨证的基础上加用细辛引药直达病所，有良好的止痛作用，如郁热所致牙痛、口腔溃疡、三叉神经痛等病虽属于热证，但在玉女煎、清胃散清热泻火的基础上，加入细辛引药达于头面。同时，"火郁发之"，细辛可发散郁热，配合以石膏、知母、麦冬、黄连等苦寒之药，佐制细辛温燥之性，去性取用，寒温并用；细辛尚有通鼻窍之效，可配合苍耳子散、辛夷散治疗多种鼻炎、鼻窦炎等。

（二）温肺化饮

临床上痰饮咳喘反复发作，病情迁延难愈，究其原因，多有寒痰、水饮停聚，饮为阴邪，易伤阳气，阳气亏虚，气化不利，则加重水饮。寒饮停聚于内，当外邪侵袭，引动寒饮，饮随气逆，肺失宣肃，肺气上逆发为咳喘，如慢性气管炎、肺气肿、肺心病每因季节交变时加重，喘促不已，咳大量清稀泡沫痰。多数患者长期口服抗生素或清肺化痰类中成药，寒凉之药更伤阳气，气化不利，则津液代谢失司，痰饮停聚为患。肺为清虚之脏，为水之上源，痰饮停聚，外邪引动宿痰，阻滞气机，肺失宣肃，导致发病。

张老强调温化寒饮、外散寒邪，喜以小青龙汤加减，细辛配伍麻黄、桂枝外散风寒，配伍干姜、半夏内化水饮，方中细辛必与干姜、五味子等量同用。《长沙药解》言："细辛，敛降冲逆而止咳，驱寒湿而荡浊，最清气道，兼通水源，温燥开通，利肺胃之壅阻，驱水饮而逐湿寒，润大肠而行小便，善降冲逆，专止咳嗽。"饮化寒去，肺复其宣肃之能，咳喘诸症自去。可见"炎症"未必皆热证，组方用药须从病机出发，方有良效。

若寒饮化热，出现口苦心烦、痰黄难咯，证属寒热错杂者，可稍佐生石膏、黄芩、桑白皮等药，寒温并用，不可过用寒凉。如《金匮要略》所言"病痰饮者，当以温药和之"，痰饮为阴邪，细辛温化痰饮，以治其根。

（三）祛寒蠲痹

北方为高寒地区，风湿性关节炎、类风湿性关节炎、肢体动脉痉挛症、冻疮、血痹等病多发，临床以寒痹多见，关节剧烈疼痛，部位固定不移，遇寒加重，得温则减。寒湿为阴邪，易伤阳气，主收引凝滞，重着难去，寒湿侵袭致气血不通、经脉痹阻。许多患者因长期服用激素及抗风湿药，致脾胃损伤，张老发挥中医药的优势，常以麻黄细辛附子合阳和汤加减。处方：炙麻黄 10 g，附子 10 g（先煎），细辛 6 g，桂枝 10 g，炮姜 3 g，白芥子 6 g，熟地黄 30 g，鹿角霜 15 g，怀牛膝 15 g，苍术 15 g，桂枝 10 g，白芍 15 g，威灵仙 20 g，炙甘草 6 g。全方温经散寒、蠲痹祛湿，张老喜用细辛配伍麻黄、附子、桂枝、炮姜，增强散寒祛湿之力，可迅速缓解疼痛；熟地黄、鹿角霜养血补肾，又无伤脾败胃之弊。其中细辛有散寒除湿、蠲痹止痛之良效，善治陈寒痼冷之疾。

（四）温通经脉

刘河间谓："细辛气温，味大辛，气厚于味……入足厥阴、少阴血分……温少阴之经，散水气以去内寒。"细辛温阳散寒、祛湿止痛，不仅治疗寒湿痹痛证，还可治疗内伤杂病，只要符合阳虚或寒凝，皆可在辨证的基础上加减应用。如慢性胃炎、慢性结肠炎、胆囊炎、胃肠痉挛症、痛经等，张老常以当归四逆汤为主进行加减，细辛温经散寒，合当归、桂枝、通草等药温经散寒、养血通络，寒去则经脉通畅。若阳虚寒凝的胃脘疼痛，常合良附丸、黄芪建中汤温中散寒；阳虚寒凝的痛经，常合温经汤温阳散寒、养血止痛。

二、细辛剂量

古有"细辛不过钱"之说，宋代陈承《本草别说》记载"细辛若单用末，不可过一钱，多则气闭塞不通者死"，张老研读古籍认为，细辛单用为散不可过钱，入汤剂不必拘泥于此，否则临床难以取效。仲景《伤寒论》多处应用细辛，如温阳散寒的麻黄细辛附子汤、温肺化饮的小青龙汤、养血散寒的当归四逆汤等，均借细辛温燥之性，祛陈寒痼冷。

张老临床依据病证、病机及患者的体质，配伍细辛以温阳散寒、蠲痹止痛。治疗寒湿痹阻的痛痹、尪痹，表现为疼痛剧烈，屈伸困难，活动受限，舌质淡红或淡嫩、苔薄白，脉沉无力，取其散寒止痛之效，细辛必用 9~10 g，不必先煎；治疗外寒内饮的咳喘证，取其外散风寒、温肺化饮之效，多用 5~6 g；若虚火牙痛、三叉神经痛、过敏性鼻炎、复发性口腔溃疡等头面疾患，多用 3~5 g，引药物直达病所，以火热为主者，因细辛辛温性烈，可佐清热泻火之剂，去性存用。可见，治疗的病证不同，细辛的配伍及剂量不同。

病案举例

朱某，女，52 岁，退休职工，2004 年 5 月 16 日初诊。手足麻木疼痛半年。手足寒冷如冰，遇寒疼痛加剧，双下肢明显，夜间加重，昼夜多汗，神疲乏力，面色微黄，二便正常，舌质瘀暗、苔白腻，脉沉细。确诊为末梢神经炎，口服维生素 B 等药无效。中医辨证为血虚寒凝、痰瘀阻滞，治以当归四逆汤、阳和汤加减。处方：当归 12 g，桂枝 10 g，细辛 9 g，白芍 12 g，通草 6 g，炙麻黄 3 g，炮姜 3 g，熟地黄 30 g，鹿角胶 12 g，肉桂 3 g，白芥子 7 g，制附子 5 g，黄芪 20 g，鸡血藤 30 g，威灵仙 20 g，炙甘草 6 g。上方加减治疗月余，手足疼痛麻木诸症消失，纳食增加。其后在当归四逆汤的基础上，加健脾补肾之药，间断服用 2 个月，随访 6 个月未复发。

应用益母草的经验

　　益母草，味辛微苦，性寒，具有活血化瘀、利水消肿之功。张老临床善用益母草治疗多种疑难杂病，小剂量（15 g）活血调经，治疗瘀血阻滞的月经病，如闭经、痛经等；中等剂量（30 g）活血消风、清热解毒，治疗皮肤病，如慢性湿疹、荨麻疹等；大剂量（60~120 g）活血利水，现代药理研究其具有降压作用，可治疗血脉瘀滞、水液代谢失常所致的水肿、眩晕、心悸等病证，包括肺心病、冠心病、高血压、慢性肾脏疾病、甲状腺功能减退症等。因益母草微寒，脾胃虚寒者须合用健脾补气之品，对于有出血倾向如再障、血小板减少等疾患，益母草当慎用。

一、活血利水

　　《素问·经脉别论》谓"饮入于胃，游溢精气，上输于脾，脾气散精，上归于肺，通调水道，下输膀胱，水精四布，五经并行"，水液代谢与肺、脾、肾、三焦、膀胱的气化功能密切相关，脏腑气化功能旺盛，则津液输布正常。《景岳全书·肿胀》云"凡水肿等证，乃肺、脾、肾三脏相干之病，盖水为至阴，故其本在肾；水化于气，故其标在肺；水唯畏土，故其制在脾。今肺虚则气不化精而化水，脾虚则土不制水而反克，肾虚则水无所主而妄行"，若肺、脾、肾、三焦、膀胱气化功能失司，气机升降失调，气滞血瘀，三焦不利，水谷精微不循常道输布，水湿留着不去，泛溢肌肤则为水肿，停聚于局部则为痰饮、悬饮等。《素问·汤液醪醴论》谓"平治于权衡，去菀陈莝……开鬼门，洁净府，精以时服，五阳已布，疏涤五脏"，发汗、通利二便为水肿常用治法，张老强调在宣肺、健脾、补肾，恢复气化的基础上，化瘀行水，标本同治。

人体气血同源，气为血帅，推动血运，血为气母，载气运行。气血亏虚，则脏腑气化功能低下，血运无力，易致气滞血瘀，三焦不畅，津液运化输布失司，水液停聚，泛溢肌肤为水肿，以颜面及下肢浮肿为主。《金匮要略·水气病脉证并治第十四》谓"……男子则小便不利，女子则经水不通；经为血，血不利则为水"，水血同源，水湿与瘀血阻滞，气化不利，起病多缓，缠绵不愈，表现为晨起浮肿加重，时肿时消，面色无华，纳食减少，小便不利，或腰膝酸软，神疲乏力，舌质淡嫩、苔薄白或水滑，脉沉无力。大剂量益母草活血化瘀表现为利水消肿，可治疗瘀血阻滞引起的各种水肿病，尤其是理化检查均正常的特发性水肿，以女性多见，在辨证的基础上加益母草60~120 g，配伍生黄芪30 g以益气活血、利水消肿，常取佳效。

张老常言，气血同源，若气虚无力运血，瘀血阻滞，三焦气化受阻，导致的水肿，当从血分论治，化瘀利水以达到消除水肿的目的，常以当归芍药散加减。处方：当归12 g，白芍15 g，川芎10 g，茯苓15 g，炒白术15 g，泽泻15 g，益母草60~120 g，生黄芪30 g，木瓜15 g，鸡血藤30 g。方中黄芪、益母草可补气活血、利水消肿；茯苓、白术、泽泻可健脾渗湿；当归、白芍、川芎、益母草、鸡血藤可养血活血、疏通血脉。全方药性平和，标本同治。若小便不利、尿频尿急，加车前子30 g（包煎）、滑石20 g（包煎）以淡渗利水；神疲乏力、气短汗出，加党参20 g、葛根24 g以补气健脾；腰膝酸软、手足冰冷，加淫羊藿15 g、仙茅10 g、蜂房15 g、制附子5 g以温补肾阳；纳差少食，加生麦芽30 g、鸡内金20 g等。

病案举例

尹某，男，64岁，退休干部。间断性双下肢及眼睑浮肿3个月。双下肢及眼睑浮肿，晨起加重，胸闷气短，疲乏无力，小便色清，尿频数，尿有余沥，夜尿 3 次，腰膝酸软，睡眠欠佳，大便正常，舌质淡暗、苔薄白，舌下脉络迂曲，脉沉无力。既往有冠心病 15 年，高血压 3 年，血压 160/100 mmHg。心电图示：房性期前收缩、左室高电压。尿常规、肾功能、甲状腺功能结果正常。证属气血两虚、瘀血阻滞、气化不利，以当归芍药散合五苓散加减，并加大生黄芪、益母草剂量以补气活血利水。处方：益母草 120 g，生黄芪 30 g，党参 20 g，当归 12 g，白芍 15 g，川芎 10 g，茯苓 15 g，炒白术 15 g，泽泻 15 g，猪苓 12 g，桂枝 6 g，牛膝 15 g，鸡血藤 30 g，车前子 30 g（包煎），生甘草 3 g。服药 20 剂，眼睑及双下肢浮肿消失，乏力减轻，血压 140/90 mmHg。

按：患者以眼睑及双下肢浮肿，晨起加重，小便不利为主证，舌质淡暗、苔薄白，舌下脉络迂曲，脉沉无力，证属脾虚湿盛、气化不利、瘀血阻滞，以当归芍药散、五苓散合方，加黄芪、党参、益母草等药，健脾补气，活血利水，标本同治。患者有高血压，大剂益母草不仅可活血利水，现代药理表明其尚有利尿降压作用。

二、活血平肝

现代药理研究证实，益母草有改善微循环、扩张外周血管、利尿降压等作用。《中医内科杂病证治新义》记载的天麻钩藤饮，在清肝、平肝的基础上，以大剂量益母草活血利水以降压，用于肝肾亏虚、肝阳偏亢的高血压，临床表现为眩晕，头胀头痛，口干口苦，面色潮红，手足麻木，腰膝酸软，失眠多梦，舌质红、少苔，脉细弦。张老常以天麻钩藤饮加减，治疗高血压导致眩晕、头痛等证。处方：天麻 10 g，钩藤 10 g（后下），石决明 30 g（先煎），牡蛎 25 g（先煎），桑寄生 30 g，杜仲 12 g，益母草 60 g，栀子 10 g，黄芩 10 g，白芍 30 g，生地黄 15 g，炙甘草 6 g。方中天麻、钩藤、石决明、牡蛎平肝潜阳；桑寄生、杜仲补益肝肾；栀子、黄芩清肝泻火；白芍、生地黄、甘草酸甘化阴，柔肝养肝，肝体得养，则肝阳不亢；大剂量益母草活血利水，使妄动之肝阳得以收敛，对肝阳化风、瘀血阻络，出现头晕肢麻、颜面、肢体浮肿，或自感手足肿胀者，疗效尤佳。若头痛头晕，眼干目涩，加夏枯草15 g、桑叶12 g、菊花 12 g以清肝平肝；若口干口苦，心烦躁扰，情志不畅，小便黄赤，加龙胆草10 g、川楝子 10 g、延胡索 10 g；虚热上炎者，加肉桂 3 g、制附子 3 g、牛膝 15 g以引火归元。

病案举例

张某，男性，53 岁，2005 年 1 月 23 日初诊。头晕头痛 5 年，加重 2 个月。患高血压 5 年，间断服用硝苯地平片、依那普利等降压药，血压不稳定，收缩压为 140~160 mmHg，舒张压为 90~100 mmHg。近 2 个月头晕头胀，午后加重，以胀痛为主，疼痛如裂，晨颜面及双手肿胀麻木，下肢无水肿，口苦口干，舌尖麻木，腰膝酸软无力，心情烦闷，急躁易怒，晨起小便黄，大便略干，日 1 行，舌质瘀暗、苔薄白，脉弦滑数，多次测量血压为 150/90 mmHg，就诊时血压 170/100 mmHg。颈动脉彩超示：左锁骨下动脉硬化斑块。肾功能、甲状腺功能、尿常规结果均正常。辨证属肝肾亏虚、湿热内蕴，治当补益肝肾、平肝潜阳、清热利湿，以天麻钩藤饮合龙胆泻肝汤加减。处方：天麻 10 g，钩藤20 g（后下），石决明 30 g（先煎），牡蛎 30 g（先煎），桑寄生 30 g，杜仲 15 g，益母草 90 g，栀子 10 g，黄芩 10 g，龙胆草 10 g，柴胡 10 g，黄连 6 g，白芍30 g，生地黄 15 g，炙甘草 6 g。加减治疗月余，血压正常，收缩压为 120~140 mmHg，舒张压为 80 mmHg，颜面及双手肿胀减轻。

三、活血止痒

荨麻疹是常见的皮肤过敏性疾病，表现为局部或全身性风疹块，骤然发生，迅速消退，不留任何痕迹。慢性荨麻疹反复发作，病机复杂。营血不足、血虚生风、瘀血阻滞、肌肤失养为其内因，再外受风热，则发为瘾疹，久而不去，此起彼伏，顽固性荨麻疹稍遇冷则发，奇痒难忍。针对慢性荨麻疹"久病多虚""久病多瘀"的病机特点，张老认为慢性荨麻疹为血虚风燥，瘀血阻滞，本虚标实，治当养血活血、祛风止痒。在桃红四物汤的基础加益母草、地肤子、白鲜皮、白蒺藜等药，严重者加乌梢蛇、地龙等虫类药搜风止痒。处方：生地黄 30 g，当归 12 g，川芎10 g，赤芍 15 g，桃仁 10 g，红花 10 g，益母草 30 g，地肤子 15 g，白鲜皮 15 g，白蒺藜15 g，荆芥穗 10 g，防风 10 g，乌梢蛇 1 g，炙甘草 6 g。方中桃红四物汤重用生地黄，养血凉血，防其血燥生风，同时兼治荆芥、防风等祛风药的温燥之性；桃仁、红花、当归、益母草养血活血，体现"血行风自灭"的原则；地肤子、白鲜皮、白蒺藜等祛风止痒，标本同治，预防复发。

若卫表不固反复感冒，汗出怕冷，合玉屏风散，益气固表；若遇寒加重，疹色淡，怕冷无汗，加桂枝汤等；兼有风热者，疹色红且奇痒难耐，加银翘散等。

病案举例

田某，女，32 岁，教师，2005 年 9 月 11 日初诊。背部及四肢反复出现风团 2 年，加重 10 天。遇风受凉后加重，发作频繁，背部及四肢风团色淡，有抓痕，瘙痒难耐，夜间加重，烦躁不得卧，纳差少食，二便如常，舌红、苔薄黄，脉细数。皮肤划痕试验（+），辨证属瘾疹，乃营血不足、风热相搏，治宜凉血活血、疏风止痒。处方：生地黄 30 g，当归 12 g，川芎 7 g，赤芍 15 g，牡丹皮 10 g，益母草 30 g，丹参 30 g，金银花 10 g，连翘 15 g，白鲜皮 30 g，地肤子 30 g，蝉蜕 10 g（后下），乌梢蛇 10 g，炙甘草6 g。加减治疗 2 月余，症状消失，随访未复发。

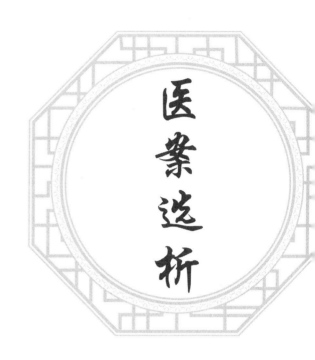

医案选析

胸痹 1（冠心病）

刘某，女，59 岁，2005 年 4 月 11 日初诊。

反复胸闷胸痛 10 年，加重 15 天。10 年前因工作劳累，出现胸闷胸痛气短，伴心悸心慌，严重时心前区绞痛，口服速效救心丸，10 分钟可缓解。心电图示：ST-T 段改变。血压 130/85 mmHg。确诊为冠心病、不稳定性心绞痛。静滴丹参注射液，口服地奥心血康、脑心通等药，症状可缓解，其后每因劳累或情志不畅而加重。15 天前，胸闷胸痛气短加重，伴心前区针刺样痛，服异山梨酯 2 片，10 分钟可缓解，反复发作，夜间较多，神疲乏力，心悸恐惧，口干口渴，小便正常，形体消瘦，面色晦暗无泽，语声低微，舌尖红、根部瘀暗、苔薄，脉沉。西医诊断：冠心病、不稳定性心绞痛。中医诊断：胸痹，证属气阴两虚、气滞血瘀。治以行气活血、益气养阴，以血府逐瘀汤、丹参饮、生脉散加减。处方：太子参 20 g，麦冬 15 g，五味子 7 g，党参 20 g，丹参 30 g，降香 7 g，砂仁 6 g（后下），柴胡 10 g，枳实 10 g，赤芍 10 g，当归 12 g，生地黄 15 g，桃仁 10 g，红花 10 g，川芎 10 g，炙甘草 6 g。7 剂，日 1 剂，冷水煎，分 2 次温服。

二诊（4 月 18 日）：心前区疼痛明显减轻，发作次数减少，仍胸闷气短，心悸恐惧，神疲乏力，爪甲色暗，二便正常，舌质瘀暗、苔薄白，舌下脉络迂曲，脉沉无力。效不更方，继服 7 剂。

三诊（4 月 26 日）：胸闷气短明显缓解，无心前区疼痛，神疲乏力，纳食增加，善太息，动则汗出，畏寒怕风，反复感冒。辨证乃正气亏虚、卫表不固，以桃红四物汤合桂枝加附子汤、玉屏风散加减，治以温通心阳、活血化瘀、益气固表。处方：当归12 g，生地黄15 g，川芎10 g，桃仁10 g，红花10 g，丹参30 g，川芎10 g，桂枝10 g，白芍10 g，赤芍10 g，制附子6 g（先煎），生黄芪30 g，党参20 g，炒白术20 g，防风10 g，炙甘草6 g。7剂。

四诊（5月8日）：畏寒、汗出、神疲乏力明显改善，服药期间未发生心绞痛，胸闷气短改善，纳食增加，二便正常，舌质淡暗、苔薄白，脉沉无力。上方加减又服月余，病情稳定。

按：心主血脉，气为血之帅，血为气之母，机体气血充盛，血脉循行正常，脏腑百骸得养。患者为老年女性，年过半百，气血不足，阴血亏虚，血脉不充，"不荣则痛"；气虚无力运血，血运受阻，因虚成瘀，痹阻心脉，导致气滞血瘀，"不通则痛"，《灵枢·刺节真邪篇》谓"宗气不下，脉中之血，凝而留止"。患者气阴亏虚，瘀血阻滞，本虚标实，以标实为主，《素问·标本病传论》言"甚者独行，间者并行"，治当活血行气为先，兼以益气养阴，以血府逐瘀汤合丹参饮活血行气治其标，疏通血脉，通则不痛；生脉饮益气养阴治其本，使血脉充盛，运行有力，服药后胸痛诸证很快减轻。病证缓解后，加强补气养血之力，兼以活血行气，《素问·阴阳应象大论》谓"形不足者，温之以气；精不足者，补之以味"，使气血旺盛，以治其本，预防胸痹复发。

胸痹2（冠心病）

雷某，女72岁，2004年9月27日初诊。

阵发性心前区憋闷疼痛3年，加重2个月。3年前因劳累生气后，出现胸闷胸痛，心悸气短，确诊为冠心病、心绞痛。口服异山梨酯等药，症状减轻，其后反复发作，多次住院治疗。近2个月因搬家劳累，胸闷气短，心前区疼痛加重，夜间加重，含服硝酸甘油8~10分钟，症状可缓解。现频繁发作，胸闷气憋，心悸心慌，面色㿠白，精神疲惫，少气懒言，语声低微，形寒肢冷，头晕目眩，二便正常，口唇发绀，舌质瘀暗、苔白腻，脉沉细。血压135/85 mmHg，心率88次/分。既往高血压20年，血压控制较稳定，慢性萎缩性胃炎10年。心电图示：窦性心律，ST段压低，T波广泛低平。西医诊断：冠心病、稳定型心绞痛、高血压、慢性胃炎。中医诊断：胸痹，证属心阳不振、痰瘀阻滞。治以宣痹通阳、祛痰活血，方以瓜蒌薤白半夏汤、桂枝甘草汤、桃红四物汤加减。处方：瓜蒌15 g，薤白10 g，半夏10 g，人参10 g（另煎），生黄芪20 g，桂枝10 g，炙甘草10 g，桃仁10 g，红花10 g，赤芍10 g，川芎10 g，当归12 g，生地黄15 g，丹参15 g，淫羊藿15 g。3剂，日1剂，冷水煎，分2次温服，黄酒20 mL为引。

二诊（9月30日）：心前区憋闷疼痛减轻，活动时胸闷气短加重，神疲乏力，纳差少食，双下肢无力，面色无华，口唇发绀，舌质瘀暗、苔白腻，脉细弦。前方去人参、生地黄，加五灵脂10 g（包煎）、生蒲黄10 g（包煎），以活血化瘀，7剂。

三诊（10月9日）：心前区疼痛减轻，无胸闷气短，时有心悸，神疲乏力，纳食减少，汗出怕风，舌质淡暗、苔薄白，脉沉细。心气不足，上方继服7剂。

四诊（10月17日）：心悸心慌减轻，头晕乏力，睡眠欠佳，眠中易醒，醒后难以入睡，噩梦不断，舌质淡胖、边有齿痕、苔薄白，脉沉细。前方去桃仁、红花，加酸枣仁15 g、柏子仁15 g，安神定志，7剂。

五诊（10月20日）：胸闷气短、心悸心慌消失，无胸痛，睡眠改善，神疲乏力，纳食增加，二便正常，舌质淡、苔薄白，脉沉。前方继服10剂，巩固疗效。

按：患者为老年女性，精血渐衰，肾阳亏虚，脏腑功能减退，不能鼓舞五脏之阳，气化失司，津液不得输布，凝聚为痰饮，胸阳不振，痰饮上犯，痹阻胸阳，气滞血瘀，导致痰瘀阻滞心脉而成胸痹。胸阳不振为病之本，痰瘀阻滞为其标。《金匮要略》谓"胸痹不得卧，心痛彻背者，栝蒌薤白半夏汤主之"，瓜蒌薤白半夏汤宣痹通阳、祛痰行气、畅通气血，方以瓜蒌祛痰宽胸，薤白通阳行气，半夏祛痰降气，桂枝、炙甘草温通心阳，黄酒为引，行药势，宣通气机；桃红四物汤、失笑散，养血活血，加补气养血之品，使气旺血行。症状改善后，以扶助正气为主，减少活血逐瘀之品，以免克伐正气。

心悸（冠心病）

曾某，女，65岁，2005年2月14日初诊。

反复心悸胸闷20年，加重伴头晕浮肿1个月。20年前出现心悸气短、胸闷胸痛、头晕乏力、眼睑及双下肢浮肿，确诊为冠心病、陈旧性心梗、慢性心衰、高血压、缺铁性贫血。间断服用罗布麻片、硝酸异山梨酯缓释片、速效救心丸等，症状可减轻，其后每因劳累后加重，多次住院治疗。1个月前心悸心慌、胸闷气短加重，无胸痛，伴头晕乏力，活动后加重，汗多怕风，少气懒言，眼睑浮肿，双下肢肿胀，入睡困难，夜寐不安，白天昏昏欲睡，纳食欠佳，体态丰满，面色㿠白，语声低微，双下肢中度凹陷性水肿，小便不利色清，大便正常，舌质淡嫩、苔薄白、舌下脉络迂曲，脉沉细弱。心电图示：陈旧性心梗，ST-T段改变。心肌酶正常。西医诊断：冠心病、陈旧性心梗、慢性心衰、高血压、缺铁性贫血。中医诊断：心悸，证属心肾阳虚、水饮停聚、瘀血阻滞。治当温阳化饮、养血活血，以真武汤、丹参饮、当归补血汤加减。处方：制附子10 g（先煎），茯苓15 g，白术15 g，泽泻15 g，赤芍10 g，桂枝10 g，丹参30 g，降香7 g，砂仁5 g（后下），黄芪30 g，当归12 g，党参20 g，益母草80 g，车前子30 g（包煎），炙甘草6 g。7剂，日1剂，冷水煎，分2次温服。

二诊（2月22日）：眼睑及双下肢浮肿减轻，小便畅利，仍感心悸，惕惕不安，胸闷气短，活动后加重，夜间可以平卧，眠中易醒，少气懒言，汗出怕冷，纳差少食，舌质淡嫩、苔薄白，脉沉弱无力。上方加龙骨30 g（先煎）、牡蛎 30 g（先煎）以重镇安神，继服 7 剂。

三诊（3 月 2 日）：眼睑及下肢浮肿减轻，时有心悸心慌，神疲乏力，头晕气短，活动后加重，腰膝酸软，睡眠欠佳，舌质淡嫩、苔薄白，脉沉无力。上方加淫羊藿 15g、菟丝子 30g，加强温补肾阳之力，继服 7 剂。

四诊（3 月 10 日）：心悸心慌、胸闷气短减轻，颜面及下肢浮肿减轻，无汗出怕风，纳食正常，睡眠改善，二便正常，舌质淡嫩、苔薄白，脉沉细。以上方加减治疗 3 个月，病情稳定。

按：患者年逾六旬，罹患多种慢性疾病，脏腑功能低下，阳气亏虚，累及于肾。《景岳全书·传忠录》谓"五脏之伤，穷必及肾"，肾阳亏虚，气化失司，津液代谢失常，水饮停聚，心肾阳虚，震慑无力，水饮上泛，水气凌心，阻滞气机，"久病必瘀"，瘀血阻滞，血脉不畅，证属心肾阳虚、水气凌心、瘀血阻滞《伤寒论》第 82 条谓"……心下悸，头眩，身瞤动，振振欲擗地者，真武汤主之"，张老以真武汤温阳利水，恢复气化，寒饮从小便而去；《素问·调经论》谓"血气者，喜温而恶寒，寒则泣而不能流，温则消而去之"，桂枝甘草汤温通心阳；合丹参饮活血通脉；并加黄芪、党参、当归健脾益气、养血活血；《金匮要略·水气病脉证并治第十四》第 12 条谓"血不利则为水"，以大剂量益母草活血利水。全方以治本为主，温补心肾，恢复气化，活血利水，祛除病理产物，疗效颇佳。

怔忡（心律失常）

王某，男，34 岁，2004 年 2 月 22 日初诊。

心悸胸闷 1 月余。1 个月前因工作原因与客户发生争执，出现心悸心慌、胸闷气短，偶有胸痛，自服复方丹参滴丸、速效救心丸等药。刻下：胸闷胸痛减轻，劳累后加重，头晕目眩，紧张易怒，入睡困难，纳食减少，神疲乏力，少气懒言，记忆力减退，面色苍白，舌质淡红、边尖红、苔薄白，脉数。心电图示：心律失常，室性期前收缩，ST-T 段改变。心脏彩超正常。西医诊断：心律失常、室性期前收缩。中医诊断：怔忡，证属肝郁化火、瘀血阻滞。治当疏肝清热、活血化瘀，方以金铃子散合血府逐瘀汤加减。处方：川楝子10 g，延胡索 10 g，柴胡 10 g，黄芩 10 g，枳实 10 g，赤芍 15 g，桃仁 10 g，红花 10 g，生地黄 15 g，当归 12 g，川芎 15 g，桔梗 10 g，川牛膝 15 g，炙甘草10 g。7 剂，日 1 剂，冷水煎，分 2 次温服。

二诊（2 月 29 日）：心悸胸闷气短减轻，无胸痛，喜太息，情志不畅，郁郁寡欢，神疲乏力，精力不集中，纳食正常，二便正常，舌质暗红、苔薄白，脉弦细。肝火渐去，前方去川楝子、延胡索，加生黄芪 30 g、党参 20 g 以健脾补气，继服 7 剂。

三诊（3 月 10 日）：心悸心慌、胸闷气短、头晕目眩减轻，睡眠不佳，眠中易醒，噩梦连连，舌质淡红、苔薄白，脉沉无力。前方加茯神 20 g、酸枣仁 20 g 以安神定志，继服 7 剂。

四诊（3 月 20 日）：胸闷气短、心悸心慌明显减轻，神疲乏力，郁郁寡欢，喜太息，自感工作生活无乐趣，纳差少食，舌质淡、苔薄白，脉沉。以小柴胡汤合四君子汤加减。处方：柴胡 10 g，黄芩 10 g，枳壳 10 g，白芍 10 g，生黄芪 30 g，党参 20 g，茯苓15 g，茯神 20 g，白术 15 g，郁金 10 g，当归 12 g，炙甘草 6 g。以本方加减治疗月余，复查心电图正常，诸症消失，正常工作。

按：患者为青年男性，突遇情志不畅，忧思不解，肝气郁结，不能及时调节情绪，肝郁化火，郁火扰神，心神动摇，不能自主而心悸,正如《素问·举痛论》所谓："心无所倚，神无所归，虑无所定，故气乱矣"。肝藏血，体阴而用阳，主疏泄，喜条达而恶抑郁，患者工作繁忙，阴血暗耗，肝失所养，疏泄失常，气机不畅，导致心脉瘀阻，心神不安，同时，肝郁克伐脾土，脾胃运化失司，气血化生无源，心神失养而悸，如《丹溪心法·惊悸怔忡》所言"人之所主者心，心之所养者血，心血一虚，神气不守，此惊悸之所肇端也"，治宜疏肝清热、行气活血。方中金铃子疏肝泻热，血府逐瘀汤行气活血，气血运行正常，则心神得养，诸证可去。《金匮要略·脏腑经络先后病脉证第一》谓"见肝之病，知肝传脾，当先实脾"，病证缓解后，以小柴胡汤疏肝行气，四君子汤健脾益气，肝脾同治。

不寐（神经衰弱）

武某，女，60岁，2003年11月27日初诊。

夜寐不安，噩梦纷纭1个月。1个月前参加家人婚礼，进食油腻过多，出现胃脘胀满，嗳气反酸，入睡困难，反复梦到已故亲人，频繁梦魇，惊恐紧张，醒后难以入睡，服艾司唑仑可以睡3~4小时，严重时彻夜不眠，头昏头疼，胸闷心悸，神疲乏力，心情烦闷，急躁易怒，少气懒言，记忆力减退，静滴刺五加注射液无效，口唇色红，口苦口臭，小便黄赤，大便干燥，3日1行，无腹胀腹痛，纳差少食，舌质红、苔黄腻，脉细滑。既往有高血压12年，血压130/85 mmHg，血常规、心电图等检查均正常。西医诊断：神经衰弱、高血压。中医诊断：不寐，证属胃火炽盛、痰热阻滞。治以清热祛痰、重镇安神，以调胃承气汤、栀子豉汤合黄连温胆汤加减。处方：大黄10 g（后下），芒硝6 g（后下），栀子10 g，淡豆豉10 g，陈皮10 g，半夏10 g，黄连6 g，茯神20 g，胆南星10 g，枳实10 g，龙骨30 g（先煎），牡蛎30 g（先煎），珍珠母30 g（先煎），鸡内金30 g，焦三仙各20 g，炙甘草6 g。3剂，日1剂，冷水煎，分2次温服。

二诊（12月2日）：口苦口臭减轻，夜间睡眠改善，多梦易醒，无梦魇，心情烦闷，记忆力减退，心中惕惕不安，大便通畅，日1~2行，呈糊状，小便黄，舌质红、苔薄白，脉沉细。胃肠积滞渐去，上方去大黄、芒硝，继服7剂。

三诊（12月10日）：睡眠明显改善，夜间睡5小时，噩梦减少，无恐惧心悸，头晕胸闷改善，神疲乏力，纳食略增，舌质淡、苔薄白，脉沉。前方去鸡内金、焦三仙，加生黄芪 30 g、党参 20 g 以健脾益气，继服 7 剂而愈，其后因他病来诊，诉服药后睡眠正常。

按：患者为老年女性，因饮食不节，损伤脾胃，腐熟运化失司，《素问·经脉别论》谓"生病起于过用"，宿食停滞，酿生痰热，宿食痰热不去，壅遏阳明气机，阳不入阴，痰热上扰心神，出现彻夜不眠，噩梦连连。《张氏医通·卷九》谓"脉滑数有力不得卧者，中有宿滞痰火，此为胃不和则卧不安也"，饮食积滞及痰热祛除，胃肠腐熟、传导功能恢复，则气机畅达，睡眠安稳。初诊以调胃承气汤、栀子豉汤合黄连温胆汤泄热通腑、祛痰消积，其中调胃承气汤泄热通腑，祛除肠胃宿食，有形积滞祛除，郁热自除，气机畅达；栀子豉汤清宣胸中郁热，热祛神安，《伤寒论》谓"发汗吐下后，虚烦不得眠，若剧者，必反复颠倒，心中懊恼，栀子豉汤主之"；黄连温胆汤清热祛痰，并加入鸡内金、焦三仙消食导滞之品，去除痰热、宿食，心神无扰，睡眠正常。

眩晕（短暂性脑缺血发作）

刘某，男，71岁，2004年10月28日初诊。

间断性头晕，伴短暂性意识不清3个月。3个月前劳累后出现间断性头晕，突然意识不清，未摔倒，10秒后恢复如常，头颅CT、颅脑多普勒、脑电图均正常，服银杏叶片等药，症状略有改善。其后不定时出现意识不清，轻则2~3天1次，重则1天数次，形体高大肥胖，发作时面色潮红，头晕目眩，醒后神疲乏力，心悸气短，紧张恐惧，恶心欲呕，纳差少食，常恐惧在睡眠中发生意外，眠中易醒，醒后难以入睡，小便不利，大便正常，舌质淡嫩、苔薄白，脉沉细。高血压15年，血压控制在120~140 mmHg/80~90 mmHg。西医诊断：短暂性脑缺血发作、高血压。中医诊断：眩晕，证属肾阳亏虚、水饮上犯。治以温补肾阳、化气利水，以真武汤合肾气丸加减。处方：制附子6 g（先煎），桂枝6 g，熟地黄24 g，山茱萸12 g，山药12 g，牡丹皮9 g，泽泻15 g，白术15 g，生姜10 g，白芍10 g，淫羊藿15 g，仙茅10 g，丹参30 g，炙甘草6 g。7剂，日1剂，冷水煎，分2次温服。

二诊（11月4日）：眩晕、恶心欲吐减轻，偶有短暂性意识不清，2~3天发作1次，3~8秒可恢复，发作后疲乏恐惧，神疲乏力，夜寐不安，小便不利，舌质淡嫩、苔薄白，脉沉。效不更方，前方继服7剂。

三诊（11月12日）：意识不清发作间歇延迟，3~5天1次，每次3秒，发作前颜面潮红，性情急躁易怒，口干口苦，心悸不安，睡眠欠佳，舌质淡红、苔薄白，脉细数。前方加柴胡10 g、黄芩10 g、生龙骨30 g（先煎）、生牡蛎

30 g（先煎），以疏肝解郁、安神定志，继服 7 剂。

四诊（11 月 20 日）：眩晕减轻，未再发生意识不清，紧张恐惧减轻，时有胸闷气短，无胸痛，神疲乏力，四肢麻木，足如踩棉感，二便正常，心电图、心脏彩超正常，舌质淡暗、苔薄白，脉沉。证属肾精不足、气滞血瘀，以六味地黄丸合血府逐瘀汤加减。处方：熟地黄 24 g，山茱萸 12 g，山药 12 g，牡丹皮 9 g，泽泻 15 g，茯苓 9 g，柴胡 10 g，枳壳 10 g，牛膝 10 g，桃仁 10 g，红花 10 g，当归 12 g，赤芍 15 g，炙甘草 6 g。7 剂。其后以本方加减治疗 3 个月，症状消失，血压平稳。

按：《素问·上古天真论》谓"肾者主水，受五脏六腑之精而藏之"，肾为先天之本，主骨生髓，肾阳温煦五脏之阳，肾精濡养五脏之阴。患者为老年男性，年过七旬，肾精亏虚，髓海空虚，不能充养清窍，脏腑功能低下，清阳不升，如《灵枢·海论》谓"髓海不足，则脑转耳鸣"，出现头晕目眩等症。肾精不足，肾气亏虚，气化失司，水津代谢失常，水饮停聚，水饮上犯，阻滞清窍，发为眩晕及短暂性意识不清，张介宾强调"无虚不作眩""阳非有余，阴本不足"，揭示了肾精亏虚，肾气不足，阴阳两虚为病之根。初诊偏于肾阳不足，水饮上犯，以肾气丸、真武汤加减温助肾阳、化气行水。眩晕等症状缓解后，因患者恐惧不安，口干口苦，胸闷气短，证属肾精不足、肝郁气滞、瘀血阻滞，以六味地黄丸、血府逐瘀汤加减补益肾精、行气活血，肝肾同治。

头痛（血管神经性头痛）

李某，女，45 岁，2004 年 4 月 18 日初诊。

左侧偏头痛 10 年，加重 15 天。10 年前因受凉后出现头痛，左颞侧及巅顶疼痛，以胀痛隐痛为主，脑 CT、脑电图、心电图等检查均正常，确诊为血管神经性头痛。服盐酸氟桂利嗪胶囊等药症状缓解，劳累或受凉后，反复发作。半月前因频繁加班，心情烦闷，入睡困难，头痛加剧，午后为甚，心悸恐惧，胸闷气短，头晕目眩，神疲乏力，记忆力减退，不能正常工作，颜面萎黄无泽，语声低微，毛发稀疏不泽，舌质淡嫩、苔薄白，脉沉细。血压 100/60 mmHg，慢性咽炎 8 年。西医诊断：血管神经性头痛。中医诊断：头痛，证属气血两虚、清窍失养。方以八珍汤合小柴胡汤加减。处方：熟地黄 15 g，当归 10 g，川芎 20 g，白芍 20 g，生黄芪 20 g，党参 20 g，白术 15 g，茯苓 15 g，柴胡 10 g，黄芩 10 g，细辛 5 g，全蝎 3 g（冲服），蜈蚣 2 条，蔓荆子 10 g，炙甘草 6 g。7 剂，日 1 剂，冷水煎，分 2 次温服。

二诊（4 月 25 日）：头痛减轻，以左颞侧为甚，疲劳时加重，头晕乏力，少气懒言，眠中易醒，情绪激动时，头痛加重呈针刺样，舌质淡、苔薄白，脉沉。效不更方，前方继服 7 剂。

三诊（5 月 4 日）：头痛明显减轻，睡眠不佳，多梦易醒，每晚可睡 5 小时，神疲乏力，记忆力减退，精力不集中，舌质淡、苔薄白，脉沉。以八珍汤加减补气养血、安神定志。处方：熟地黄 15 g，当归 10 g，川芎 20 g，白芍 15 g，生黄芪 20 g，党参 30 g，白术 15 g，茯神 20 g，酸枣仁 20 g，柏子仁 20 g，龙骨 30 g（先煎），牡蛎 30 g（先煎），远志 10 g，炙甘草 6 g。7 剂，日 1 剂，冷水煎，分 2 次温服。

四诊（5 月 12 日）：睡眠改善，头痛减轻，时有噩梦惊醒、乏力减轻，二便正常，舌质淡、苔薄白，脉沉。患者拒服中药汤剂，以中成药八珍丸配合天王补心丹善后。

按：患者为中年女性，初因感受风寒之邪，上扰清窍，少阳经气不利，经脉拘急发为头痛，后因长期加班，劳累过度，耗伤气血，导致病情反复，如《素问·口问》所言，"上气不足，脑为之不满"，清窍失养，不荣则痛。头为"诸阳之会"，五脏六腑之精气皆上注于头，若精气亏虚，易感风邪，"高巅之上，惟风可到"，风邪上犯清空，阻遏清阳，不通则痛，治当补气养血、祛风通络，以八珍汤加减，张老在临证治疗过程中，善用引经报使药，引药直达病所，方中加用蔓荆子、柴胡，使药达病所，慢性头痛病程长，久病入络，经年难愈，选用全蝎、蜈蚣等虫类药物，有活血搜风、通络止痛之效。在治疗中，风药辛散性窜，久服易耗气伤津，故后期加强益气养血、养阴生津之力，以八珍汤合天王补心丹善后。

咳嗽 （支气管炎）

李某，女，68 岁，2005 年 5 月29 日初诊。

反复咳嗽20 年，加重 2 月余。患者 20 年前受凉后出现咳嗽咯痰，诊断为支气管炎，口服止咳化痰药，症状缓解，其后常因受凉反复发作，多次住院治疗。2005 年 3 月 19 日，因受凉出现发热咽痛、咳嗽咯痰。查胸片示：支气管炎伴感染。静滴头孢曲松钠、鱼腥草注射液 10 天。刻下：体温正常，咳嗽不减，咳少量黄痰，咳声重浊，夜间明显，不能入睡，神疲乏力，面色萎黄，口苦咽干，纳差少食，二便如常，舌质淡暗瘀滞、苔薄白腻，脉滑数。口服咳特灵、枇杷止咳糖浆，症状无减轻，双肺呼吸音粗，闻及湿性啰音。高血压病史 10 余年，口服北京降压 0 号，血压控制在 110~140 mmHg/80~85 mmHg。血常规：白细胞 $7.8×10^9$/L，中性粒细胞比例 64%，淋巴细胞比例 36%。心电图示：异常 ST–T。西医诊断：慢性阻塞性肺疾病伴支气管炎。中医诊断：咳嗽，证属痰热阻滞、肺失宣肃。治当清热宣肺、化痰止咳，以麻杏石甘汤、二陈汤加减。处方：炙麻黄 6 g，杏仁 10 g，生石膏 30 g，陈皮10 g，半夏 10 g，茯苓 15 g，鱼腥草 30 g，金银花 20 g，连翘 15 g，桑白皮 15 g，枳壳 8 g，桔梗 10 g，紫菀 10 g，百部 10 g，炙甘草 6 g。7 剂，日 1 剂，冷水煎，分 2 次温服。

二诊 （6 月 5 日）：咳嗽减轻，咯白色黏痰，无发热，口干口渴，神疲乏力，腰膝酸软，纳食欠佳，舌脉同前。效不更方，上方继服 7 剂。

三诊 （6 月 13 日）：咳嗽减轻，闻油烟则呛咳加重，咯白痰，时有喘促，腰膝酸软，神疲乏力，纳食欠佳，眠中易醒，心情烦闷，双下肢有散在针尖样出血点，压之不褪色，无痒痛，舌尖红赤、根部淡暗、苔薄白，脉沉无力。患者久病，肾精不足，肾不纳气，予六味地黄丸、二陈汤合交泰丸，补肾祛痰、交通心肾。处方：熟地黄 24 g，山药 12 g，山茱萸 12 g，茯苓 9 g，牡丹皮 9 g，泽泻 9 g，陈皮 10 g，半夏 10 g，黄连 5 g，肉桂 3 g，蜂房 10 g，淫羊藿 15 g，生黄芪 30 g，炙甘草 6 g。继服 7 剂。

四诊（6 月 19 日）：下肢皮下出血点褪去，2 天前再次感冒，恶寒口苦，咳嗽加重，流清涕，无咽痛，咯少量白痰，疲乏纳差，舌质淡、苔薄白，脉弦细。治以疏风散寒、宣肺止咳，选用小柴胡汤合止嗽散加减，。处方：柴胡 10 g，黄芩 15 g，半夏 10 g，生姜 10 g，紫苏 10 g，荆芥 10 g，防风 10 g，杏仁 10 g，浙贝母 10 g，桑白皮 10 g，枳壳 8 g，桔梗 10 g，前胡 10 g，百部 10 g，知母 10 g。继服 6 剂。

五诊（6 月 26 日）：咳嗽减轻，喉间偶有痰鸣，夜间明显，咽喉疼痛，咽干咽痒，舌质红、苔薄白微腻，脉细滑。前方去生姜、紫苏、荆芥、防风，加牛蒡子 15 g、薄荷 10 g（后下）、玄参 15 g 以清利咽喉，继服 6 剂。

六诊（7 月 4 日）：咳嗽咯痰，咽干咽痒明显减轻，纳食正常，舌质淡、苔薄白，脉沉。患者不愿口服汤剂，予橘红颗粒善后。

按："肺为清虚之脏"，不容邪气停留。患者为老年女性，咳喘多年，肺气亏虚，气化不利，通调水道失司，津液代谢失司，饮聚为痰，饮郁化热，饮热随气机上犯于肺，同时肺气亏虚，卫外不固，易受外邪侵袭。《素问·咳论》谓"皮毛先受邪气，邪气已从其合也"，内外合邪，肺失宣肃，肺气上逆，发为咳嗽。外有风寒，内有痰热，治疗当外散表邪、内清痰热。急则治其标，以麻杏石甘汤合二陈汤宣肺清热、化痰理气为主。"五脏六腑，皆令人咳，非独肺也"，久咳不已，"穷必及肾"，肺肾金水相生，肾不纳气，则咳嗽兼喘。病情缓解后，当治其本，因其年事已高，肾气不足，失于固摄，以六味地黄丸、二陈汤以补肾纳气、化痰止咳，肺肾同治。

喘证（喘息性支气管炎）

孙某，男，68岁，2004年9月10日初诊。

咳嗽气喘反复发作16年，加重半月。1988年因淋雨受凉出现咳嗽喘息，喉间痰鸣，确诊为喘息性支气管炎，静滴氨茶碱、地塞米松等药，症状减轻，其后因寒冷、油烟或粉尘刺激，喘促加重，多次住院，久治不愈。2周前因受凉咳嗽气喘加重，喉间痰鸣，咯黄稠痰，咳声连连，胸闷气短，活动后加重，脘腹胀满，口干口苦，口唇青紫，爪甲青紫，形体消瘦，皮肤潮湿，夜寐不安，小便黄赤，咳嗽剧烈时有小便失禁，舌质瘀暗、苔黄腻，脉沉数。血压130/70 mmHg，心率100次/分。心电图示：窦性心动过速，肺型P波，低电压。胸部X片示：肺气肿、肺部感染。西医诊断：喘息性支气管炎、肺部感染、肺气肿。中医诊断：喘病，证属痰热蕴肺。治以清热化痰、宣肺平喘，以麻杏甘石汤、二陈汤加减。处方：炙麻黄8 g，杏仁10 g，生石膏30 g（先煎），瓜蒌10 g，黄芩10 g，鱼腥草20 g，桑白皮15 g，陈皮10 g，半夏10 g，茯苓15 g，浙贝母10 g，射干10 g，枇杷叶10 g，葶苈子10 g，苏子10 g，炙甘草6 g。4剂，日1剂，冷水煎，分2次温服。

二诊（9月18日）：咳嗽减轻，咯黄白黏痰，不易咳出，晨起痰多，喉间痰鸣，活动后喘促加重，胸闷气短，倦怠乏力，纳食欠佳，舌脉同前。效不更方，继服7剂。

三诊（9月26日）：咳喘咯痰明显减轻，无黄痰，咯少量白痰，神疲乏力，头晕懒言，纳食不佳，二便正常，舌质淡、苔白腻，脉沉滑。肺热渐去，脾虚湿盛，以二陈汤合止嗽散加减。处方：陈皮 10 g，半夏 10 g，茯苓 15 g，白术 15 g，生黄芪 20 g，紫菀 10 g，款冬花 10 g，桔梗 10 g，前胡 10 g，蜂房 10 g，党参 20 g，紫苏子 10 g，杏仁 10 g，炙甘草 6 g。7 剂。

四诊（10 月 8 日）：咳痰明显减少，时有乏力气短，纳食正常，二便正常，舌质淡、苔薄白，脉沉。上方继服 14 剂，诸证减轻。

按：患者为老年男性，脏腑功能减退，肺气亏虚，卫表不固，易反复感受风寒之邪，若未能及时疏散，肺失宣降，肺气上逆则发为咳嗽，如《素问·咳论》谓"皮毛者，肺之合也。皮毛先受邪气，邪气从其合也"。肺主气，司呼吸，通调水道，肺失宣肃，气化不利，津聚为痰，痰郁化热，痰热蕴肺，外邪引动宿痰，肺气上逆为喘。《景岳全书·喘促》谓"实喘之证，以邪实在肺也，肺之实邪，非风寒则火邪耳"，证属邪实为患，治疗以祛除痰热、恢复宣降为主，选用麻杏甘石汤、二陈汤加减以清热祛痰、宣肺平喘。痰热祛除，咳喘减轻，肺脾气虚显露，见神疲乏力，胸闷气短，咳痰色白质黏，晨起加重，纳差少食，此乃肺脾两虚，运化失司，酿生痰浊，壅阻气机所致，如《素问·咳论》谓"此皆聚于胃，关于肺，使人多涕唾，而面浮肿气逆也"。以二陈汤、止嗽散燥湿化痰，加入黄芪、党参等药，健脾益气，培土生金，化痰止咳，加强补气固表，以进一步巩固疗效，预防复发。

肺胀（慢性阻塞性肺疾病）

张某，女，72 岁，2005 年 1 月 27 日初诊。

反复咳喘、胸闷气短 30 年，加重 5 天。30 年前因受凉感冒后，出现咳嗽咯痰，气喘胸闷，确诊为肺部感染，静滴抗生素、氨茶碱等药症状缓解。其后每逢冬春，气候交替时加重，反复发作，每次持续 2 月余，咳喘、胸闷气憋等症状逐年加重，多次住院治疗，2001 年诊断为慢性阻塞性肺疾病、肺心病。5 天前，因受凉出现咳嗽喘促，咯白色清痰、量多易咳出，胸闷气憋，无发热恶寒，动则汗出，形寒肢冷，神疲乏力，双下肢浮肿，静滴头孢唑林钠，症状略减轻，咳嗽不止，咯大量白色清稀样痰，夜间可以平卧，活动后气喘加重，形体肥胖，颜面苍白，唇甲发绀，小便频数，大便正常，舌质淡暗、苔薄白腻，脉细滑。心电图示：肺型 P 波，异常 ST-T 改变。胸部 X 片示：慢性支气管炎并感染。既往高血压 18 年，血压控制平稳。西医诊断：慢性阻塞性肺疾病合并肺部感染、肺心病、高血压。中医诊断：肺胀，证属寒饮犯肺、肺气上逆。治以温肺化饮、降气平喘，方以小青龙汤加减。处方：炙麻黄 6 g，杏仁 10 g，半夏 10 g，白芍 10 g，桂枝 10 g，细辛 6 g，五味子 6 g，干姜 6 g，桔梗 10 g，紫菀 10 g，款冬花 10 g，前胡 10 g，蜂房 10 g，生黄芪 30 g，淫羊藿 15 g，炙甘草 6 g，4 剂，日 1 剂，冷水煎，分 2 次温服。

二诊（2 月 4 日）：咳痰明显减少，胸闷气憋不减，遇风咳嗽加重，活动后气喘胸闷加重，双下肢浮肿，神疲乏力，大便正常，小便不利，夜尿 3 次，尿有余沥，舌质淡、苔薄白，脉细滑。效不更方，继服 7 剂。

三诊（2月13日）：咳嗽咯痰减轻，白色黏痰，不易咯出，神疲乏力，双下肢轻度浮肿，胸闷气短，活动后加重，动则汗出，舌质淡嫩、苔薄白，脉沉。以六君子汤、二陈汤、三子养亲汤加减，健脾益气，燥湿化痰，培土生金，以杜生痰之源。处方：陈皮10 g，半夏10 g，茯苓15 g，生黄芪30 g，党参20 g，杏仁10 g，厚朴12 g，紫菀10 g，款冬花10 g，桔梗10 g，白术15 g，蜂房10 g，防风10 g，紫苏子10 g，莱菔子10 g，白芥子5 g，炙甘草6 g。6剂。

四诊（2月20日）：咳喘明显减轻，咳少量白黏痰，汗出减少，神疲乏力，大便干燥，排便困难，舌质淡、苔薄白，脉沉弦滑。上方去紫菀、款冬花，加火麻仁30 g、郁李仁15 g以润肠通便、肃肺平喘，6剂。其后以玉屏风散、六君子汤、三子养亲汤加减治疗3个月，病情平稳。

按：肺主气，司呼吸，通过宣发肃降，维持吐故纳新的功能，肾封藏，主纳气，肺肾金水相生。患者为老年女性，咳喘久治不愈，肺气亏虚，卫外失司，易反复感受外邪，引动宿痰，外寒内饮不去，宣发肃降失司，肺气上逆发为咳喘。病久不愈，加之年事渐高，肾气亏虚，肾不纳气。肺肾气化不利，水湿停聚，水饮随气机上逆，水寒射肺，肺气壅滞，肺气上逆，加重咳喘气促，"急则治标"，以小青龙汤外散风寒、温肺化饮，恢复宣肃功能；并加淫羊藿、黄芪、蜂房等温补肺肾、纳气归元，以祛邪治标为主，兼顾扶正。后期寒饮邪气渐去，症状缓解，临床表现以肺脾气虚、卫表不固为主，《证治汇补·痰证》谓"脾为生痰之源，肺为贮痰之器"，以六君子汤、二陈汤合三子养亲汤益气健脾、燥湿化痰、降气平喘，扶正以祛邪，预防咳喘加重。

胃脘痛（糜烂性胃炎）

何某，女，28 岁，2005 年 3 月 4 日初诊。

反复胃脘部疼痛 2 年，加重 7 天。患者 2 年前因生气后，出现胃脘胀痛，饭后加重，恶心呕吐，确诊为浅表性胃炎，口服中药 10 余剂，疼痛缓解，其后反复发作，常服"胃炎乐"等药。一周前因外出应酬，饮白酒少量，并与丈夫发生争吵，胃痛加重，以胀痛为主，牵及两肋，隐隐作痛，喜温喜热，噫气频频，无泛酸，纳食不佳，形体消瘦，面色萎黄，二便正常，舌质嫩红，苔薄白，脉沉细。腹软，剑下压痛，墨菲征弱阳性。本院胃镜：糜烂性胃炎，HP（−）。肝功能正常。血常规示白细胞 $7.2 \times 10^9/L$，中性粒细胞比例 63%，淋巴细胞比例 32%。便潜血试验（−）。腹部彩超：慢性胆囊炎。磺胺类药物过敏。西医诊断：糜烂性胃炎、慢性胆囊炎。中医诊断：胃脘痛，证属脾胃虚寒、气滞血瘀。治以温中散寒、行气活血，方以黄芪建中汤、四逆散、失笑散加减。处方：生黄芪 30 g，当归 10 g，桂枝 10 g，白芍 20 g，柴胡 10 g，枳壳 10 g，川楝子 10 g，延胡索 15 g，五灵脂 10 g，蒲黄 10 g，陈皮 10 g，半夏 10 g，茯苓 15 g，党参 20 g，炙甘草 6 g，4 剂，日 1 剂，冷水煎，分 2 次温服。

二诊（3 月 9 日）：胃脘及两胁胀满疼痛减轻，隐隐作痛，饭后加重，情志抑郁，郁郁寡欢，噫气纳差，疲倦懒言，眠中易醒，二便正常，舌质嫩红、苔薄白，脉沉细弦。效不更方，继服 7 剂。

三诊（3 月 18 日）：胃脘疼痛减轻，时感胀闷气短，神疲乏力，少气懒言，精力不集中，记忆力减退，纳食正常，汗出怕冷，腰膝酸软，二便正常，舌质淡、苔薄白。以六君子汤、良附丸、黄芪建中汤、四逆散加减，健脾疏肝，缓则治其本。处方：陈皮10 g，半夏10 g，茯苓15 g，山药30 g，白术15 g，生黄芪30 g，桂枝10 g，白芍30 g，高良姜10 g，香附10 g，淫羊藿15 g，菟丝子30 g，当归10 g，柴胡10 g，枳壳10 g，炙甘草6 g。继服7剂。

四诊（4月26日）：胃脘疼痛，气短乏力改善，自行停药1个月，又因淋雨受凉，夜间胃脘疼痛剧烈，以胀痛绞痛为主，呕吐1次，自服六味木香散、附子理中丸等药不缓解，舌淡嫩、苔薄白，脉沉细。治以温中散寒、缓急止痛，方以黄芪建中汤、四逆散、失笑散加减。处方：黄芪30 g，桂枝10 g，白芍20 g，生姜10 g，柴胡10 g，枳壳10 g，香附10 g，川楝子10 g，延胡索15 g，五灵脂10 g（包煎），蒲黄10 g（包煎），当归10 g，淫羊藿15 g，制附子6 g，炙甘草6 g。继服7剂。

五诊（5月4日）：服上方7剂，症状明显缓解，但仍感神疲乏力，纳少噫气，食欲欠佳。上方继服5剂。

六诊（5月10日）：胃脘疼痛消失，神疲乏力，纳食不佳。证属脾虚气滞，当健脾行气，以3月18日方继服6剂，嘱其少生气，忌服生冷之品，其后口服香砂养胃丸善后。

按：患者为年轻女性，平素脾胃虚寒，《素问·异法方宜论》谓"脏寒生满病"，寒自内生，寒主收引，气机阻滞，发为胃痛，隐痛得热则减。患者性格内向，郁郁寡欢，常与丈夫因琐事而生气，肝失疏泄，木郁克土，气机不畅，瘀血阻滞，加重脾胃升降失调，胃气上逆，出现胃脘胀痛，牵及两肋，嗳气则舒，恶心呕吐，本虚标实，以脾胃虚寒为主，兼有肝气郁结、瘀血阻滞，以黄芪建中汤为主，温中散寒、缓急止痛，《金匮要略·血痹虚劳病脉证并治第六》谓"虚劳里急，诸不足，黄芪建中汤主之"；四逆散、金铃子散疏肝解郁、理气止痛；失笑散化瘀止痛。病情缓解后，"缓则治本"，以黄芪建中汤、良附丸、六君子汤加减温中健脾、燥湿行气。

胃脘痛（十二指肠溃疡）

王某，女，57岁，2005年2月28日初诊。

反复胃脘疼痛20余年，加重2个月。20年前因饮食不规律出现胃脘隐痛，饭后加重，恶心呕吐。钡餐确诊为：胃及十二指肠溃疡。服复方铝酸秘、西咪替丁等药减轻，其后每因饮食不慎或受凉而加重。胃镜（2000年）示：十二指肠溃疡、萎缩性胃炎、HP（–）。近2个月无明显诱因出现胃脘隐痛，阵发性绞痛，疼痛无规律，服多潘立酮片等药症状不缓解，泛酸呃逆，纳食减少，疲乏无力，形体消瘦，面色萎黄，舌质淡、苔薄白，脉沉细，剑突下轻压痛。血沉正常，抗"O"<500 IU/mL，类风湿因子（–）。血常规：白细胞$4.7×10^9$/L，中性粒细胞比例67%，淋巴细胞比例32%。便潜血（–）。既往有风湿性关节炎13年。西医诊断：十二指肠溃疡、慢性萎缩性胃窦炎。中医诊断：胃脘痛，证属脾胃虚寒、气滞血瘀。治以温中散寒、行气活血，方以良附丸、六君子汤、四逆散、失笑散加减。处方：高良姜10 g，香附10 g，生黄芪30 g，党参20 g，茯苓15 g，白术15 g，山药30 g，陈皮10 g，半夏10 g，柴胡10 g，赤白芍各15 g，枳实10 g，蒲黄10 g（包煎），五灵脂10 g，炙甘草6 g。7剂，日1剂，冷水煎，分2次温服。

二诊（3月8日）：胃脘隐痛减轻，疼痛无规律，食生冷则痛甚，得热则减轻，神疲乏力，纳食少，小便清，大便正常，舌脉如前。效不更方，继服7剂。

三诊（3月16日）：胃脘疼痛明显减轻，晨起恶心，未呕吐，泛酸嗳气，眠中易惊醒，二便如常，舌尖红、苔薄白，脉细弦。此乃肝胃不和、肝郁化火、扰动心神，以四逆散、交泰丸加减疏肝解郁、交通心肾。处方：黄连5 g，肉桂3 g，柴胡10 g，白芍15 g，枳壳10 g，生黄芪20 g，党参20 g，茯神15 g，白术15 g，香附10 g，郁金10 g，柏子仁30 g，栀子10 g，海螵蛸15 g，炙甘草6 g。7剂，日1剂，冷水煎，分2次温服。

四诊（3月24日）：胃脘疼痛、泛酸减轻，午后胀满，纳食略增，夜间睡眠明显改善，气短乏力，腰膝酸软，舌质淡红、苔薄白，脉沉细。治以健脾益气、疏肝行气为主，方以六君子汤合四逆散加减。处方：生黄芪20 g，党参20 g，茯苓15 g，白术15 g，陈皮10 g，半夏10 g，柴胡10 g，枳壳10 g，白芍15 g，厚朴10 g，焦三仙各15 g，淫羊藿15 g，炙甘草6 g。7剂，冷水煎，分2次温服。

五诊（4月10日）：胃脘隐痛胀满减轻，乏力改善，纳食如常，二便正常，体重增加，舌质淡红、苔薄白。上方继服10剂，间断服用，巩固疗效。

按：患者为中年女性，因饮食无规律，患胃痛多年，久治不愈，脾胃素虚，脏腑功能低下，脾胃斡旋失司，《素问·异法方宜论》谓"脏寒生满病"，脾虚肝乘，运化失司，气机升降失调，久则气滞血瘀，"不荣则痛""不通则痛"兼而有之，以良附丸、六君子汤加减温中健脾；四逆散、失笑散疏肝行气、活血止痛，标本同治，《素问·标本病传论》谓"间者并行，甚者独行"，肝脾同治。病症缓解后，以六君子汤合四逆散加减健脾益气、疏肝行气、调和肝脾，以健脾益气为主，巩固疗效。

泄泻 （慢性结肠炎）

方某，男，56岁，公务员，2005年5月15日初诊。

反复稀便5年，加重1个月。10年前因饮食不慎，大便如水样，肠鸣腹痛，确诊为急性胃肠炎，静滴庆大霉素，口服诺氟沙星等药，临床治愈。近5年每因饮食不节，频繁出现大便稀溏，呈糊状，肠鸣腹痛，长期服补脾益肠丸。2005年4月因饮食不慎，出现泄泻肠鸣，食蔬菜及肉类，大便则呈水样便，每日10余次，无腹痛，无脓血，无里急后重，恶心欲呕，嗳气频频，肛门坠胀，小便正常，确诊为慢性结肠炎，口服抗生素及双歧杆菌，症状不缓解。刻下：形体消瘦，纳差少食，神疲乏力，情绪低落，面色萎黄，舌质淡、苔白腻，脉沉无力。既往有慢性萎缩性胃炎3年、前列腺增生症2年。西医诊断：慢性结肠炎。中医诊断：泄泻，证属脾肾阳虚、运化无权、寒湿下注。治以健脾补肾、燠火暖土，方以四神丸、四逆汤、参苓白术散加减。处方：补骨脂10g，肉豆蔻10g，吴茱萸6g，五味子6g，制附子5g（先煎），干姜10g，党参20g，炒白术15g，炒山药30g，茯苓15g，砂仁6g（后下），炒薏苡仁20g，桔梗10g，诃子10g，乌梅10g，炙甘草6g。7剂，日1剂，冷水煎，分2次温服。

二诊（5月23日）：大便次数减少，日5~6行，完谷不化，食蔬菜及肉类则泄泻加重，每日只能吃面糊或馒头，神疲乏力，少气懒言，腹中雷鸣，腹部胀满，无腹痛无里急后重，小便正常，舌质淡、苔白腻，脉沉无力。效不更方，继服7剂。

三诊（5月30日）：稀便减少，日 3~4 行，可食少量菜粥，肛门坠胀减轻，无腹痛，腹部怕冷，饭后腹胀，情绪缓和，神疲乏力，少气懒言，小便清长，舌质淡、有齿痕、苔薄白，脉沉无力。前方制附子加至 15 g，先煎至半小时，加生黄芪 30 g 以温阳益气，继服 7 剂。

四诊（6月10日）：大便次数明显减少，日 1~2 行，无腹痛肠鸣，神疲乏力减轻，食纳不佳，舌脉同前。上方加焦三仙各 15 g，继服 14 剂。

五诊（7月10日）：大便成形，日 1~2 行，无腹痛腹胀，神疲乏力，舌质淡、有齿痕、苔薄白，脉沉。因天气炎热拒服中药汤剂，以成药四神丸、参苓白术散善后。

按：患者长期应酬、饮食不节，损伤脾胃，脾阳亏虚，运化失司，水谷不化精微反生湿浊，寒湿下注而成泄泻，《素问·六元正纪大论》谓"湿盛则濡泄"，寒湿阻滞气机，升降失司，清阳不升，浊阴不降，则恶心欲呕，嗳气频频，腹部胀满，《素问·阴阳应象大论》谓"清气在下，则生飧泄；浊气在上，则生䐜胀"，脾虚湿盛是导致泄泻的常见原因，病久不愈，"五脏之伤，穷必及肾"，脾病及肾，脾肾阳虚，火不暖土，则完谷不化，泻下无度，本案以正虚为主，治当温补脾肾、涩肠止泻。《伤寒论》第 277 条谓"自利不渴者，属太阴，以其脏有寒故也。当温之，宜服四逆辈"，以四逆汤温补肾阳；四神丸补肾涩肠；参苓白术散健脾祛湿、升阳止泻，恢复脾胃腐熟运化水谷的功能，病程中无食积阻滞，故加诃子、乌梅、五味子等涩肠止泻。全方脾肾同治、燠火暖土。

痢疾（细菌性痢疾）

付某，男 85 岁，2005 年 7 月 1 日初诊。

左下腹隐痛，泻脓血便 2 天。2 天前过食桃子、杏子，出现左下腹隐痛，肠鸣腹胀，便下脓血，色暗红，日 4~6 行，里急后重，肛门灼热重坠，无发热呕吐，神疲乏力，口干口渴，食纳欠佳，形体消瘦，少气懒言，小便黄赤，口唇色红，舌边尖红、苔黄腻，脉浮滑数。血压 100/60 mmHg。便常规示：脓球（++），红细胞 2~3 个/Hp，潜血(++)。血常规、电解质正常，腹部彩超正常。自服诺氟沙酸、藿香正气水无效。既往有慢性胃炎 30 年、冠心病 10 年。西医诊断：细菌性痢疾。中医诊断：痢疾，证属湿热下迫大肠。治以清热利湿，方以葛根芩连汤合白头翁汤加减。处方：葛根30 g，黄芩 10 g，黄连 6 g，秦皮 15 g，白头翁 15 g，白芍 20 g，黄柏 10 g，蒲公英 30 g，鸡内金 20 g，藿香 10 g，紫苏 10 g，佩兰 10 g，炙甘草 6 g。4 剂，日 1 剂，冷水煎，分 2 次温服。

二诊（7 月 5 日）：腹痛减轻，时有腹胀，大便仍有脓血、色暗红，每日 2 行，伴里急后重，肛门灼热减轻，神疲乏力，口干口渴，纳差少食，舌质边尖红、苔薄白而腻，脉沉弱。上方加焦三仙各 30 g、炒莱菔子 10 g 以消食导滞，继服 10 剂。

三诊（7 月 18 日）：大便渐成形，日 1 行，无脓血，无里急后重，脘腹胀满，饭后加重，神疲乏力，纳食较少，小便略黄，尿有余沥，舌质淡红、苔白腻，血压 120/85 mmHg。便常规正常。湿热毒邪渐去，脾虚气滞，治当清热利湿、健脾理气，方以葛根芩连汤合香砂六君子汤加减。处方：葛根 30 g，黄芩 10 g，黄连 5 g，陈皮 10 g，半夏 10 g，茯苓 15 g，山药 30 g，党参 20 g，生黄芪 30 g，炒白术 15 g，木香 10 g，鸡内金 15 g，焦三仙各 15 g，砂仁 6 g（后下），厚朴 15 g，炙甘草 6 g。7 剂。

四诊（7 月 27 日）：大便正常，日 1 行，无里急后重，无脓血，乏力减轻，时有腹胀，舌质淡、苔薄白，脉沉弱。前方去山药、鸡内金、焦三仙，加柴胡 10 g、枳壳 10 g、炒白芍 10 g 以疏肝理气，本方加减又服 10 剂而愈。

按：患者为高龄老人，罹患多种慢性疾病，脾胃素虚，暑湿犯脾，过食瓜果，更伤脾胃，《素问·经脉别论》谓"生病起于过用"，湿热内蕴，阻滞气机，脾胃升降失司，湿热下注肠道，大肠传导失司，热伤血络，发为痢疾，腹痛腹胀，下利脓血，里急后重，肛门灼热，舌边尖红、苔黄腻，脉浮滑数。《素问·至真要大论》谓"诸呕吐酸，暴注下迫，皆属于热"，本着"急则治其标"的原则，以葛根芩连汤合白头翁汤加减清热解毒、祛湿止痢，《伤寒论》第 371 条谓"热利下重者，白头翁汤主之"，并加蒲公英、藿香、佩兰、紫苏芳化湿浊，湿去热无所依附；芍药、甘草酸甘化阴，缓急止痛，兼制清热祛湿药苦寒之性。《求医诊脉说》谓"至虚有盛候，大实有羸状"，临床不能见到高龄及久病形体消瘦者就妄用补法，势必火上浇油，同时，湿热内蕴，阻滞气机，不可过早应用补益之剂，导致闭门留寇，《外感温热病篇》第 9 条谓"……不可就云虚寒而投补剂，恐炉烟虽熄，灰中有火，须细察精详"，病情缓解后，又恐余邪留扰，以葛根芩连汤合香砂六君子汤加减，在清利湿热的基础上，健脾益气、燥湿行气，标本同治，肠腑湿热之邪祛除，脾胃运化恢复，气机畅达，肠腑传导糟粕功能正常。

便秘（胃肠功能紊乱）

于某，女，38 岁，2005 年 1 月 21 日初诊。

排便困难 13 年，加重 7 天。患者 13 年前，产后久卧，大便干燥，排便不畅，3~5 日 1 行，服三黄片、牛黄解毒片，初服有效，久服无效，其后长期口服芦荟胶囊、排毒养颜胶囊，严重时以番泻叶泡茶饮。近 7 日大便干结不行，腹部胀痛，烦躁不安，纳食减少，口苦胸闷，善太息，自服蓖麻油、麻仁丸，临厕数次大便未下，痛苦不堪，颜面萎黄形体消瘦，倦怠乏力，恶心无呕吐，夜眠不安，小便黄，舌质淡、苔白腻，脉涩。肠鸣音正常。腹部平片示：未见游离气体。血常规示：白细胞 $5.3×10^9/L$，中性粒细胞比例 53%，淋巴细胞比例 47%。患慢性咽炎 10 年，磺胺类药物过敏。西医诊断：胃肠功能紊乱。中医诊断：便秘，证属气结不行。治以益气养血、润肠通便，方以小柴胡汤合麻子仁丸加减。处方：柴胡 10 g，黄芩 10 g，半夏 10 g，党参 15 g，火麻仁 30 g，白芍 20 g，杏仁 10 g，酒大黄 9 g（后下），厚朴 15 g，枳实 15 g，槟榔 15 g，瓜蒌 30 g，生白术 60 g，威灵仙 30 g，甘草 6 g。4 剂，日 1 剂，冷水煎，分 2 次温服。

二诊（1 月 26 日）：大便 2 日 1 行，腹部胀痛减轻，纳食增加，头晕乏力，晨起明显，舌脉同前。上方减酒大黄、厚朴、枳实，加当归 20 g、肉苁蓉 20 g，以润肠通便，继服 6 剂。

三诊（2 月 3 日）：大便通畅，日 1 行，神疲乏力，面色无华，少气懒言，记忆力减退，午后腹部胀满，纳食正常，舌质淡、苔薄白，脉沉无力。此乃久服寒凉，损伤脾胃，脾虚气滞，升降失调，大肠传导失司。治以健脾益气、行气通便，方以六君子汤合小柴胡汤加减。处方：陈皮10 g，半夏10 g，生白术60 g，生黄芪20 g，茯苓15 g，党参20 g，当归20 g，柴胡10 g，黄芩15 g，枳壳10 g，火麻仁30 g，郁李仁15 g，焦三仙各15 g，炙甘草6 g。7剂，日1剂，冷水煎，分2次温服。

四诊（2月12日）：大便日1行，午后腹胀，纳食正常，乏力减轻。效不更方，继服7剂，嘱其多食水果蔬菜，适当运动。

按： 患者为青年女性，初因产后血虚，肠道失于濡养，久坐久卧，气机不畅而致便秘。《素问·六微旨大论》言"是以升降出入，无器不有"，患者久服泻药，损伤脾胃，运化失司，清气不升，浊气不降，气机升降失司，津液不布，无水行舟，糟粕久留于肠府，传导失司，其病机实质是肠道失润，气机阻滞，《伤寒论》230条谓"阳明病，胁下硬满，不大便而呕，舌上白苔者，可与小柴胡汤，上焦得通，津液得下，胃气因和，身戢然汗出而解"，小柴胡汤疏肝解郁、调畅气机，使津液得以布散肠腑。《金匮要略·五脏风寒积聚病脉证并治第十一》谓"趺阳脉浮而涩，浮则胃气强，涩则小便数，浮涩相搏，大便则坚，其为脾约，麻仁丸主之"，麻子仁丸润肠通腑、行气通便。病症缓解后，健脾益气，使气机升降有序，传导功能正常。

黄疸（肝硬化）

周某，男，73岁，2005年7月5日初诊。

上腹胀满7年，加重伴周身皮肤黄染半月。1992年因乏力、上腹胀满确诊为血吸虫病，间断性服用护肝片、鸡骨草片、肌苷片等药，1998年确诊为肝硬化，未服药治疗。半月前上腹及右胁胀闷加重，巩膜及周身皮肤黄染，小便不利，色如酱油，神疲乏力，纳食欠佳，夜眠不安，大便如陶土色，舌质淡、苔白厚腻，脉濡。血压120/75 mmHg，血红蛋白浓度120 g/L，血小板计数89×10⁹/L，白细胞7.4×10⁹/L，门冬氨酸氨基转移酶375 U/L，白蛋白31.3 g/L，血清碱性磷酸酶191 U/L，尿胆原（++），尿蛋白（++），肝功能、乙肝全套正常。上腹彩超示：肝硬化、慢性胆囊炎、胆石症。西医诊断：肝硬化。中医诊断：黄疸，证属湿热蕴结、肝失疏泄。治以清热疏肝、祛湿退黄，方以小柴胡汤合茵陈五苓散加减。处方：柴胡10 g，黄芩10 g，半夏10 g，党参20 g，茵陈30 g，猪苓15 g，茯苓15 g，泽泻15 g，桂枝10 g，金钱草30 g，虎杖15 g，枳壳10 g，白芍10 g，炙甘草6 g。7剂，日1剂，冷水煎，分2次温服。

二诊（7月15日）：周身皮肤黄染略有减轻，右胁及胃脘胀满，纳少恶心，口干口苦，神疲乏力，小便如酱油色，大便如陶土，舌质淡、苔白厚腻，脉濡，血压120/75 mmHg。前方茵陈加至60 g，加强祛湿退黄之效，继服7剂。

三诊（7月24日）：皮肤及巩膜黄染减轻，小便如酱油色，胃脘胀满减轻，心情烦闷，无腹痛，饮食增加，舌边尖略红、苔白腻，脉沉细数，血压130/75 mmHg。前方加栀子 10 g、牡丹皮 10 g 以清利三焦，继服 7 剂。

三诊（8 月 8 日）：周身皮肤黄染减轻，巩膜仍有黄染，右胁及胃脘胀满减轻，昨晚食鱼汤后受凉，大便稀溏，日 3 行，无里急后重感，无呕吐，舌尖略红、苔白腻，脉沉细数。仍以茵陈五苓散合小柴胡汤加减。处方：茵陈60 g，猪苓 15 g，茯苓 15 g，泽泻 10 g，桂枝 10 g，白术 15 g，金钱草 30 g，栀子 10 g，虎杖 15 g，柴胡 10 g，黄芩 10 g，枳壳 10 g，白芍 10 g，生黄芪30 g，党参 20 g，炙甘草 6 g。7 剂，症状缓解。其后以本方加减治疗 6 个月，皮肤黄疸消失，肝功、血常规等复查结果均正常。

按：患者为老年男性，虽未至"臌胀"，但久病不愈，脾运失司，水谷不化精微，反生浊湿，阻遏中焦，气机不畅，肝胆疏泄不利，致使胆液不循常道，外溢肌肤发为黄疸，《素问·阴阳应象大论》谓"浊气在上，则生䐜胀，此阴阳反作"，湿热不去，气机不畅，清阳不升，浊阴不降，见腹部及胁肋胀满、恶心欲呕等。《金匮要略·黄疸病脉证并治第十五》谓"谷气不消，胃中苦浊，浊气下流，小便不通……身体尽黄，名曰黄疸"，症见小便不利如酱油色、皮肤巩膜黄染等。病机关键在于湿热内蕴，阻滞气机，肝胆疏泄失常，以茵陈五苓散清热利湿退黄，茵陈蒿、茯苓、泽泻、猪苓、桂枝、白术从不同渠道分消湿浊、通阳化气，有形湿浊祛除，无形热邪则易于清除；小柴胡汤、四逆散疏肝利胆，畅达三焦气机。全方以治标为主。症状缓解后，在辨证基础上加健脾益气之品，扶正祛邪。

肝着（肝癌术后）

刘某，男，56岁，已婚，2005年10月4日初诊。

右胁胀满疼痛，乏力1年余。25年前体检时诊断为乙型肝炎（小三阳），因无特殊症状，未治疗。5年前确诊为肝硬化，口服恩替卡韦（0.5 mg，qd），未定期复查。2017年6月，因右胁胀满疼痛，确诊为原发性肝癌、肝硬化（代偿期）、脾大。在北大医院行LS肝左外侧叶切除，2018年6月行肝动脉栓塞术（TACE），乙肝相关检查：乙肝DNA病毒定量正常，肝功能正常，肿瘤标志物正常，生化正常。右胁胀满疼痛，神疲乏力，纳差少食，大便稀溏，呈糊状，日3行，无肠鸣腹痛，小便正常，形体略瘦，语声低沉，舌体胖大色淡、苔薄白，脉沉。西医诊断：原发性肝癌、肝硬化（代偿期）、慢性乙肝、脾大。中医诊断：胁痛，证属肝郁脾虚、气滞血瘀。法当疏肝健脾、行气活血，方拟柴胡桂枝干姜汤合四君子汤加减。处方：柴胡10 g，枳壳10 g，香附10 g，川芎10 g，郁金10 g，白芍10 g，鳖甲（先煎）15 g，桂枝10 g，干姜10 g，炙黄芪40 g，党参30 g，茯苓20 g，炒白术20 g，炒山药20 g，甘草6 g。6剂，日1剂，冷水煎，分2次温服，嘱其忌食生冷之品。

二诊（10月11日）：服用前方后，右胁胀满疼痛减轻，神疲乏力减轻，纳差食少，大便稀溏，舌脉同前。效不更方，原方继服14剂。

三诊至四诊（10月18日至10月25日）：右胁胀满疼痛明显减轻，时有隐痛，夜间加重，纳食增加，乏力减轻，小便正常，大便成形，日2行，舌质淡嫩、苔薄白，脉沉。前方加蒲黄10 g（包煎），共14剂。

　　五诊至十二诊（2005 年 11 月 9 日至 2006 年 1 月 3 日）：右胁胀满疼痛明显减轻，乏力减轻时有嗳气，无反酸，大便正常。考虑为肝失疏泄、横逆犯胃、胃气上逆所致，上方去黄芪、党参、白术、山药、茯苓，加旋覆花 10 g（包煎）、陈皮 10 g、茜草 10 g、青皮 10 g，共服 56 剂。

　　十三至十八诊（2006 年 1 月 10 日至 2006 年 2 月 20 日）：右胁不适，无胀满疼痛，纳食正常，二便正常，舌质淡瘀暗、苔薄白，脉沉细。加当归 10g 以养（肝）血活血，肝为刚脏，体阴用阳，肝血充盛，疏泄正常，共服 38 剂，目前尚在治疗中。

　　按：患者为中年男性，患慢性乙型肝炎 25 年，未予重视，逐渐发展为肝硬化、肝癌，虽经手术治疗，仍有右胁肋胀满疼痛，夜间加重，极度乏力，纳食减少，大便稀溏。肝为刚脏，体阴用阳，肝血充盛，肝体得养，肝气疏泄正常，脾胃运化正常，气机升降正常，当肝血亏虚，肝体失养，疏泄失常，肝气不舒，气滞血瘀，出现胀满疼痛；脾虚不运，清气不升，浊气不降，出现大便稀溏，嗳气呃逆，胁肋为肝经所过之处，经脉失于濡养，故以右胁疼痛胀满为主。肝脾生理关系密切，肝主疏泄，协调脾胃气机的升降，脾主运化，化生水谷精微以养肝体。当肝失疏泄，肝旺克脾，脾运不健，脾气不升，胃气不降；脾失健运，气血化生无源，必至肝血亏虚，肝气疏泄失常。因此，脾胃生理状态下相互制约，病理状态下相互影响，病久兼有气滞血瘀。

　　本案依据病史、症状、体征辨为肝郁脾虚证，治当疏肝健脾，标本同治，方以柴胡桂枝干姜汤合四君子汤加减，疏解肝郁，使肝气畅达，不再克伐脾土；病久又经历手术，脾气亏虚明显，加大量补气健脾之品，气血化生有源，肝血充盛，肝体得养，疏泄正常，"久病入络"。五诊时辅以活血化瘀之品，加旋覆花汤，其中旋覆花引药入肝经，使气血通畅，"通则不痛"，治疗思路兼顾肝脾的功能，疏肝行气、益气健脾、活血化瘀并行，患者症状明显改善。

水肿（肾病综合征）

张某，男，67 岁，2003 年 11 月 3 日初诊。

眼睑及双下肢浮肿 3 个月。3 个月前因房屋装修受凉，出现眼睑及双下肢浮肿，晨起加重，小便频数有泡沫，夜尿增多 2~4 次，无尿痛尿急，畏寒喜暖，神疲乏力，纳差心悸，体重增加 10 kg，大便正常，舌质淡嫩，苔薄白，脉弦细，血压 157/95 mmHg。尿常规示：尿蛋白（+++），24 小时尿蛋白定量 3.5 g/24 h，肾功能正常，确诊为肾病综合征，口服泼尼松（60 mg，qd），症状无缓解，颜面㿠白，眼睑及双下肢重度浮肿。既往有冠心病 3 年、前列腺增生症 5 年。西医诊断：肾病综合征、冠心病、前列腺增生症。中医诊断：水肿，证属肾阳亏虚、气化不利。治以温补肾阳、恢复气化，以肾气丸、二仙汤合五苓散加减。处方：熟地黄 24 g，山茱萸 12 g，山药 12 g，牡丹皮 9 g，泽泻 15 g，茯苓 9 g，白术 9 g，猪苓 9 g，肉桂 6 g，制附子 6 g，生黄芪 30 g，益母草 80 g，仙茅 10 g，淫羊藿 15 g，车前子 20 g（包煎）。7 剂，冷水煎，分 2 次温服。

二诊（11 月 12 日）：眼睑及双下肢浮肿减轻，小便不利，晨起小便泡沫量多，夜尿 3 次，腰膝酸软，神疲乏力，胸闷心悸，气短乏力，纳差少食，舌质淡暗、苔白腻，脉沉无力，尿常规示：尿蛋白（+++）。效不更方，继服 7 剂。

三诊（12 月 1 日）：自行停药 20 天，眼睑及双下肢浮肿加重，少气懒言，小便泡沫多，晨起加重，腰酸无力，胸闷心悸，畏寒喜暖，舌质淡、苔水滑，脉沉，尿常规示：尿蛋白（+++）。治以被肾固涩，方以肾气丸合水陆二仙丹加减。处方：熟地黄 24 g，山茱萸 12 g，山药 12 g，牡丹皮 9 g，泽泻 15 g，茯苓 9 g，肉桂 6 g，制附子 6 g，金樱子 15 g，芡实 15 g，太子参 20 g，桑寄生 20 g，生黄芪 30 g，益母草 60 g，10 剂。

四诊（12 月 15 日）：眼睑及双下肢浮肿明显减轻，乏力减轻，口干口渴，纳食增加，小便泡沫减少，夜尿 1 次，舌质淡红、苔薄白，脉沉无力，复查尿常规示尿蛋白（++）。前方加麦冬 15 g、五味子 6 g，以本方加减治疗 6 个月，尿常规示尿蛋白（+），病情稳定。

按：患者为老年男性，肾精亏虚，肾阳不足，膀胱气化失常，水湿停聚，随三焦气机升降，泛溢肌肤，发为水肿，以眼睑及双下肢为主，《素问·经脉别论》谓"饮入于胃，游溢精气，上输于脾。脾气散精，上归于肺，通调水道，下输膀胱，水精四布，五经并行"，机体津液代谢是在五脏的协同下共同完成的，《素问·上古天真论》谓"肾者主水，受五脏六腑之精而藏之"，肾主水，司二便，主开阖，肾的气化功能占主导地位，若肾精不足，脏腑功能低下，气化不利，开阖失常，则精微下泄，小便大量泡沫，腰酸乏力，舌质淡嫩，苔薄白，治疗当补益肾精，恢复气化为主，以肾气丸合二仙汤滋补肾精、温阳化气、恢复气化为主，《景岳全书·传忠录》谓"善补阳者，必于阴中求阳，则阳得阴助，而生化无穷"，肾气丸在六味地黄丸补益肾精的基础上，以少量附子、肉桂微微生火，加淫羊藿、仙茅鼓舞肾气，恢复气化功能，乃"少火生气"之义，五苓散通阳化气治其标，标本同治。症状减轻，则以肾气丸合水陆二仙丹补肾固涩，治疗半年，症状消失。

劳淋（腺性膀胱炎）

张某，女，52岁，2005年3月24日初诊。

反复尿频尿急2年，加重20天。2年前受凉劳累后，出现尿频、尿急、尿痛，小腹及腰骶部酸困，确诊为腺性膀胱炎、泌尿系感染，静滴头孢唑林钠，并行手术治疗后，症状减轻，其后每因劳累或受寒而加重，长期服三金片，近1年反复发作，2~3个月复发1次。20天前受凉后尿频、尿急、尿痛加重，尿常规示：尿蛋白（+），白细胞（++）。静滴头孢呋辛，尿急、尿痛减轻，仍尿频，小便黄赤，小便后尿道酸涩，腰骶及小腹隐痛，会阴潮湿怕冷，大便不成形，日2行，神疲乏力，形体略胖，颜面㿠白，少气懒言，舌尖红根部瘀暗、苔白腻、根部黄腻，脉沉细。既往类风湿性关节炎10年。西医诊断：腺性膀胱炎、泌尿系感染、类风湿性关节炎。中医诊断：劳淋，证属肾阳亏虚、膀胱湿热。治以温补肾阳、清热利湿，方以薏苡附子败酱散、缩泉丸、六一散加减。处方：制附子6 g，炒薏苡仁20 g，败酱草20 g，山药30 g，桑螵蛸10 g，益智仁10 g，萆薢15 g，土茯苓30 g，白花蛇舌草30 g，桃仁10 g，滑石20 g（包煎），甘草6 g，生地黄30 g，白芍20 g，蜂房10 g。7剂，日1剂，冷水煎，分2次温服。

二诊（4月1日）：尿频减轻，小便后尿道酸涩，小便无力，会阴部潮湿怕冷，小腹及腰部疼痛减轻，神疲乏力，舌质尖红、苔白腻、根部微黄，脉沉细。前方加生地榆20 g，继服7剂。

三诊（4月9日）：尿道酸涩减轻，夜尿2次，小便色黄质清，会阴部潮湿怕冷，大便稀，日2行，舌质瘀暗、苔白微腻，脉沉无力。上方制附子加至10 g（先煎），继服7剂。

四诊（4月16日）：夜尿1次，无尿频、尿急、尿痛等症状，小腹疼痛减轻，腰骶酸困，尿常规结果正常。原方去桃仁，加仙茅10 g，继服7剂。

五诊（4月25日）：腰骶部酸困，无尿急、尿痛，会阴潮湿冰冷，大便正常，神疲乏力，舌质淡、苔薄白，脉沉。治以补气温肾、恢复气化。处方：生黄芪30 g，白术12 g，淫羊藿15 g，菟丝子30 g，山药30 g，潼沙苑12 g，萆薢15 g，败酱草20 g，桑螵蛸10 g，蜂房10 g，仙茅10 g，土茯苓30 g，女贞子15 g，桑寄生20 g，薏苡仁30 g，制附子6 g。7剂。其后以本方制成水丸，每次10 g，每日3次，巩固疗效。

按： 患者为中年女性，患淋证日久，经历手术及多种抗生素治疗，耗伤正气，脏腑功能低下，久治不愈，"五脏之伤，穷必及肾"，肾阳亏虚，气化不利，因劳累或外邪侵袭，反复发作而为劳淋，《诸病源候论·淋病诸候》谓"劳淋者，谓劳伤肾气，而生热成淋也。肾气通于阴，其状尿留茎内，数起不出，引小腹痛，小便不利，劳倦即发也"，其病机以肾阳亏虚为本，膀胱湿热为标。薏苡附子败酱散温补肾阳、清利湿热，缩泉丸补肾缩尿，六一散清热利尿，标本同治，正如《素问·标本病传论》所谓，"谨察间甚，以意调之，间者并行，甚者独行"。病情缓解后，"缓则治其本"，以补肾固涩之品善后。

劳淋（慢性肾盂肾炎）

张某，女 50 岁，2005 年 4 月 10 日初诊。

反复尿频尿急、尿痛 10 年，加重 1 个月。10 年前因劳累受凉，出现尿频、尿急、尿痛，伴发热恶寒、腰酸腰痛，诊断为急性肾盂肾炎，静滴抗生素后症状缓解，其后反复发作。2001 年因输尿管粘连、肾积水，行手术治疗，症状改善。1 个月前尿频尿急加重，小便时尿道酸涩，腰腹部隐痛憋胀，形体消瘦，少气懒言，颜面色黯，舌质淡嫩、少苔、左侧有瘀斑，脉沉细。肾功能示：肌酐 117 μmol/L。尿常规示：隐血（+++），尿蛋白（+++）。彩超示：双肾积水，右肾盂分离 2.4 cm×2.8 cm，肾盏分离 0.3 cm×0.4 cm，输尿管上端扩张。子宫肌瘤病史 5 年。西医诊断：慢性肾盂肾炎、肾功能不全、子宫肌瘤。中医诊断：劳淋，证属肾阳亏虚、气化不利。治以温补肾阳、恢复气化，方以肾气丸合五苓散加减。处方：制附子 5 g，肉桂 5 g，熟地黄 24 g，山茱萸 12 g，山药 12 g，泽泻 9 g，牡丹皮 9 g，茯苓 15 g，猪苓 10 g，白术 15 g，桂枝 10 g，白茅根 30 g，赤芍 15 g，生地榆 20 g，生槐角 20 g。7 剂，日 1 剂，冷水煎，分 2 次温服。

二诊（4 月 18 日）：尿频减轻，小便不利，小便后尿道酸涩，腰骶部酸困，小腹憋胀，晨起眼睑浮肿，午后双下肢肿胀沉重，轻度凹陷性水肿，神疲乏力，纳食少，舌脉同前。前方加益母草 60 g 以活血利水，继服 7 剂。

三诊（4 月 27 日）：眼睑水肿减轻，腰骶部酸困、小腹憋胀减轻，小便不利，无尿痛尿急，神疲乏力，双下肢肿胀沉重，轻度水肿，午后加重，舌质淡嫩有瘀斑、少苔，脉沉弱，尿常规示：尿蛋白（+）。前方加生黄芪30 g以补气利水，继服7剂。

四诊（5月10日）：小便畅利，腰酸腹胀减轻，眼睑及下肢水肿减轻，右侧胁肋疼痛，喜太息，心情烦闷，口干口苦，舌质淡红，脉弦细。方以小柴胡汤、四逆散、五苓散加减。处方：柴胡10 g，黄芩10 g，半夏10 g，党参15 g，枳壳10 g，白芍10 g，茯苓15 g，白术15 g，泽泻10 g，桂枝10 g，猪苓10 g，生黄芪30 g，益母草60 g，淫羊藿15 g，仙茅10 g，炙甘草6 g。7剂。

五诊（5月20日）：右侧胁肋疼痛减轻，时有口干口苦，头晕乏力，二便正常，舌质淡红、苔花剥，脉沉细。前方加石斛15 g，7剂。

六诊（5月29日）：时感腰酸，小便不利，夜尿1次，无泡沫，神疲乏力，大便正常，舌质淡嫩、少苔，脉沉弱。复查尿常规正常。肾功能示：肌酐85 μmol/L。以肾气丸五苓散加减，制为水丸，每次10 g，每日3次。

按： 患者为中年女性，患输尿管粘连、双肾积水、反复肾盂肾炎多年，每因劳累、受凉而诱发加重，久治不愈，肾气渐亏，气化不利发为劳淋。肾为水脏，司二便，肾精不足，肾阳衰微，气化失司，水液代谢失常，水湿停聚，阻滞气机，本虚标实。《景岳全书·淋浊》谓"凡热者宜清，涩者宜利，下陷者宜升提，虚者宜补，阳气不固者宜温补命门"，以肾气丸补肾助阳，化气行水。"益火之源，以消阴翳"，辅以五苓散通阳化气。《景岳全书》谓"善补阳者，必于阴中求阳，则阳得阴助，而生化无穷"，方中六味地黄丸滋补肾精，少量附子、桂枝非峻补元阳，温阳化气，乃微微生火，鼓舞肾阳，即"少火生气"之义，病证缓解后，制成丸药，长期服用，巩固疗效，预防复发。

石淋 (输尿管结石)

马某，男，39岁，2004年10月4日初诊。

右侧腰部及小腹疼痛2天。2天前饮酒受凉后，右侧腰背绞痛如针刺，放射至腰骶、小腹，阵发性发作，口服颠茄片、索米痛片等药不能缓解。尿常规示：潜血(+++)。彩超示：右侧输尿管下段结石约0.5 cm×0.4 cm，双肾尿酸盐结晶。静滴654-2、头孢唑啉钠，疼痛减轻，停药后腰骶小腹疼痛依旧，小便黄赤，尿道涩痛烧灼，心烦急躁，头面汗出，口干口渴，大便正常，舌质暗红、苔黄腻，脉弦细。西医诊断：输尿管结石。中医诊断：石淋，证属膀胱湿热。治以清热利湿、排石通淋为主，方以石韦散加减。处方：石韦10 g，滑石20 g（包煎），王不留行12 g，通草6 g，冬葵子10 g，瞿麦12 g，萹蓄12 g，白芍30 g，金钱草60 g，海金沙10 g，芒硝6 g（后下），鸡内金20 g，甘草6 g。7剂，日1剂，冷水煎，分2次温服，嘱其多饮水，多跳绳。

二诊（10月12日）：腰腹疼痛减轻，小便通畅，小便黄赤，舌质暗红、苔白腻，脉滑。上方加肉桂5 g、制附子5 g（先煎），鼓动肾气，恢复气化，有利于肾结石的排出，4剂。

三诊（10月16日）：腰腹疼痛减轻，小便黄，大便正常，舌质淡红、苔薄白，脉细滑。前方加延胡索20 g以行气止痛，防止排石过程中尿道及小腹疼痛，7剂。

四诊（10月25日）：小腹及尿道无疼痛，小便通畅，色黄质清，舌质淡、苔薄白，脉沉。原方继服7剂，患者每日以盆接小便，未发现结石排出，但复查尿常规正常，泌尿系彩超正常，结石已排出。

按：患者为青年男性，过食膏粱厚味、嗜酒无度，损伤脾胃，运化失司，水谷不化精微反生湿浊，湿郁化热，湿热下注膀胱，久而不去凝结成石，阻滞气机，《金匮翼·诸淋》谓"久则煎熬水液，稠浊如膏、如砂、如石也"，小便淋漓不畅，腰腹疼痛憋胀，《诸病源候论·诸淋病候》谓"石淋者，肾主水，水结则化为石，故肾客砂石"，其病机实质为湿热下注膀胱，气化不利，以石韦散加减，清热利湿，排石通淋，方中石韦、金钱草、海金沙等药清热利湿、排石通淋；芍药、甘草酸甘化阴、缓急止痛；小剂量肉桂、制附子鼓动肾气、恢复气化，有利于结石的排出。患者肾结石较小，服中药后，结石排出体外。

癃闭 (膀胱癌术后)

张某，男，73 岁，2005 年 4 月 7 日初诊。

小便不利，尿道涩痛 3 年，加重 2 个月。3 年前小便涩痛不利，尿道烧灼，尿有余沥，肉眼血尿，确诊为膀胱癌、前列腺增生症，先后两次行根治术，并化疗 8 次，病情反复发作，时轻时重。2 个月前尿频尿急，小便涩痛，点滴而出，尿道烧灼，小腹坠胀，腰骶酸困。尿常规：白细胞（+++），蛋白（+），静滴抗生素症状无明显减轻，形体略胖，面色黧黑无泽，舌质绛红、少苔，脉沉细。既往有冠心病 10 年。西医诊断：膀胱癌术后、前列腺增生。中医诊断：癃闭，证属肾阴不足、相火妄动。治以滋补肾阴、清热通淋，方以知柏地黄丸加减。处方：知母 10 g，黄柏 10 g，熟地黄 12 g，生地黄 12 g，山茱萸 12 g，泽泻 9 g，茯苓 9 g，泽泻 9 g，山药 12 g，败酱草 20 g，萹蓄 10 g，瞿麦 10 g，萆薢 15 g，白花蛇舌草 30 g。7 剂，日 1 剂，冷水煎，分 2 次温服。

二诊（4 月 15 日）：尿频尿急减轻，小便时尿道口酸痛，尿道烧灼，口渴口干，腰背酸痛，舌质绛红、少苔，脉沉细。尿常规示：白细胞（++）。效不更方，上方加半枝莲 30 g，继服 7 剂。

三诊（4 月 23 日）：小便涩痛、尿频减轻，小腹坠胀，神疲乏力，口干口渴，舌质暗红、少苔少津，脉沉细。上方加生黄芪 20 g、太子参 20 g，益气养阴，继服 7 剂。

四诊（5 月 3 日）：尿频、小便涩痛减轻，夜尿 2 次，尿有余沥，大便正常，乏力口干，小腹坠胀，腰骶酸困，舌质绛红、苔薄白，复查尿常规正常。上方继服 7 剂。

五诊（5 月 11 日）：小腹坠胀，尿有余沥，尿线细而无力，尿道烧灼减轻，神疲乏力，舌质绛红、苔薄白，脉沉。处方：知母 10 g，黄柏 10 g，生地黄 24 g，山茱萸 12 g，山药 12 g，茯苓 9 g，泽泻 9 g，刘寄奴 20 g，生黄芪 20 g，党参 20 g，土茯苓 30 g，半枝莲 30 g，白花蛇舌草 30 g，葛根 30 g，升麻 6 g，炙甘草 6 g。7 剂。

六诊（5 月 20 日）：尿有余沥，小腹坠胀，尿道涩滞，舌质绛红、苔薄白，脉弦滑。本方加减治疗 3 个月，尿常规正常，病情稳定。

按：患者为老年男性，肾精亏虚，脏腑功能低下。《素问·上古天真论》谓"肾者主水，受五脏六腑之精而藏之"，肾为先天之本，主藏精，主气化，司开阖，患者又经历手术及化疗，更伤肾精，气化不利，阴不制阳，虚火旺动，开阖失司，则小便淋漓不尽，尿道口涩痛，舌质绛红、少苔，脉沉细，以知柏地黄丸滋补肾精为主，兼清虚热。肾精充盛，相火不亢，则气化功能正常，小便通利。加败酱草、萹蓄、瞿麦、白花蛇舌草、半枝莲、草薢清热利湿，标本同治。病久耗气伤阴，症状缓解后，加黄芪、太子参益气养阴，扶正以祛邪。

尪痹 （类风湿性关节炎）

于某，女，40 岁，2005 年 2 月 24 日初诊。

手足关节肿胀 3 年，加重半年。3 年前受凉后出现周身关节酸楚疼痛，手指关节肿胀疼痛剧烈，无发热咽痛，确诊为类风湿性关节炎，服玄驹胶囊、泼尼松、布洛芬缓释胶囊等药，症状改善。每遇刮风或降温，手足关节疼痛加剧，手指关节呈梭形改变，晨僵 1 小时、活动后减轻，关节内烧灼刀割样痛，左侧腕部内侧有 4 枚直径 1 cm 结节、皮色无改变、按之软，近期关节疼痛剧烈，血沉12 mm/h，抗 "O" <500 IU/mL，类风湿因子（+），服泼尼松（7.5 mg，qd），尼美利分散片（50 mg，bid），症状未见缓解。刻下：口干口渴，烦躁，少气懒言，小便黄，大便正常，形体消瘦，舌质红绛、无苔少津，脉沉细数。既往慢性胆囊炎 5 年、慢性咽炎 2 年。西医诊断：类风湿性关节炎、慢性胆囊炎。中医诊断：尪痹，证属肝肾亏虚、寒湿痹阻。治以补肝益肾、散寒除湿通痹为主，方以附子汤、乌头汤合当归四逆汤加减。处方：制附子15 g（先煎），制川乌10 g（先煎），细辛 6 g，熟地黄 15 g，生地黄 30 g，白芍10 g，当归 20 g，红花 10 g，黄柏 10 g，忍冬藤 30 g，萆薢 15 g，淫羊藿 15 g，乌梢蛇10 g，鹿衔草 15 g，鸡血藤 30 g，炙甘草 6 g。5 剂，日 1 剂，冷水煎，分 2 次温服。

二诊（2 月 28 日）：关节疼痛减轻，晨起加重，手指晨僵 1 小时、活动后减轻，关节烧灼样刺痛减轻，口干口渴，烦躁改善，少气懒言，小便黄，大便正常，舌质绛红、少苔，脉沉细弦。效不更方，继服 7 剂。

三诊（4 月 21 日）：服药后关节疼痛减轻，自行停药，近 1 周受凉，关节疼痛加剧，局部烧灼，周身畏寒，二便正常，舌质绛红、少津少苔，脉沉细。前方加蜂房 10 g，继服 7 剂。

四诊（5 月 22 日）：守前方治疗 1 个月，四肢关节疼痛明显减轻，泼尼松减至7.5 mg，qd，灼热感减轻，神疲乏力，少气懒言，四肢无力，舌质淡红、苔薄白、脉沉。治以补益气血，方以八珍汤加减。处方：熟地黄 15 g，川芎 10 g，白芍 10 g，当归 20 g，生黄芪 30 g，党参 20 g，白术 15 g，茯苓 15 g，乌梢蛇 10 g，巴戟天 10 g，制川乌 10 g（先煎），制附子 10 g（先煎），蜂房 10 g，土鳖虫 10 g，炙甘草 6 g。7 剂。

五诊（5 月 30 日）：神疲乏力减轻，四肢关节疼痛减轻，停经 2 个月，考虑与服用激素类药物有关，舌脉同前。前方加女贞子 15 g、墨旱莲 15 g、阿胶 10 g（烊化），7 剂。其后以独活寄生汤补益肝肾为主，间断治疗 1 年，停用泼尼松，病情稳定，受凉后偶有关节疼痛。

按： 患者为中年女性，因类风湿性关节炎导致四肢关节疼痛，长期口服大量激素类药物，致使免疫力低下，反复感冒。激素为纯阳之物，虽可减轻疼痛，但减量时易出现脾肾阳虚，加重病情。肾主骨生髓，肝藏血主筋，肝肾亏虚，筋骨痿弱，易感寒邪，痹阻经脉，《素问·至真要大论》谓"诸寒收引，皆属于肾""五脏之伤，穷必及肾"，寒为阴邪，易伤阳气，肾阳亏虚，命门火衰，寒邪久羁。张老初诊时温助阳气，蠲痹通络，减少对激素的依赖性，以附子汤合当归四逆汤加减，《伤寒论》第305条谓"少阴病，身体痛，手足寒，骨节痛，脉沉，附子汤主之"，《金匮要略·中风历节病脉证并治第五》第 10 条谓"病历节，不可屈伸疼痛，乌头汤主之"。附子、川乌性味辛热有毒，生用毒性较大，经过炮制后具有温补肾阳、散寒止痛之功，需久煎减毒增效，常配伍虫类药搜风通络、蠲痹止痛，如乌梢蛇、土鳖虫、蜂房等。《素问·五常政大论》谓"大毒治病，十去其六"，症状缓解后，加入四物汤养血活血，因尪痹缠绵难愈，需长期治疗，不可操之过急，并注意生活调摄，加强体育锻炼，提高机体对病邪的抵御能力。

产后血痹证（产后风湿）

杨某，女，27 岁，职员，2006 年 10 月 23 日初诊。

四肢关节及腰背疼痛 3 个月。3 个月前分娩受凉，出现双侧肘、膝关节、腰背及足跟疼痛，游走不定，受风及活动后痛剧，夜间加重，汗出较多，汗后怕冷，神疲乏力，四肢酸懒，纳食尚可，二便正常，舌质淡、苔薄白，脉沉弱，望其形体消瘦，面色萎黄，察其语声低微，少气懒言，皮肤湿润，无黏汗，风湿六项、血常规正常。西医诊断：产后风湿。中医诊断：产后血痹证，证属气血两虚、营卫不和。治当补气养血、调和营卫，方以四物汤合黄芪桂枝五物汤加减。处方：熟地黄 15 g，当归 12 g，川芎 10 g，白芍 15 g，赤芍 15 g，炙黄芪 15 g，党参 15 g，桂枝 10 g，羌活 10 g，独活 10 g，防风 10 g，鸡血藤 25 g，桑寄生 15 g，续断 15 g，狗脊 15 g，威灵仙 20 g，炙甘草 6 g。7 剂，日 1 剂，冷水煎，分 2 次温服。

二诊（10 月 30 日）：汗出腰酸、周身酸痛减轻，四肢关节疼痛不减，遇寒加重，舌质淡红、苔薄白，脉沉弱。此风邪渐去，寒邪痹阻经脉，上方去桂枝、白芍、防风、赤芍，加制川乌 9 g（先煎）、蜈蚣 2 条（冲服）、土鳖虫 10 g、露蜂房 10 g，温经散寒止痛，继服 7 剂。

三诊（11 月 7 日）：四肢关节疼痛减轻，汗出减少，行走时足跟疼痛减轻，神疲乏力，舌质淡、苔薄白，脉沉弱。上方继服 7 剂。

四诊（11 月 15 日）：周身关节疼痛明显减轻，足跟无疼痛，乏力减轻，纳食正常。考虑产后气血两虚，不耐温燥，继以补气养血为主，少佐补肾通络之品。处方：熟地黄 15 g，当归 12 g，川芎 10 g，赤芍 15 g，白芍 15 g，炙黄芪 20 g，党参 20 g，鸡血藤 30 g，木瓜 15 g，威灵仙 20 g，鹿衔草 15 g，鹿角霜 15 g，淫羊藿 15 g，姜黄 10 g，蜈蚣 2 条（冲服），蜂房 10 g，炙甘草 6 g。服上方 15 剂，关节疼痛消失，恢复正常功能。

按：患者为产后劳伤，调护不当又受凉，出现多处关节疼痛，足跟疼痛，不能行走，因尚在哺乳期，恐惧风湿药的副作用，求治于中医。《金匮要略·妇人杂病脉证并治第二十三》谓"妇人之病因虚，积冷，结气，为诸经水断绝，至有历年…经络凝坚"，产后气血亏虚，冲任不足营卫失调，易受风寒侵袭，闭阻经脉，本虚标实，"不荣则痛""不通则痛"并存，可出现肢体酸楚、麻木、疼痛等表现，《金匮要略·血痹虚劳病脉证并治第六》谓"夫尊荣人骨弱肌肤盛，重因疲劳汗出，卧不时动摇，加被微风，遂得之"，产后营卫不足，外受风邪，为血痹的病机，表现为肌肤麻木不仁，或周身疼痛。

产后血虚不耐温燥之品，治疗以益气养血扶正为主、疏风散寒祛邪为辅。以四物汤养血活血，则经脉充盈、筋骨得养；黄芪桂枝五物汤益气温经、和血通痹，原方黄芪为君，甘温益气，补在表之卫气，振奋卫阳，桂枝汤解肌祛风、调和营卫，原方祛风散寒之力尚不足，加羌活、独活、防风、威灵仙加强祛风散寒之效。肝主筋，肾主骨，精血同源，加桑寄生、续断、狗脊补肝肾、强腰脊，扶正以祛邪；并加入虫类药搜剔筋骨、通络止痛，标本同治。

鼻渊（鼻窦炎）

任某，女，24岁，2004年9月10日初诊。

鼻塞流黄涕2年，加重1个月。2年前受凉后出现鼻塞鼻痒、鼻流黄涕，遇冷或闻刺激性气味时症状加重，反复发作，伴嗅觉减退、头昏头蒙，确诊为鼻窦炎，长期鼻腔滴入呋麻滴鼻液、盐酸萘甲唑林滴鼻液等药，鼻塞可减轻。近1个月，鼻流黄涕、量多质黏，喷嚏连连，张口呼吸，咽干口渴，语声重浊，头晕头痛，形体消瘦，小便黄赤，大便干燥，日1行，舌质红、苔白腻，脉细弦滑。西医诊断：慢性鼻窦炎。中医诊断：鼻渊，证属风热壅肺、清窍不利。治以疏风清热、宣通鼻窍，方以苍耳子散合小柴胡汤加减。处方：苍耳子10 g，辛夷10 g，细辛4 g，薄荷10 g（后下），白芷10 g，桑白皮15 g，柴胡10 g，黄芩10 g，桑叶10 g，菊花10 g，鱼腥草20 g，大青叶15 g，天花粉15 g，鹅不食草10 g，甘草6 g。7剂，日1剂，冷水煎，分2次温服。

二诊（9月18日）：鼻塞流黄涕减轻，吃饭时鼻塞加重，头晕头蒙，汗出恶风，神疲乏力，大便干燥，2日1行，舌质红、苔薄白。上方去鱼腥草、大青叶、天花粉、鹅不食草、白芷，加生黄芪20 g、防风5 g、炒白术15 g、桂枝10 g、白芍10 g、酒大黄5 g（后下），以益气固表、调和营卫、泻热通便，继服7剂。

三诊（9月26日）：鼻塞流涕减轻，喷嚏减少，汗出减少，神疲乏力，纳食正常，二便调。效不更方，上方继服7剂。

四诊（10月8日）：近日外出旅游，又受风寒，鼻塞加重，流清涕，打喷嚏，汗出恶风，头痛头晕，舌质淡、苔薄白微腻，脉沉。前方加荆芥穗 10 g、石菖蒲 10 g 以疏风化湿，继服 7 剂。

五诊（10 月 16 日）：鼻塞头晕减轻，无清涕，汗出恶风减轻，遇寒加重，纳食正常，舌质淡红、苔薄白，脉沉无力。原方制成丸药口服，每次 9 g，每日 3 次，巩固疗效。

按：《灵枢·脉度》谓"五藏常内阅于上七窍也，故肺气通于鼻，肺和则鼻能知臭香矣……五藏不和则七窍不通，六府不和则留为痈"，肺主气，主宣发肃降，开窍于鼻；足阳明胃经绕鼻而行，风寒外袭，经气不利，壅遏肺经，肺失宣肃，鼻窍不利，久而不愈，郁而化热，病及阳明，郁热壅滞鼻窍而为鼻渊。治当疏风清热、宣通鼻窍，以苍耳子散合小柴胡汤疏风清热、宣通鼻窍。二诊时鼻塞流黄涕减轻，神疲乏力，汗出恶风明显，风热渐去，肺气亏虚，卫表不固，单纯祛邪，易伤正气，治当扶正以祛邪，减鱼腥草、大青叶、天花粉、鹅不食草等清热解毒之品，加用玉屏风散益气固表。病情缓解后改为丸剂，以巩固疗效。

顽固性口疮（口腔溃疡）

何某，女，68 岁，2004 年 8 月 27 日初诊。

反复口舌生疮 3 年，加重 3 天。3 年前出现口舌生疮，轻则一处溃烂，重则多处溃烂，反复发作，此起彼伏，口服维生素 B、口炎清颗粒等药无效，常服中药汤药治疗。3 天前口腔多处溃疡，舌边尖有绿豆大溃疡，表面有白色分泌物，下唇内侧有 2 个芝麻大小溃疡，口苦口干，双眼干涩，迎风流泪，头晕头痛，神疲乏力，形体消瘦，行动迟缓，二便正常，舌质暗红、少苔，脉沉细。肺结核病史 30 年，经治疗临床痊愈，3 年前先后患肠结核、腰椎结核、胆石症等病，6 个月前行大隐静脉剥离术。心电图示：ST-T 改变。胸部 X 片示：陈旧性肺结核。西医诊断：口腔溃疡。中医诊断：口疮，证属肝肾阴虚、相火妄动。治以养阴清热，方以知柏地黄丸加减。处方：知母 10 g，黄柏 10 g，熟地黄 24 g，山茱萸 12 g，山药 12 g，细辛 5 g，桑叶 10 g，菊花 10 g，黄芩 10 g，炒栀子 10 g，黄芪 20 g，黄连 6 g，牛膝 15 g，生甘草 6 g。7 剂，日 1 剂，冷水煎，分 2 次温服。

二诊（9 月 5 日）：口疮疼痛减轻，溃疡面有白苔，周围无红赤，神疲乏力，咽痒咽干，咽后壁淋巴滤泡增生，舌淡红少津，脉沉细。上方加太子参 20 g、党参 20 g 以益气养阴，继服 7 剂。

三诊（9 月 13 日）：舌尖疼痛减轻，溃疡处白色分泌物已消，溃疡面变小、变浅，晨起口干舌燥，口臭口苦，纳食减少，舌质瘀暗、少苔少津，脉沉细。虚火渐去，去桑叶、菊花、黄芩、黄连、栀子，加鸡内金 20 g、焦三仙各 15 g，继服 7 剂。

四诊（9 月 22 日）：口疮已愈，食辛辣刺激之品则舌尖疼痛，气短乏力减轻，时有畏风，腰膝酸软，舌质淡、苔薄白，脉沉细。上方去鸡内金、焦三仙、细辛，加菟丝子20 g、鹿角霜 10 g、枸杞子 15 g 以补益肾精。7 剂，继服。

按：口疮出自《素问·气交变大论》，口腔黏膜出现单个或多个大小不等溃烂面，周围红赤，表面淡黄或白色，局部灼痛，进食加重，反复发作，此起彼伏。口疮有虚火和实火之分，《素问·至真要大论》谓"诸痛痒疮，皆属于心"，实火口疮易治，多因心火、胃火炽盛所致，清热泻火即可；虚火口疮多因肝肾阴虚，水不涵木，相火妄动，引动心火，心火上炎，本虚标实，反复发作，久治不愈，《外科正宗·卷之四》云："虚火者，色淡而白斑细点，甚者陷露龟纹，脉虚不渴……实火者，色红而满口烂斑，甚者腮舌俱肿，脉实口干"，虚火者，治当滋补肝肾、兼清相火，肝血肾精充盛，相火不至上炎。《素问·阴阳应象大论》谓"人年四十，阴气自半"，患者为老年女性，肝肾渐亏，相火妄动，反复口疮，治以知柏地黄丸滋补肝肾，兼泻相火，桑叶、菊花、黄芩、黄连、栀子清泻相火，标本同治。三诊时上炎之火已去，针对"壮火食气"，气阴亏虚，加入太子参、党参养阴益气。四诊时口疮已愈，尚有腰酸乏力、汗出恶风等症，加入菟丝子、鹿角霜、枸杞子扶助正气，滋补肾阴，兼顾肾阳，维持阴阳动态平衡。

面瘫（面神经炎）

郭某，女，62 岁，2004 年 10 月 20 日初诊。

右侧口眼歪斜 4 天。4 天前因眠中受风，晨起右侧口眼歪斜，鼓腮漏气，吃饭困难，喝水漏水，右眼闭合困难，右侧面颊麻木肿胀，人中沟及口角向左偏斜，四肢麻木，活动正常，头昏心悸，神疲乏力，汗出畏风，伸舌无偏斜，舌质淡暗、苔薄白、舌下脉络迂曲，脉沉细。既往有高血压 13 年，血压 140/90 mmHg，控制平稳，头颅 CT 示正常。口服泼尼松、维生素 B_{12}、硝苯地平片，症状无减轻而就诊。西医诊断：面神经炎。中医诊断：面瘫，中经络，证属阴血亏虚，经脉失养，风痰痹阻经脉，经气不利。治以祛风化痰、养血通络，方以牵正散合桃红四物汤加减。处方：白附子 7 g，僵蚕 10 g，全蝎 3 g（冲服），桃仁 10 g，红花 10 g，熟地黄 15 g，当归 15 g，赤芍 15 g，川芎 10 g，防风 10 g，白芷 10 g，葛根 15 g，荆芥 10 g，升麻 10 g，地龙 10 g。7 剂，日 1 剂，水煎服，分 2 次温服。

二诊（10 月 28 日）：面颊麻木肿胀减轻，汗出畏风减轻，口眼歪斜，右侧眼睑闭合不全，鼓腮漏气，眼睛干涩，四肢麻木，无疼痛，纳食正常，二便正常，舌质淡、苔薄白腻，脉沉细。效不更方，继服 7 剂，并行针灸治疗。

三诊（11 月 10 日）：右侧眼睑闭合正常，口眼歪斜，四肢麻木减轻，晨起偶感头晕心悸，胸满痞闷，纳少乏力，二便正常，舌质淡暗、苔白厚腻，脉沉。痰湿偏盛，气机阻滞，在养血活血、祛风通络的基础上，合二陈汤健脾化痰。处方：白附子 7 g，僵蚕 10 g，全蝎 3 g（冲服），桃仁 10 g，红花 10 g，熟地黄 15 g，当归 15 g，赤芍 15 g，川芎 10 g，水蛭粉 3 g（冲服），生黄芪 20 g，陈皮 10 g，半夏 10 g，茯苓 15 g，炙甘草 6 g。10 剂。

四诊（11 月 20 日）：右侧口眼歪斜恢复，大笑时口角轻度歪斜，鼓腮不漏气，眼睑闭合正常，面色红润，食纳增加，头晕心悸减轻，舌质淡红、苔薄白，脉沉细。前方加蜈蚣 2 条，生黄芪加至 30 g，茯苓加至 30 g，仍以养血祛风、化痰活血为主，辅以益气健脾，继服 10 剂。

五诊（12 月 4 日）：无口眼歪斜，眼睑闭合正常，面部仍有麻木肿胀，纳食正常，神疲乏力，汗出怕风，舌质淡、苔薄白，脉沉。前方去水蛭、蜈蚣，加炒白术 20 g、防风 10 g 益气固表，巩固疗效，预防复发，继服 10 剂。

按： 患者为老年女性，以口眼歪斜、右眼闭合不全、鼓腮漏气为主证，起病急，变化快，已排除脑梗死等疾病，口服激素及营养神经药无效，因病在急性期，不宜针灸，寻求中药治疗。患者素体气血不足，经脉失养，表虚不固，风邪易于侵袭，夹痰痹阻于面部经脉。《金匮要略·中风历节病脉证并治第五》第 2 条谓"邪在于络，肌肤不仁；邪在于经，即重不胜"，中风的病机多为正虚邪中，本虚标实，由于风邪侵袭的部位不同，临床表现亦不同。本案以风痰阻滞阳明、少阳经脉为主，病势尚轻浅，故"急则治标"。以牵正散加荆芥、防风、升麻、葛根、白芷疏散风邪、祛痰通络；"治风先治血，血行风自灭"，以桃红四物汤加地龙养血祛风、活血通络，则气血旺盛，血脉通畅，利于祛除风痰。病证缓解后，又在养血祛风的基础上，加入玉屏风散、二陈汤以益气固表、化痰通络，巩固疗效，预防复发。本案病势虽急，应用中药治疗，短期内症状缓解，面瘫恢复，乃辨证准确，效如桴鼓。

瘾疹（过敏性皮炎）

张某，女，40岁，2005年4月14日初诊。

周身皮肤瘙痒5个月，加重20天。5个月前因外出游玩受风，周身瘙痒，有淡红色丘疹，奇痒难忍，夜间加重，口服氯苯那敏、氯雷他定，静滴地塞米松等药，症状缓解，其后每因饮食不慎或受凉而复发。20天前食鱼虾、火锅后症状加重，全身淡红色丘疹、压之褪色、有抓痕、奇痒无比，部分融合成片，胸背部较密集，面色晦暗，形体消瘦，烦躁不得眠，晨起口干口苦，纳食尚可，夜眠欠佳，二便正常，皮肤划痕试验（+），舌质瘀暗、苔薄白腻，脉沉细数。既往过敏性鼻炎（春季多发）5年、慢性胆囊炎3年、慢性咽炎10年。西医诊断：过敏性皮炎、过敏性鼻炎、慢性咽炎、慢性胆囊炎。中医诊断：瘾疹，证属血虚风燥。治以养血活血、疏散风邪，以四物汤加减。处方：生地黄30 g，当归12 g，赤芍15 g，川芎10 g，益母草40 g，紫草10 g，片姜黄10 g，白鲜皮30 g，白蒺藜30 g，荆芥10 g，防风10 g，蝉蜕10 g，乌梢蛇10 g，僵蚕10 g，薏苡仁30 g。7剂，日1剂，冷水煎，分2次温服。

二诊（4月22日）：皮肤瘙痒白天减轻、夜间加重，心烦不宁，睡眠不佳，纳差，汗出怕风，神疲乏力，舌质瘀暗、苔白腻，脉弦细。上方去片姜黄、荆芥，加桂枝10 g、生黄芪30 g、白术15 g，以益气固表、调和营卫。4剂，日1剂，冷水煎，分2次温服。

三诊（4月26日）：瘙痒明显减轻，瘙痒遇风加重、得热减轻，畏寒怕冷，舌脉同前。此为血虚生风、营卫不和，继以桃红四物汤、桂枝汤加减养血活血、调和营卫。处方：桂枝 10 g，赤芍 10 g，白芍 10 g，荆芥穗 10 g，防风 10 g，生黄芪 30 g，蜂房 10 g，当归 12 g，生地黄 30 g，白蒺藜 30 g，地肤子 15 g，乌梢蛇 10 g，丹参 30 g，益母草 40 g，川芎 10 g，红花 10 g。7剂。

四诊（5 月 2 日）：瘙痒明显减轻，无皮疹，汗出减少，纳食正常。上方继服 4 剂，巩固疗效，随访半年未复发。

按：患者为中年女性，因外受风邪、饮食不慎，出现皮肤丘疹，瘙痒难耐，夜间加重。《素问·评热病论》谓"邪之所凑，其气必虚"，究其病机乃禀赋特异，营血不足，肌腠失养，血虚生风，卫表不固，易受风邪侵袭，风邪郁遏肌肤，内不得疏泄，外不得透达，营卫不和，发为瘾疹。《金匮要略·水气病脉证并治第十四》谓"风气相搏，风强则为瘾疹，身体为痒"，证属血虚风燥、本虚标实。《外科大成·瘾疹》谓"若风热内淫，血虚作痒者，又当凉血润燥"，治疗当养血活血、祛风止痒，"血行风自灭"，以四物汤用生地黄养血凉血，肌腠得养；并加荆芥、防风、僵蚕、蝉蜕、乌梢蛇、白蒺藜等药祛风止痒。二诊时皮肤瘙痒减轻，兼有汗出恶风、神疲乏力，以桃红四物汤合玉屏风散、桂枝汤，养血凉血、益气固表、调和营卫、标本同治。

痤疮（毛囊炎）

阙某，女，26岁，2005年3月28日初诊。

面部丘疹、脓疱2年，加重2个月。平素喜食辛辣刺激之品，长期上夜班，生活不规律，2年前额部及下颌部丘疹、脓疱密集，外涂维生素 B_6 软膏等药，症状可减轻，稍食辛辣油腻则加重，反复不愈，心情烦闷。2个月前食火锅后，颜面丘疹、脓疱加重，口服排毒养颜胶囊，外用维肤膏，症状无改善。刻下：额部及下颌部密集丘疹、脓疱，大如米粒，根部红，有黄白色脓头，疼痛明显，胃脘胀满，饭后加重，小便黄，大便干燥，2日1行，舌体胖大、有齿痕、舌质红、苔白腻，脉细弦。西医诊断：毛囊炎。中医诊断：痤疮，证属湿热蕴结、血热成毒。治以清热解毒、凉血活血，方以黄连解毒汤、五味消毒饮合四物汤加减。处方：黄芩10 g，栀子10 g，黄连6 g，黄柏10 g，生大黄6 g（后下），连翘15 g，金银花20 g，蒲公英15 g，紫花地丁15 g，桑白皮15 g，生地黄30 g，当归10 g，赤芍15 g，牡丹皮15 g，甘草10 g。7剂，日1剂，冷水煎，分2次温服。

二诊（4月6日）：面部丘疹、脓疱疼痛减轻，白色脓头减少，丘疹根部发红，瘙痒灼痛，无新发丘疹，口干口苦，大便正常，小便黄，心情烦闷，舌体麻木，舌质红、苔白腻，脉细滑。前方加生薏苡仁30 g、皂角刺10 g、陈皮10 g，祛湿散结，继服14剂。

三诊（4月22日）：颜面丘疹、脓疱明显减轻，脓头消失，压之疼痛，痘印色暗，二便正常，舌质红、苔白微腻，脉沉滑。前方去大黄、黄连、黄柏，加半夏 10 g、浙贝母10 g，祛痰散结，继服 14 剂。

四诊（5 月10 日）：颜面丘疹渐平，脓疱消退，留有咖色痘印，无疼痛，口干口苦减轻，神疲乏力，纳食减少，月经先期，舌质红、苔薄白，脉沉无力。湿热毒邪渐去，患者为护士，常年值守夜班，情志不畅，肝气郁结，克伐脾土，故调整治疗方案，以疏肝健脾为主，方以小柴胡汤合逍遥散加减。处方：柴胡 10 g，黄芩 10 g，半夏10 g，薄荷 10 g（后下），茯苓 15 g，炒白术 15 g，当归 10 g，栀子 10 g，牡丹皮 10 g，赤芍 15 g，丹参 20 g，泽兰 10 g，益母草 30 g，白蒺藜 30 g，金银花 15 g，连翘 15 g，甘草10 g。以本方加减，治疗 2 个月，痤疮消退，心情舒畅，以逍遥丸善后。

按：患者为青年女性，喜食辛辣刺激之品，酿生湿热，常年值夜班，生活极度不规律，情志不畅，气郁化火，少阳郁火难去，与湿热蕴结成毒，毒热上蒸，发为痤疮。《素问·生气通天论》谓"汗出见湿，乃生痤痱。膏粱厚味，足生大丁"，痤疮虽发于面部，但与饮食、情志密切相关，湿热蕴结成毒，循经上扰，致颜面痤疮密集、灼热疼痛，伴大便干结，以黄连解毒汤、五味消毒饮、四物汤加减清热解毒、凉血活血。毒热减轻，无新发痤疮，则加入化痰软坚之品，利于痤疮的消散。后期在清热解毒、软坚散结的基础上，针对"火郁发之"的原则，以小柴胡汤、逍遥散疏肝解郁、发散郁火，巩固疗效，预防复发。

汗证（自主神经功能紊乱）

冯某，男，38岁，2004年11月8日初诊。

头面及手足汗出5年，加重2个月。5年前感冒后，头面及手足汗出，身体无汗，吃饭及情绪紧张时加重，汗液黏手，不怕冷，天冷时略有减轻，神疲乏力，以中药外洗，症状减轻。2个月前头面及手足汗出增多，汗液黏手，皮肤潮湿，手掌皮肤发白粗糙，瘙痒无疼痛，夜间加重，影响正常生活，心情烦躁，精神疲惫，颜面晦暗，形体消瘦，胸闷气短，口苦口干，纳食尚可，入睡困难，小便黄，大便正常，舌质红、苔白腻，脉沉数。理化检查均正常。西医诊断：自主神经功能紊乱。口服谷维素等药无效。中医诊断：汗证。证属阴虚火旺、湿热内蕴。治以养阴泻火、清热祛湿，方以茵陈蒿汤合当归六黄汤加减。处方：生地黄15 g，炒栀子10 g，茵陈15 g，酒大黄3 g，熟地黄15 g，当归15 g，生黄芪20 g，黄柏15 g，黄连6 g，黄芩10 g，龙骨20 g（先煎），牡蛎20 g（先煎），浮小麦30 g，山茱萸15 g，桑叶15 g。7剂，日1剂，冷水煎，分2次温服。

二诊（11月16日）：手足及头面部汗出减少，心情烦闷减轻，口干口苦，神疲乏力，胸闷气短，小便黄，时有会阴潮湿，舌质红、苔薄白腻，脉沉数。效不更方，前方继服14剂，并予外洗处方：荆芥20 g，防风10 g，红花20 g，地骨皮20 g，皂角刺20 g，大枫子30 g，明矾20 g。水煎30分钟后，泡洗手足，1次浸泡20分钟，1剂药泡洗3日。

三诊（12月10日）：颜面手足汗出明显减少，汗出不黏，不怕风，神疲乏力减轻，口干口渴，会阴潮湿，腰膝酸软，入睡困难，醒后难以入睡，舌质红、少苔，脉沉细。湿热渐去，肾阴亏虚不解，治以滋阴补精、兼清虚热，方以知柏地黄汤加减。处方：熟地黄 24 g，山茱萸 12 g，山药 12 g，茯苓 9 g，牡丹皮 9 g，泽泻 9 g，续断 15 g，桑寄生 20 g，知母 10 g，黄柏 10 g，黄芩 10 g，黄连 6 g，龙骨 20 g（先煎），牡蛎 20 g（先煎），浮小麦 30 g。14 剂。其后以此方加减治疗月余，颜面及手足汗出，腰膝酸软消失，睡眠改善。

按：《素问·阴阳别论》谓"阳加于阴谓之汗"，机体阴阳平衡，营卫调和，阳气蒸化阴津，随卫气宣发于肌腠，通过汗孔的开阖，调节汗液多少，汗液具有濡润肌肤、调节体温、滋润毛发等作用。《素问·阴阳应象大论》谓"阴在内，阳之守也；阳在外，阴之使也"，若阴阳失调，或阳气亢旺，或阴虚阳亢，或湿热熏蒸，导致营卫不和，卫外失司，营不内守，则汗出异常，汗出过多，久治不愈。患者以头面及手足汗出为主，质地黏腻，汗出不怕冷，口干口苦，心情烦闷，神疲乏力，形体消瘦，舌质红、苔白腻，脉数等，其病机为气阴两虚，兼有湿热郁遏三焦，以茵陈蒿汤清热利湿，使湿热邪气从二便分消，《伤寒论》第 236 条谓"但头汗出，身无汗，剂颈而还，小便不利，渴引水浆者……茵陈蒿汤主之"。有形之湿祛除，无形之热无所依附，不再伤津耗气，当归六黄汤滋阴泻火、益气固表，配伍生桑叶、龙骨、牡蛎、浮小麦清热敛汗，山茱萸养阴止汗，生黄芪固表止汗。气津充盛，营卫调和，阴平阳秘，汗证可愈。

《素问·生气通天论》谓："有伤于筋，纵，其若不容。汗出偏沮，使人偏枯。"